Hautkrankheiten und Lebenskrisen

Psychodermatologische Studien

Alfred Lévy

Königshausen & Neumann

Dr. med. et phil. Alfred Lévy
Facharzt für psychotherapeutische Medizin
und Dermatologie
Forbacher Str. 25
14169 Berlin

Bibliographische Information der Deutschen Bibliothek
Die Deutsche Bibliothek verzeichnet diese Publikation in der Deutschen Nationalbibliographie; detaillierte bibliographische Daten sind im Internet über http://dnb.ddb.de abrufbar.

Gedruckt auf säurefreiem, alterungsbeständigem Papier
Umschlagabbildung: Ferdinand Reisenbichler, Pinsdorf/Gmunden
Gestaltung und Satz: Otto B. Walter, Münster
Umschlag: skh-softics / coverart
Bindung: Verlagsbuchbinderei Keller GmbH, Kleinlüder

Printed in Germany

ISBN 978-3-8260-4166-2

www.koenigshausen-neumann.de
www.buchhandel.de
www.buchkatalog.de

Alfred Lévy

—

Hautkrankheiten und Lebenskrisen

Psychodermatologische Studien

Inhaltsverzeichnis

1 Einleitung

Zehn Jahre nach dem Erscheinen meines Buches über die Hautpsychosomatik (*Haut und Seele* 1999) habe ich mich entschlossen, es durchgehend neu zu konzipieren. Denn seither haben sich viele meiner Anschauungen durch Wissens- und Erkenntniszuwachs sowie praktische Erfahrungen geändert. Es ist mir ein Anliegen, sowohl hautkranken Menschen als auch interessierten Laien, Studierenden und Fachleuten diese neue Sichtweise zu vermitteln. Die Veränderungen sind ebenfalls das Resultat der Abkehr eines von Alfred Adler beeinflussten Großgruppen-Instituts und der darin vertretenen Sichtweise auf das, was als psychisch »gesund« und »krank« bezeichnet wird. Dieser Entwicklungsgang ist in einigen der Beiträge durch Gegenüberstellung beider Konzepte nachvollziehbar. Im Folgenden möchte ich dem Leser einen Überblick über die Schwerpunkte der Beiträge geben.

- »Haut, Körper, Leib und Seele« ist eine Einführung in die Hautpsychosomatik, wobei ich mein Konzept des Leibes an praktischen Beispielen (Falldarstellungen = FD) erläutere. Von den Zentralthemen *Juckreiz* und *Schmerz* aus entrollt sich der Leitfaden, auf den ich mich später beziehe. Der Beitrag empfiehlt sich als Einstieg, um sich mit meinen Methoden und meiner Begrifflichkeit vertraut zu machen.

- »Grundlagen der Hautpsychosomatik« bietet einen *historischen Abriss* der Psychosomatik, der mit Franz Anton Mesmer beginnt und über Puységur, Griesinger, Charcot, Freud, Adler, Groddeck, V. v. Weizsäcker, F. Alexander, das Stress-Konzept, Th. v. Uexküll, W. Wesiack bis zu einem aktuellen Lehrbuch der Hautpsychosomatik führt. In besonders hervorgehobenen Absätzen habe ich jeweils Bezug auf die Haut genommen, wobei ich besonderen Wert auf die sorgfältige Rezeption und Kritik von Sigmund Freuds frühen psychosomatischen Interpretationen gelegt habe, da sie bis heute gewichtigen Einfluss ausüben.

- »Konzepte für die Hautpsychosomatik« behandelt die wissenschaftlichen und methodischen Grundlagen, die fundamental für mein Konzept verantwortlich zeichnen: Es sind dies die Arbeiten des phänomenologisch orientierten Psychiaters *Erwin W. Straus*, des Philosophen *Hermann Schmitz* und des anthropologisch-integrativen Tiefenpsychologen *Dieter Wyss*. Da ich diesen Beitrag mit der ausführlichen Diagnostik und Psychotherapie einer Hautpatientin abschließe, können diese Ausführungen auch für Lernende in Tiefenpsychologie und psychotherapeutischer Medizin nützlich sein. In den Schlussfolgerungen bearbeite ich neben Juckreiz und Schmerz (Cäcilie M) einige Spezialthemen wie Lust und Gewalt (Sado-Masochismus), das Aufmerksamkeits-Defizienz-Syndrom (ADS) und den Ekel. Ich verweise auch auf mehrere Möglichkeiten, »Leib« im Französischen, Englischen und Italienischen vom »Körper« (*corps, body, corpo*) abzugrenzen.

- In »Juckreiz und Ekzem-Krankheiten« liegen die Schwerpunkte sowohl auf der Praxis als auch dem Leib-theoretischen Verständnis für den *Juckreiz*. Weil der Lyriker Gottfried Benn ebenfalls an einem Ekzem litt, habe ich psychosomatische Zusammenhänge anhand seiner Biographie dargestellt und überprüft.

- In »Das Säuglingsekzem – von Gefühl, Geist und Leib« setze ich an einer frühkindlichen Psychosomatik an und versuche, das Leibliche mit dem *Emotionalen und Geistigen* zu verbinden. Die Interpretation des Säuglingsekzems durch René A. Spitz wird einer kritischen Revision unterzogen.

- In »Pityriasis rosea« gehe ich explizit auf das »Leib-Konzept« ein und überprüfe es auf allgemeine Verständlichkeit, den Zusammenhang mit der *Gestalttherapie*, der *anthropologischen »Schule«* und der *Neurobiologie des Gehirns.*

- Eine spezielle Form der Akne (*A. exkoriée*) führt in den aktuellen »Zeitgeist«, der sich u.a. in weit verbreiteten *Tätowierungen* und *Piercing* kundtut. Dieser Beitrag knüpft an die Philosophen Max Scheler, Nicolai Hartmann und Maurice Merleau-Ponty an.

- Die Aufsätze über »Akne«, »Psoriasis«, »Warzen«, »Herpes«, »Hämorrhoiden«, »Neurodermitis«, »Zoster, postzosterische Neuralgie, Neurodermitis und Schmerz«, »Allergien«, »Periorale Dermatitis, körperdysmorphe Störungen (KDS) und Rosazea«, »Alopezie und Vitiligo« und »Pityriasis rosea« enthalten zahlreiche Falldarstellungen (FD) aus meiner Praxis. Darüber hinaus beziehen sie Literatur und Biographien erkrankter Persönlichkeiten mit ein: U.a. Robert Musils *Die Verwirrungen des Zöglings Törleß* und Friedrich Torbergs *Der Schüler Gerber* in »Akne«; John Updike in »Psoriasis«; Jean-Paul Sartres *Der Ekel* und seine Existenzphilosophie in »Herpes«; Martin Luther in »Hämorrhoiden«; Marcel Proust in »Allergien...und Asthma«; Sören Kierkegaard in »Alopezie«, Axel Munthes *Das Buch von San Michele* in »Warzen«; Hannah Greens *Ich hab dir nie einen Rosengarten versprochen* in »Autodestruktive Erkrankungen« und eine Erzählung aus Oliver Sacks *Der Mann, der seine Frau mit einem Hut verwechselte* in »Periorale Dermatitis, den körperdysmorphen Störungen und Rosazea«.

- Im Beitrag über die »Warzen« findet der Leser einen historischen Abriss, der die Entwicklung von den *suggestiven* und *hypnotischen* Verfahren bis in die moderne Psychosomatik hinein nachvollzieht. Dabei begleite ich meine betroffenen Patienten in einer fiktiven Reise zu den berühmtesten »Heilern« der vergangenen zwei Jahrhunderte, u.a. auch unter der Führung von Émile Zola nach *Lourdes.*

- »Zoster...« handelt von der »Gürtelrose« und den *Schmerzen* (*postzosterische Neuralgie*), die danach auftreten können. Daran schließt sich eine *Phänomenologie des Schmerzes* an. Ich interpretiere die *Aufzeichnungen eines jungen Arztes* von Michail Bulgakow, der als Arzt selbst eine *Morphium-Sucht* durchlitten hatte.

- In »Periorale Dermatitis...« thematisiere ich auch ein zentrales Thema der modernen Hautpsychosomatik, nämlich die *körperdysmorphen Störungen (Dysmorphophobie).* In diesem Zusammenhang betrachte ich das *Spiegel*-Phänomen aus der Sicht der Phänomenologie und nicht aus der heute üblicheren Form der *Spiegelneuronen* des Gehirns. Olivers Sacks Erzählung *Der Mann, der aus dem Bett fiel* erfährt auf diese Weise eine alternative Interpretation in Hinblick auf das *Fremde.*

- Die *Autoimmunkrankheiten* zählen eigentlich zu den *Allergien.* Da dieser Beitrag aber schon sehr umfangreich ausfiel, habe ich meine Überlegungen dazu separat festgehalten und darüber hinaus den *Lichen ruber planus* beigefügt, da diese Erkrankung immunologische Aspekte aufweist und in vergleichbaren Lebenssituationen auftaucht.

- Die »Autodestruktiven Hautkrankheiten« beginnen mit einem dermatologischen Krankheitsbild (*Prurigo simplex subacuta*), das eine Art Modell für die komplexeren Erkrankungen wie z.B. die *Münchhausen*-Syndrome abgibt. Im Anschluss daran beziehe ich Patienten mit ein, welche die Haut als *Austragungsort* psychischer Probleme »benutzen« und weite schließlich das Thema auf die moderne Thematik der *Selbstverletzungen* (das »Ritzen«) und die *Gothic-Szene* aus.

- In »Rezensionen« gehe ich auf Didier Anzieus *Das Haut-Ich*, Claudia Benthiens *Haut*, Joachim Küchenhoffs und Klaus Wiegerlings *Leib und Körper* und Ernst Peter Fischers *Die andere Bildung* ein, wobei ich bei letzterem auf unerwartete Übereinstimmungen mit meinen Gedanken stieß.

- Manche Leser vermissen vielleicht die Untersuchung des *Dermatozoen-»Wahns« (Parasitophobie)*. Bei dieser Erkrankung ist die Haut jedoch »lediglich« sekundärer Austragungsort psychischer und/oder *psychotischer* Erkrankungen. Diese Thematik taucht deshalb nur angedeutet in den Beiträgen über die »Autodestruktiven Erkrankungen« auf, wobei ich jeweils auf weiterführende Fach-Literatur z.B. bei den *Borderline*-Erkrankungen verweise.

Danksagung

Abschließend möchte ich mich bei meinen Helferinnen und Helfern bedanken, an erster Stelle bei meiner Frau, Irmgard Fuchs-Lévy, die mir auf meinen »neuen« Gedankenwegen geduldig folgte, wertvolle Hinweise gab und meine Entwürfe korrigierte. Helga Roke, Karin Schoene, Friederike und Leo Schröck-Stersekanowski, Bärbel Smikalla-Weier und Günter Weier haben sich ebenfalls mit offenem Ohr, Engagement im Gespräch, Fehlerbeseitigung und bewährter Freundschaft an meinem Projekt beteiligt. Otto B. Walter legte nicht »nur« kreativ letzte Hand an Gestaltung und Formatierung dieses Werkes, sondern unterzog auch meine wissenschaftlichen Fundamente und Argumente einer kritischen Überprüfung. Ich schätze mich glücklich, von Ferdinand Reisenbichlers malerischer Einfühlung für das Umschlagsbild profitiert zu haben. Die Teilnehmer an Supervision, Lehranalysen und Balint-Gruppe sind meinen neuen Wegen ebenfalls aufgeschlossen gefolgt und bestärkten mich in meinem Vorhaben, dieses Buch zu veröffentlichen – herzlichen Dank auch ihnen.

Berlin, Mai 2009 Alfred Lévy

2 Haut, Körper, Leib und Seele

2.1 Die Haut als Körper-Organ

Das vorliegende Buch beschäftigt sich mit den Zusammenhängen zwischen Haut und Psyche, was vermuten lässt, dass beide Begriffe einen allseits klaren Sachverhalt ausdrücken. Aber gibt es denn tatsächlich *die* Haut und *die* Seele? Den ersten Teil der Frage könnte ich schlicht damit beantworten, dass jeder Mensch eine Haut besitzt, die man sehen, schmecken, riechen und vor allem tasten kann. Auch die Medizin beschäftigt sich mit diesem Organ, das ich im Folgenden mit *körperlich* kennzeichnen werde. Die Körperhaut kann abgetragen und genauestens untersucht werden, wobei die Anatomen und Physiologen feststellen, dass sie aus verschiedenen Hautzelltypen mit unterschiedlicher Verhornung besteht. Des Weiteren sind darin Nerven, Blutgefäße, Haare, Nägel und Strukturen zu unterscheiden, die Schweiß, Talg, Enzyme, Pigmente und vieles mehr produzieren können. Schließlich haben die Forscher kleine Organe entdeckt, die bei Berührung und Druck mitbeteiligt sind. Aber ist das abgelöste, präparierte und analysierte Gewebe tatsächlich *die* Haut? Ist es diese Hülle, die uns juckt, brennt, im Aussehen stört, bei Anstrengung von Schweiß trieft oder bei Zärtlichkeiten wie aus tiefem Schlaf erwacht?

Im Schlaf und im Alltag spüre ich von meiner Haut praktisch nichts; sie schweigt sozusagen, sie stört mich nicht, sie fühlt sich, wenn ich sie bewusst betaste, je nach Region warm, weich, angenehm glatt und leicht gefettet an. Mit dem Wörtchen »bewusst« habe ich aber bereits vorgegriffen, denn damit richtete ich meine Aufmerksamkeit auf etwas Seelisches: Ich denke darüber nach und suche nach Worten für das Beobachtete. Aber trotzdem: Sie existierte körperlich ja schon, bevor ich sie bewusst in Augenschein nahm, betastete und darüber nachdachte. Diese Haut, die ich bei Gesundheit und im Alltag nicht bemerke, müsste also korrekt benannt werden, damit wir vom selben Objekt sprechen und, was ganz wesentlich ist, in Gesundheit pflegen und bei Krankheit behandeln. Die moderne Psychosomatik hat dafür einen Begriff gefunden, der sich im 20. Jahrhundert im deutschen Sprachraum eingebürgert hat: den *Leib*. In »Konzepte für die HPS« gehe ich auf die Darstellung des Leibes in anderen Sprachen ein.

Die These, dass wir im gesunden Zustand von unserer Haut nichts fühlen, stimmt nicht ganz, wie einige Forscher herausgefunden haben. So hatte der Hautpsychosomatik-Pionier Waldemar Th. Sack (1922) bereits in den 20er Jahren den Juckreiz ein Aufmerksamkeitsphänomen genannt: Wer sich in Ruhe auf seine Haut konzentriert, spürt an gewissen Orten ein leichtes oder stärkeres Kribbeln bzw. Jucken. Der Phänomenologe Hermann Schmitz (1982) bestätigt dies insofern, als er betont, dass wir unseren (gesunden) Leib nur an gewissen *Leibinseln* fühlen und empfinden; keinesfalls würden wir Körperorgane spüren. Das macht es z.B. so schwer, gewisse Schmerzen mit gestörten oder kranken Organen in Verbindung zu bringen. Diese Einschränkung widerspricht aber unserem alltäglichen Erleben nur wenig. Deshalb fahre ich mit der Abgrenzung des Leiblichen vom Körperlichen fort und erläutere es an einem Beispiel:

FD 1: Das Lidekzem oder vom »hässlichen« Selbst: Die Patientin war, als sie sich bei mir vorstellte, 45 Jahre alt und von Beruf Lehrerin. Sie klagte seit etwa drei Monaten über gerötete, schuppende, juckende, zeitweise dick angeschwollene Augenlider. Von ihrem Augenarzt hatte sie bereits eine Kortison-Salbe bekommen, die anfangs etwa zwei Tage half, dann aber täglich benutzt werden musste, da sie der alltägliche Anblick im Spiegel mit Grausen erfüllte und zu häufigerer Salben-Anwendung zwang. Mehrmals am Tag befeuchtete sie sich die juckenden und brennenden Augenlider mit einem Tuch und kühlte sie mit Umschlägen. Ich wies sie darauf hin, dass dieser Kühleffekt nur kurzfristig wirksam wäre und zu noch größerer Austrocknung führe; zwangsläufig vergrößerte sie damit die Trockenheit und deshalb auch den Juckreiz.

Darüber hinaus hielt die betäubende Wirkung des Kortisons nur maximal zwei Tage vor; der Wirkungsverlust führte dazu, dass die Patientin immer häufiger einrieb und damit die Nebenwirkungen vergrößerte. Glücklicherweise hatte sie ein modernes Kortison-Präparat erhalten, so dass weder eine Verdünnung der Haut noch ein erhöhtes Infektions-Risiko entstand; sie handelte sich »nur« eine noch empfindlichere Haut ein, die häufigere Salbenanwendung benötigte. (Die Juckreiz betäubende und abhängig machende Wirkung des Kortisons brachte mich dazu, es als das *Opium der Haut* zu bezeichnen).

Anfangs verneinte sie indigniert meine Frage nach Reiben oder Kratzen. Beim nächsten Besuch bestätigte sie jedoch, dass sie mit den Fingern, manchmal auch nachts, reibe. Damit wurde ein weiterer Entzündungsfaktor aufgedeckt: Durch die Reibung verstärkte sich die Entzündung und diese wiederum führte zu mehr Juckreiz.

Nachdem ich die Patientin in einer Woche von der Kortison-Salbe »entwöhnt« hatte, indem ich ihr eine fettende und kühlende juckreizlindernde Mischung verschrieb, beruhigten sich die Ekzeme aber immer noch nicht. Also gingen wir nach Ausschluss allergischer Reaktionen daran, weitere Hintergründe auszuloten.

Was ich bisher mit der Patientin besprochen hatte, betraf praktisch ausschließlich den Bereich des Körpers: Die Entzündungsprozesse, die durch Reiben, Kratzen, Trockenheit und verstärkter Empfindlichkeit durch das Kortison aufrechterhalten wurden. Im Anschluss daran möchte ich zum Leiblichen übergehen, in welchem das Seelische auftaucht und die Krankheit mitbestimmt – vorsichtigerweise sage ich nicht verursacht, um dem kausalen Denken nicht Vorschub zu leisten, in welchem sich die Theorie verfangen würde, welche von körperlichen oder seelischen Ursachen einer Krankheit ausgeht und damit den komplexen Lebensprozess wie auch die Therapie verfälscht.

FD 1.1: Aus ihrer Reaktion vor dem Spiegel – sie fand sich »grauenhaft hässlich« – schloss ich, dass sie in ihrer Abwertung des Äußeren übertreibe. Wer die eigene Person ungeachtet realer Befunde so heftig entwertet, nährt damit seine ohnehin bestehende Aufregung aufgrund des juckenden Ekzems. Meine Frage, ob sie sich denn wegen anderer Probleme momentan nicht ausstehen könne, bestätigte sie, als sie Schwächen in der Bewältigung des Lehrstoffes in der Schule zugab, dem sie sich nicht gewachsen fühlte. Jedes Mal, wenn sie, wie in den vergangenen Wochen, einen neuen Lehrinhalt angehen musste, überkamen sie Gefühle von Untauglichkeit, Unfähigkeit, Ärger, Trauer und Nervosität, so dass sie in einen Zustand geriet, der auch als kribblig beschrieben werden kann.

Welche Veränderung im Verstehen der Erkrankung war nun erfolgt? Über die massive Selbstabwertung kamen wir im Gespräch auf die seelische Seite der Patientin, die sich aufgrund von beruflichen Belastungen aufgeregt, unruhig, nervös und angespannt fühlte. Mit dem Begriff kribblig bin ich noch einen Schritt weiter gegangen und habe von der alltäglichen Erfahrung her die Verbindung mit dem Leib hergestellt, der Kribbeln, Jucken und Missempfindungen zeigen kann, ohne dass sich am sicht- und tastbaren Körper etwas verändert – so zeigten sich die Augenlider der Patientin vor der Krise.

2.2 Die Haut als Leib-Organ

Wie ist nun das Leibliche der Haut zu erfassen? Als erstes müssen wir uns vom üblichen Begriff des Räumlichen trennen, denn das Leibliche deckt sich zum großen Teil nicht mit den sichtbaren Körperteilen, die wir im Raum wie andere Dinge lokalisieren können. Denn der Leib ist lebendig und beseelt; er steht, wenn er nicht schläft oder betäubt ist, in ständigem Austausch mit der Welt, so intensiv, dass wir z.B. gar nicht unterscheiden können, wo sich unser Blick befindet, ob er sich als leiblicher Vorgang bei den beobachteten Gegenständen oder aber im Körper-Auge selbst befindet oder, wie die Neuropsychologen heute vermuten, im Gehirn. Dabei sollten wir uns ebenfalls vor den üblichen Interpretationen hüten, die von visuellen, taktilen oder sonstigen Reizen sprechen: Das sind Erklärungs- und Prüfmodelle der Naturwissenschaft, die mit dem ge- und erlebten Leben nur mittelbar bzw. instrumental zu tun haben.

Sobald ich aus dem Schlaf erwache, sind auch meine Haut-Sinne wach: Ich greife etwas, ziehe mir etwas über, gehe zum Frühstückstisch, halte die Tasse in der Hand, nehme einen Löffel und tauche ihn in den Marmeladentopf, danach streiche ich mit dem Messer über den Toast und so fort. Mit einigen Hautstellen habe ich Kontakt mit den Welt-Dingen, mit denen ich mehr oder weniger differenziert umgehe. Die Berührung mit der Welt ist so elementar und vorbewusst ursprünglich, dass wir es als Modell überall wiederfinden: Wir werden von unzähligen Dingen berührt und getroffen, von Dingen, Körpern, aber auch von Gefühlen, Musik, Blicken, Gemälden, Gedanken und von Geistigem.

Die Augenlid-Ekzem-Patientin wurde erst dann mit ihrer Haut konfrontiert, als die Augenlider anfingen, *Missempfindungen* zu zeigen. Wenn wir sie vorher gebeten hätten, sie bei geschlossenen Augen zu berühren, wäre dies für sie kein Problem gewesen, denn sie wusste ja, dass sie sich seit Jahrzehnten über den Augäpfeln befanden – davon hatte sie sich schon lange vorher ein Körperbild gemacht. Diese Augenlider erfüllten seit Jahren ihren Dienst, indem sie das Auge schützten und die Feuchtigkeit darunter bewahrten. Wenn sie mit jemandem flirtete, klapperte sie mit ihnen, ohne darüber nachzudenken; bei schamvollen Erlebnissen senkten sie sich, damit man nicht in die Augentiefe sehen konnte und sie selber nicht die Reaktion der Umgebung zusätzlich erleiden musste – das alles waren leibliche Vorgänge, die nicht isoliert im Sinne von Reiz und Reaktion ablaufen, sondern primär unbewusst im Zusammenhang mit dem Leben, der Umgebung und dem eigenen Inneren, wobei so viele Vorgänge gleichzeitig geschehen, dass wir sie niemals in Teil-Reaktionen aufgliedern und anschließend wieder wie ein Mosaik zusammensetzen können: Die Haut lebt nicht allein; alle ihre Funktionen sind eingegliedert im Ganzen. Deshalb wandle ich einen Satz des philosophisch orientierten Psychiaters Erwin Straus (1956, S. 113) folgendermaßen ab: **Der Mensch empfindet Juckreiz, nicht die Haut** (er schrieb in seinem Buch *Vom Sinne der Sinne*, dass der Mensch denkt und nicht das Gehirn).

Wie sehr Erinnerungen leiblich-körperlich nachfühlbar sind, kann jeder z.B. im Autogenen Training feststellen, wenn er sich vorstellt, wie sein Leib – der Körper liegt ja auf der Matte – im Sommer auf einer Wiese liegt, er barfuss über die Wiese geht und die Blumen und Gräser wippen sieht, und der Wind sachte seine Stirn berührt und kühlt. Der Leib existiert im selbst erlebten Lebensraum, in der Landschaft (E. Straus) und an absoluten Orten (H. Schmitz). Die beiden Autoren verwenden als Kontrastbegriffe »geographischer Raum« (E. Straus) bzw. »relative Orte« (H. Schmitz), die wir nach Metern oder Koordinaten bestimmen können.

FD 1.2: Therapie der Augenlid-Ekzem-Patientin: Die Hauterscheinungen und das Jucken verschwanden nach einigen Gesprächen über die Zusammenhänge mit ihrer Anspannung, der Stress-Situation, so dass sie sich besser darauf einstellen konnte. Es wurde ihr klar, dass sie vor allem die Ohnmacht-Situation angesichts der Aufgaben »grausam und grässlich« empfunden hatte, dies aber vor den Gesprächen nicht differenzieren konnte; sie wiederholte in ihren Kratzattacken auf sich selbst ihre von Kindheit eingeübte Verhaltensweise, die Schuld für Misslichkeiten auf sich zu nehmen – schon früher galt sie in der Familie immer als die Schuldige.

2.3 Der andere Raum der Leiblichkeit

Um dem Verständnis des Phänomens Leib noch näher zu kommen, gehe ich zuerst auf Untersuchungen des anthropologisch orientierten Psychiaters Herbert Plügge ein. Er schrieb mehrere Aufsätze über das *Leibliche* (1964, 1967). Im unauffälligen Alltag bemerke ich nichts von Räumlichem. Ich spüre davon erst, wenn *mein* Raum tangiert, eingeengt oder verletzt wird, genauer: wenn mein vertrauter und geordneter Lebensraum durcheinander gerät, z.B. durch Überraschung, Bedrohung, Verletzung, Einengung. Wenn ich mich an einem vertrauten Platz, in heimischer

Umgebung, mit freundlichen Menschen be-finde, finde und fühle ich mich da wohl; ich bin frei, das zu tun und zu denken, was ich möchte.

Gesund und in guter Stimmung fühle ich nichts von einer Grenze zwischen mir und der Welt, damit gekoppelt auch *nicht* die Haut als Grenze oder Oberfläche meiner Existenz. Der Umschwung in der Stimmung und der räumlichen Struktur ist in bestimmten Situationen gut nachvollziehbar: Einen intensiven Körperkontakt z.B. in einer Liebesbeziehung erlebe ich nicht als zu nah oder grenzverletzend, hingegen bereits die leichte Berührung von jemandem, der mir unangenehm ist oder, noch gravierender, eine Vergewaltigung.

2.3.1 Das Amputationsphantom (Phantomglied)

Es gibt ein Experiment und eine darauf bauende Theorie, welche das räumliche Zusammenspiel von Leib und Körper noch anschaulicher machen: Wenn jemandem z.B. ein Teil des Armes amputiert werden muss, bleibt das Fehlende für den Amputierten noch vorhanden, er spürt es mit unbezweifelbarer Realität. Allerdings ist es anders vorhanden als die übrigen Glieder. Das nachfolgend beschriebene Experiment mit Amputierten zeigt, dass sie ihr fehlendes Körperteil durch ein »geistiges Regenerat« (Jürg Zutt), das sog. Phantom, ersetzen, welches sie zum Teil schmerzhaft fühlen und mehr oder weniger differenziert bewegen können.

FD 2: Das Amputations-Phänomen: Das Experiment bestand darin, den amputierten Arm auf eine Mauer hin zu bewegen, wobei die Probanden zwischen Stumpf und Mauer nur wenige Zentimeter Platz lassen sollten. Dann wurden sie plötzlich gefragt, ob sie mit dem Phantomglied angestoßen wären, ob es sich gebogen hätte oder in die Mauer eingedrungen sei. Alle Probanden waren zuerst ratlos, erstaunt, lächelten verlegen oder wurden ärgerlich. Ihre Antwort lautete dann in der Regel: »Das ist doch etwas ganz anderes.« Das Dilemma, in welches sie durch die Fragen gebracht wurden, bestand darin, dass sie mit zwei Arten von Räumlichkeit, a) der physikalisch mess- und fassbaren und b) der sinnlich-leiblich erlebten Räumlichkeit, konfrontiert wurden, welche sie bis anhin nicht auseinander halten konnten.

Aber was ist an der sinnlichen Realität beteiligt, wenn es nicht die Sinnes-Körperorgane sind? Schließlich sieht das Auge den amputierten Arm nicht, die Tastorgane können ihn nicht tasten, und das Ohr kann sein Anstoßen an der Mauer nicht hören. Allerdings beschreiben die Probanden die Beschaffenheit des Phantoms auch anders als den körperlich existierenden Körperteil: Das Phantom fühle sich zerfließend, hohl und haltlos an. Darin vermischen sich »phänomenale und physikalische Räumlichkeit«; dem Phantom fehlt die Körper-Schwere, die normalerweise vorhanden, aber im alltäglichen Tun nicht oder kaum spürbar ist.

Somit kennen wir bereits zwei Möglichkeiten, in denen sich das Körperliche aus dem Leib abhebt und bemerkbar macht: erstens beim Lidekzem (FD 1) der Juckreiz im Zusammenhang mit der übermäßigen Belastung (welche durch die psychische Last ebenfalls an den Kräften zehrt) und zweitens das Amputations-Phänomen (FD 2).

2.3.2 Haben und Gehabtwerden

Das ist schon ein merkwürdiger Sachverhalt: Im gesunden Zustand besitze ich (scheinbar) gar keinen Leibkörper, da er sich nicht oder kaum bemerkbar macht. Erst in der Missempfindung und der Krankheit *habe* ich meinen Körper, der mir Sorgen macht, den ich pflegen und schützen muss – oder zumindest sollte. Das »Haben« im Sinne von Besitzen kennzeichnet eigentlich den Umgang mit einem Ding, einem Gegenstand, was in Bezug auf den eigenen Körper, wie Plügge sagt, paradox ist, denn wir meinen ja, in einem lebendigen Organismus zu stecken.

Das Gefühl des Habens eines missempfundenen oder kranken Körperteils hängt damit zusammen, dass er mir wie ein totes, fremdes Ding ins Bewusstsein gelangt, als würde er nicht mehr zu mir gehören. Diese Entfremdung des Eigenen wird besonders aufdringlich beim Schmerz. Sobald ein Organ ein Symptom aufweist, schränkt dies meinen Handlungs-Spiel-*Raum* ein. Meine Aufmerksamkeit und meine Kraft konzentrieren sich auf den betroffenen Teil, was bei extremer Angst zur Hypochondrie führen kann.

Je mehr Beschwerden eine Körperstelle aufweist, umso mehr bannt und bindet sie meine Aufmerksamkeit und Lebenskraft. Deshalb zeigen Hautkranke eine verringerte Fähigkeit zur Kontaktnahme mit der und Expansion in die Welt. Je mehr ein Organ entfremdet ist, umso eher kann ich es lokalisieren, d.h. »verräumlichen« bzw. verdinglichen. Daraus entsteht einerseits der Wunsch, es abstoßen und loswerden zu wollen, was beim Schmerz in der Gestik und dem Sich-Winden deutlich wird. Die Paradoxie besteht andererseits darin, dass ich den Teil, eben weil er entfremdet ist, mir wieder zu eigen machen möchte, ihn also schütze, bewahre und möglichst an mich presse; die Bindung soll stärker werden.

Das Haben besitzt aber noch eine zweite Seite, die wir meistens vergessen: das »Gehabtwerden« im Sinne von ergriffen werden. So kann mich eine Krankheit derart packen, dass ich mich verloren glaube. Das ist besonders aufdringlich beim Schmerz oder schwereren Erkrankungen. Wir sind dann insgesamt zum Objekt, zum Ding eines Schmerzes, einer Krankheit geworden und fühlen uns dementsprechend ohnmächtig und in die Enge getrieben. Das hat den Phänomenologen Hermann Schmitz wahrscheinlich dazu gebracht, eine Grundkategorie des Leiblichen, die Enge, mit Angst und Schmerz in Verbindung zu bringen. (Darüber mehr im Aufsatz über »Konzepte für die Hautpsychosomatik«). Viktor von Weizsäcker hat diesem pathischen (= erleidenden) Moment ein ganzes Werk gewidmet, *Die Pathosophie* (1956).

Etwas anders formuliert: Nicht nur *habe ich* die Welt, die Welt *hat auch mich*; was ich greife und begreife, ist in mir, in meinem Innen als Empfindung: Ich finde die Objekte als Dinge tatsächlich wieder in mir und fühle sie in ihren Qualitäten als weich, hart, kalt, flexibel, groß, klein, intensiv, zitternd, bebend, anschmiegsam, spröde – ohne dabei primär nachzudenken, ob mich die Mutter, der Vater, der Bruder, die Geliebte packen, drücken, halten, auf Abstand halten, wegschieben, kühl berühren, aufregen, erregen, stimulieren, abstoßen, schlagen oder verletzen. Mit der jeweiligen Berührung ist mir, wenn ich darüber nachdenke oder gefragt werde, klar, dass mich diese oder jene Person auf die eben genannte Art und Weise berührt hat: Also *habe* ich sie auch verinnerlicht.

2.3.3 Die Haut als Grenze? Die Haut als das Fremde

In der Hautpsychosomatik hat sich eingebürgert, die Haut als Grenze zwischen dem Ich und der Umgebung zu beschreiben. Ein Beispiel dafür ist das Buch *Hautkrank: Unberührbarkeit aus Abwehr?* (C. Detig 1989, S. 15). Darin wird die Haut als Kontaktorgan und Grenze zwischen Ich und Umwelt bezeichnet. Plügge (1967, S. 17) meinte dagegen, dass Mensch und Welt nicht durch die Haut getrennt wäre, und die Haut daher nicht zu einer erlebten Oberfläche werden könne. Diese These schränkt er allerdings bei der Untersuchung des Juckreizes ein.

Ich folge zuerst den phänomenologischen Spuren Plügges. Obwohl die Haut z.B. beim **Frieren** derart massiv beteiligt ist, dass ich sie bald reibend-rubbelnd bearbeite, erlebe ich das Frieren nicht an und auf der Haut, sondern ich sage dann: »Ich friere«; ich bin somit als ganzes Wesen betroffen. Oder ich drücke den Sachverhalt auch so aus: »Mich friert es«, indem ich mich von der Welt aus betrachte. Auch bei kalten Füßen ist die Kälte nicht auf oder in der Haut lokalisiert. Beim **Juckreiz** ist das allerdings etwas Anderes. Wir fühlen den Juckreiz in einer äußeren Schicht unseres Leibes und setzen ihn aufgrund unserer bekannten Kenntnisse mit der Haut gleich. Deshalb beginnen wir auch daran zu reiben und zu kratzen. Der Juckreiz stört uns zwar auch insgesamt, aber eben mehr in der Außenschicht. Ein benachbartes Phänomen ist das **Frösteln**, denn dabei ist die Haut als Gänsehaut beteiligt: Hier ist der Weltbezug noch vorhanden, indem man meistens erst danach fragt, ob irgendwo ein Fenster offen steht und es hereinzieht. Aber die Haut ist, wie beim Juckreiz, doch als Phänomen präsent. Daher stimmt die These, »Befinden ist identisch mit Weltbezug«, beim Frieren und Frösteln: Es besteht eine Korrespondenz von leiblichem Ich und Welt, allerdings in gestörter Form, deshalb fällt es uns ja auf: Wer friert, *findet es kalt*. Deshalb suchen wir nach der Quelle des Fröstelns in der Umgebung.

Beim **Juckreiz** geschieht jedoch folgendes: Ich fühle mich in meinem Befinden gestört. F.J.J. Buytendijk (1953, S. 34–44) beschrieb jede Befindensstörung unter dem Gesichtspunkt des Berührt-Werdens (französisch être touché). Beim Berühren begegnen sich zwei Gegenstände. Dabei können wir den Anfang nicht bestimmen, was bedeutet, dass wir weder ein Ich noch ein Objekt zu differenzieren vermögen. V. von Weizsäcker betonte im Gestaltkreis (1940), dass zwischen den sich Begegnenden kein kausales Verhältnis bestehe, denn wir könnten die Frage: »Wer hat angefangen?«, nicht beantworten. Zwischen der Wahrnehmung und der Bewegung herrscht ein unlösbarer Zusammenhang: Ich interpretiere das Getastete in der Art, wie ich es ausführe (oberflächlich oder eingehend, aggressiv-ungeduldig oder behutsam-vorsichtig, um nur einige Beispiele zu nennen), was wiederum mein Gefühltes und Wahrgenommenes konstelliert und umgekehrt. Der Wahrnehmungsakt sei im Grund genommen ein *Inter-esse*, ein Dazwischen-Sein (Martin Buber). Dieser »Zwischenraum« spielt in neueren Therapie- und Gefühlskonzepten eine wesentliche Rolle, z.B. als »intersubjektiver Bedeutungsraum« (Joachim Bauer 2005/2008, S. 105).

Nun könnte ich beim Außen-Betroffensein des Juckreizes von der Wahrnehmungsseite her argumentieren, dass ich etwas Fremdes, nicht zu mir Gehöriges, wahrnehme. Da es nicht zu meinem Ich gehört, möchte ich es loswerden und kratze es weg. Möglicherweise wird damit auch verständlicher, warum Hautkrankheiten so widersprüchlich angegangen und verstanden werden: Sie gelten, obwohl sie oberflächlich sichtbar sind, als rätselhaft; sie erschrecken und bedrohen fast mehr als innere Krankheiten: Das Bedrohliche geht in die Urteile »ansteckend«, »eklig«, »abstoßend« »aussätzig« über. Dasselbe tun wir, wie eben erläutert, auch mit dem Fremden, dem Außen, wenn wir es nicht in unser Ich als uns zugehörig und eigen integriert haben. Ausstoßen, Aussatz, Aggression und Vernichtung sowie Fremdes gehören zusammen.

2.4 Der müde Leibkörper und die Missempfindungen

Eine für die Hautpsychosomatik wichtige Situation ist die Müdigkeit. Jedem Dermatologen ist bekannt, dass der Juckreiz vor allem abends, wenn wir müde sind, verstärkt auftritt. Nun wird aus dem vorher Gesagten verständlicher, warum: Während wir am Tag mit dem Geschehen, der Aktivität und den Aufgaben verbunden sind, betätigen wir uns leibhaft, d.h. wir sind, wenn es gut geht, »mit Leib und Seele« dabei. Sobald uns jedoch die Kräfte verlassen und wir uns zurückziehen, melden sich die Belastungen, die Sorgen, die noch nicht bewältigten Aufgaben – und der *Körper* meldet sich mit seinen irdischen, d.h. physikalischen Eigenschaften: der Schwere, den physiologischen Störungen wie Schmerz, Druck, Hitze, Kälte, Schwellung, Kribbeln und Jucken.

Die Missempfindungen werden mit dem Fachausdruck *Parästhesien* bezeichnet. Diese Empfindungen sind nicht eindeutig. Sie werden unter anderem als Taubheit, Kälte, Kribbeln, Schweregefühl, Lähmungsempfindung oder Abgestorbensein (wie tot) geschildert. Wahrscheinlich kennen viele Leser folgendes Phänomen: Wenn wir aus dem Tiefschlaf auftauchen, erleben wir, wie ein von der Durchblutung abgeklemmter Arm, der gleichsam gelähmt daliegt, wieder zum Leben erwacht. Das gefühllose, scheintote Objekt wird wie ein Ding vorsichtig angehoben, in eine normale Position gebracht, und wir warten sehnsüchtig darauf, bis wieder Leben in den Arm gelangt; die Erfahrung zeigt, dass es über das Kribbeln gelingt. Aber unsere Ängste lassen erst dann nach, wenn der Arm wieder als Körperteil in unseren Leib integriert ist.

FD 3: Kribbeln und Depression: Die 56-jährige Patientin stammt aus dem ehemaligen Jugoslawien. Sie wuchs als Älteste in einer Familie mit sechs Geschwistern auf. Harte Arbeit auf dem Feld bestimmte ihre Kindheit und Jugend. Sie empfand, als sie wegen *Hautkribbeln* und *Depressionen* in die Psychotherapie kam, ihre schwere Kindheit als völlig normal: »Es musste ja so sein«, lautete ein oft von ihr geäußerter Satz. Sie hatte übliche Kinder- und Erwachsenenkrankheiten durchgemacht, arbeitete fleißig zuhause und in einem Reinigungsunternehmen, heiratete einen Landsmann und bekam zwei Söhne. Ihre Schwierigkeiten und Depressionen begannen vor fünf Jahren und fielen zeitlich mit dem Tod ihrer Mutter zusammen. Ihr wurden Antidepressiva verschrieben, die ihr nicht sonderlich halfen.

Dazu kamen vor einem Jahr Kribbel-Empfindungen an Armen, Händen und Beinen, die sie ständig belästigten, beunruhigten und nicht mehr schlafen ließen. Die Untersuchungen ergaben nichts organisch Pathologisches; deshalb sollte sie sich einer Psychotherapie unterziehen.

Die biographische Anamnese ergab, dass nicht allein der Tod der Mutter die Lebenssituation der Patientin stark verändert hatte. Neun Jahre zuvor trennte sich der Ehemann, weil er sich in eine andere Frau verliebt hatte. Nach einigen Jahren kehrte er jedoch zur Patientin zurück, und sie heiratete ihn erneut. Bis heute nimmt sie ihm den Seitensprung mit dem Satz: »Es musste ja so sein«, nicht übel. Vor etwa zwei Jahren bekam er die Alzheimer-Krankheit, und die Patientin muss ihn nun pflegen.

Ihr Kummer vergrößerte sich schließlich, als sich ihr ältester Sohn, der in der Armee gedient hatte, sich zwar nach einigen Jahren wieder meldete und nach Berlin kam, aber hier ins kriminelle Milieu geriet und inhaftiert wurde. Die Zusammenhänge sind der Patientin bis heute nicht bekannt.

Interpretation: Die Patientin musste zeitlebens funktionieren. Sie nahm ihre Rollen als arbeitendes Kind, Mutter, Ehefrau, Betrogene und Pflegerin schicksalsergeben hin. Kennzeichnend für sie war die Übernahme der Frauenrolle in der Pubertät: Es war ihr nicht besonders aufgefallen, dass sie mit 16 Jahren die Periode bekam, denn: »Das musste ja so sein«. Erst mit etwa 50 Jahren begann sich emotional etwas zu verändern. Sie bekam Depressionen und Hautkribbeln, was sowohl den Ärzten als auch ihr rätselhaft war. Zum ersten Mal erlebte sie ihren Körper als *fremd*, als ein Ding, das nicht mehr wie zuvor seinen Pflichten nachkam. Zum ersten Mal bemerkte sie, dass sie einen Körper hatte.

Vorher war sie mit »Leib und Seele« in ein vorgezeichnetes und geordnetes Leben eingebunden. Die Schwierigkeiten begannen mit der Trennung des Mannes, der erneuten Heirat und dem Tod der Mutter. Durch diese Ereignisse geriet ihr gesamter Lebens-Raum durcheinander, was natürlich den Leib-Körper mit betraf. Die Seele ist eben nicht ein vom Außen abgetrenntes Innen. Von Lebensbeginn an befinden wir uns in emotional gestimmten oder verstimmten Atmosphären. So besteht ein Unterschied, ob sich jemand in eine fröhliche oder traurige Gesellschaft begibt bzw. in eine neblige, stickige oder lichtvolle, luftige Landschaft tritt.

2.4.1 Sind Kribbeln, Juckreiz und Schmerz miteinander verwandt?

Ich bin in meinen Ausführungen bereits in den Bereich der Emotionalität vorgedrungen, ohne hierbei besonders in Empfindung, Gefühl oder Affekt zu differenzieren. Andererseits besteht einigermaßen Übereinstimmung darin, die Empfindungen mit den Sinnesorganen, also Körperlichem, in Verbindung zu bringen. Deshalb wird auch schon lange darüber diskutiert und geforscht, ob z.B. Schmerz und Juckreiz zusammen gehören. Man hoffte immer wieder, separate Nerven-Bahnen für Schmerz und Juckreiz finden zu können, was aber nie gelang. Auch die Idee, dass Schmerznerven einmal Schmerz, ein anderes Mal Juckreiz oder Kribbeln leiten könnten, leuchtet selbst einem eingefleischten Physiologen nicht ein, da elektrophysikalische und biochemische Vorgänge identisch, d.h. naturgesetzlich, ablaufen; sonst wären sie nicht durch Experimente und Messungen verifizierbar. M.E. reichen aber die vorhergehenden Erläuterungen aus, um die fließenden Übergänge zwischen Juckreiz, Kribbeln und Schmerz verständlich zu machen, ohne einzelne Körperteile oder spezifische Stoffe, wie z.B. das Histamin oder Neuropeptide, dafür verantwortlich machen zu müssen. Denn es ist inzwischen deutlich geworden, dass der Körper bei weitem nicht alles ist, was am Er-Leben aufscheint. Ich werde vor allem im Aufsatz über das »Säuglingsekzem« eine präzisere Differenzierung innerhalb der Emotionalität vornehmen.

2.5 Was ist »die« Seele?

Obwohl kaum jemand daran zweifeln wird, dass es so etwas wie eine Seele gibt, benötigen wir, wenn die hier geäußerten Gedanken Anspruch auf Wissenschaftlichkeit erheben, eine möglichst genaue und verständliche Beschreibung dieses Begriffes. Bedauerlicherweise ist das Seelische nicht wie der Körper fassbar und nicht mit unseren Sinnen erkennbar; wir können es nicht wie ein Ding vor uns hinstellen – es ist also kein Objekt, welches im Raum wie andere Ding-Objekte steht. Deshalb beschreibt der Phänomenologe Schmitz die Seele als »ortlos«.

Aber ganz so hilflos sind wir doch nicht, wenn wir uns auf die alltägliche Erfahrung stützen und an die oben angeführten Beispiele anknüpfen. Bei der Lidekzem-Patientin (FD 1) wurde deutlich, dass wir im Seelischen angekommen waren, als sie von ihren Überforderungen im Beruf, ihren Ängsten und ihrer negativen Selbsteinschätzung berichtete. Dabei liegt die Betonung auf dem »ihren«: Das Seelische gehört zum *Ich*-haften des Leib-Körpers, welches Gefühle, Empfindungen, Geistiges beinhaltet und die Betreffenden zu unverwechselbaren Subjekten und Personen macht. Nur *diese* Patientin hatte *diese* Erlebnisse und Gefühle in *dieser* Situation. Nur sie litt auf ihre Weise daran, da sie unverwechselbar mit ihrer eigenen Biographie und Geschichte zusammenhingen. Seelisches ist somit nur mittelbar, in der Beziehung (Gespräch, Kontakt), im individuellen Lebensentwurf, in der Art und Weise der Welt-Zuwendung und des Engagements erkennbar. Deshalb kamen einige Phänomenologen dazu, die Seele im Leib als Gesamtes mit »welthaftem« Leib zu bezeichnen. Ich könnte auch sagen: Es ist der *Situationsleib*, welcher Seelisches enthält, das wir in der Kommunikation erfahren und erleben können.

Im Übrigen spielen Nerven oder das Gehirn in diesem Geschehen praktisch keine Rolle, denn sie sind so unpersönlich, dass sie mit Seele nur am Rande des Geschehens, im Körperbereich, zu tun haben. Das möchte ich betonen, um das Augenmerk und das Verständnis von unserer alltäglich geschulten Körperseite ab- und der Verständnisseite zuzuwenden.

2.6 Die Rolle von Krankheit und ihre Symptome in Bezug auf Körper, Leib und Seele

Das vorliegende Buch handelt von Hautkrankheiten. Sie manifestieren sich durch Symptome an und auf unserem Körper, dem sichtbaren und fühlbaren Bereich der Haut. Also muss ich mit meinen Patienten und damit auch hier wieder an diesem Grundphänomen ansetzen – sonst bleiben die Ausführungen in der Theorie stecken. Jedoch: Wie erleben wir real Krankheit? Da werden wir nicht zögern und bei Hautkrankheiten aufzählen: Juckreiz, Schmerz, Brennen (Hitze), Druck, Spannung, Verhärtung (mangelnde Flexibilität), Sensibilitätsstörung (beim Tasten) in Form von Unempfindlichkeit oder Überempfindlichkeit; sichtbare Missgestalt (obwohl wir wahrscheinlich schuppende Stellen und Rötungen nicht als unästhetisch empfinden würden, wenn wir alle dergleichen hätten!). Vieles darunter zählt zu den oben bereits erwähnten Missempfindungen, aber auch einiges, das uns in den Augen der anderen zu Aussätzigen, abstoßenden oder ängstigenden (ansteckenden) Fremden macht.

Plügge ist nun der Ansicht, dass Krankheit uns die Materialität in ihrem Wesen zur Empfindung und zum Bewusstsein bringt. Es sei die Verwandlung des Leiblichen in etwas »zu Tragendem«, schwer und lästig zu Schleppendem. Daher empfinden die Amputierten die »Ungleichwertigkeit, die Leere und das Gehäusehafte« des Phantomsgliedes, welches das noch leiblich vorhandene Stück in ihrem Erleben präsentiert. Dabei stellt sich die Frage, ob das auf die Hautkrankheiten übertragbar ist.

Somit müsste der Juckreiz etwas von diesem Körperhaften enthalten, was z.B. in der Müdigkeit tatsächlich zu Tage tritt: nämlich beides, die Schwere des materiellen Körpers (abends fällt uns alles viel schwerer) und die juckende Haut, deren Last man ebenfalls durch Kratzen beseitigen möchte. Hier wäre also weniger eine selbst-aggressive Komponente, wie Plügge betont, im Vordergrund, sondern eher der dringende Wunsch, die Materialität (wieder) abstreifen zu wollen. Daher wohl auch das *Kratzen bei Verlegenheit, beim Suchen nach einem Wort (am Kopf)*: Es fehlt uns in solchen Augenblicken die Leichtigkeit des Denkens; bei der Scham möchten wir mit unserer Körperlichkeit in den Boden versinken: Denn den *Körper sehen und tasten wir*, den Leib nicht!

Die körperlich lastende Schwere der Müdigkeit macht sich ebenfalls bei zahlreichen *Lidekzemen* bemerkbar: Wer den ganzen Tag seine Augen angestrengt hat, fühlt, wie die Lider über die müden Augäpfel hängen; immer wieder reiben wir in solchen Situationen die Augenlider, weil sie vor lauter Müdigkeit jucken, bis uns der Partner oder Arzt darauf aufmerksam machen, dass wir im Begriff sind, eine Haut- oder Augenkrankheit zu provozieren.

Ich habe weiter oben bereits die im Schlaf taub gewordene Extremität erwähnt, welche beim Aufwachen zu jucken anfängt. Die dabei einsetzende Durchblutung hat zur Folge, dass die körperliche Schwere wieder spürbar wird, aber nicht als physiologisch nachweisbares Phänomen – obwohl natürlich Nervenimpulse messbar wären. Auch beim Auftauen eines fast erfrorenen Körperteils kehrt die Blutzirkulation zurück, es fängt an zu kribbeln, und wenn die Erfrierung das Gewebe teilweise zerstört hat, kommt es zur übermäßigen Durchblutung mit schmerzhafter Schwellung des Gewebes.

2.7 Haut, Bewusstsein und Unbewusstes

Zahlreiche Autoren haben das merkwürdige und widersprüchliche Phänomen beschrieben, dass bei Hautkrankheiten relativ selten seelische Zusammenhänge diskutiert werden. Das gilt sowohl für die Ausbildung der Dermatologen, für die praktizierenden Hautärzte als auch für Ärzte anderer Fachgruppen, obwohl sie alle häufig mit Hautaffektionen konfrontiert werden. Zwar gibt es inzwischen eine große Anzahl von psychosomatischen Arbeiten in diesem Bereich, aber deren Erkenntnisse dringen nur langsam ins Bewusstsein der Ärzte und Patienten ein, obwohl die Alltagssprache reichlich Hinweise für solche Zusammenhänge gibt. Dazu nur einige Beispiele:

Wir hören dann von »dünnhäutigen« Menschen, die empfindlich reagieren. Umgekehrt kümmert sich ein »dickfelliger« Mensch um wenig. Wer in einer Situation ganz »kribblig« wird, meint damit eine nervöse Unruhe, die sich auf der Haut als Kribbeln oder Jucken äußern kann. Die Gänsehaut entspricht dem »Schauer«, der einem bei einer angsteinflößenden Situation über den Rücken läuft. Viele kennen wahrscheinlich das Erröten bei *Scham* oder die ähnliche Verfärbung bei *Wut*, wobei kleine Kinder sogar blau anlaufen können. Die Farbe allein drückt aber den seelischen Zustand keineswegs präzise aus, werden doch einige Wüteriche auch kreideweiß, und ein Neidischer ist ebenfalls nicht immer an der gelben Farbe (»gelb vor Neid«) zu erkennen.

Die vorhergehenden Ausführungen könnten nun aber doch die angedeutete Problematik erhellen: Zwar ist die Körper-Haut offen-sichtlich und bewusst erkennbar; wir können sie betasten und deren Beschaffenheit beschreibend festhalten. Aber sie ist im *leiblichen* Erleben widersprüchlich, unabhängig davon, ob wir es empfinden oder spüren nennen. Dann ist »die Haut« in bestimmten individuellen Situationen heiß, kalt, gefühlvoll, distanziert – oder praktisch nicht existent. Anders formuliert: »Die Haut« ist Schauplatz nicht nur von physikalisch messbarer Hitze oder Kälte, sondern auch von Dramen der Liebe und Tragödien des Hasses, in welchen Verachtung und Gewalt die Hauptrolle spielen. Sie ist in solchen Phasen ungemein gegenwärtig oder neutral, bewusstseinsfähig bzw. völlig in Gefühl und Handlung untergehend – was gleichermaßen für Störungen und Krankheiten zutrifft.

Mit anderen Worten ist Haut-Erleben antinomisch (widersprüchlich), schillernd, uneinheitlich, bewusst, vorbewusst (präreflexiv, wie einige Autoren dies nennen), verdrängt oder schlicht unbewusst. Sie gehört zu den alogischen und antinomischen (Dieter Wyss 1987) Bereichen des menschlichen Lebens.

Hautkranke Menschen können natürlich ein trauriges Lied davon singen, wie sehr sie durch ihre Entzündungen, Verdickungen, Schuppungen, Juckreiz-Empfindlichkeiten und ihr Aussehen im alltäglichen Leben beeinträchtigt und belastet sind, wenn sie sich bewegen, Sport machen oder Schwimmen gehen möchten. Manche sind z.B. durch ihre Affektionen an den Händen beim Schreiben oder Hantieren behindert. Und nicht zuletzt wirken sich Hauterscheinungen im intimen Bereich aus, wenn die jeweiligen Partner die lädierte, gerötete, schuppende oder zerkratzte Haut sehen und sie fühlen. Die Folgen sind von psychosomatischer Seite her in die »Entstellungsproblematik« bzw. »körperdysmorphen Störungen« eingegangen. Auf die daraus resultierenden Ängste, Schamgefühle, Partnerschaftskonflikte, Überempfindlichkeiten, Ausgestoßensein- und Minderwertigkeitsgefühle weise ich an dieser Stelle nur hin, da sie jedem Arzt, Therapeuten und natürlich auch allen Beziehungspersonen verständlich bzw. einfühlbar sind. Im Aufsatz über die »Periorale Dermatitis« gehe ich auch auf das Phänomen der »körperdysmorphen Störungen« ein.

Darüber hinaus besteht ein zentrales Anliegen meines Buches darin, Hautkrankheiten von leiblicher Seite her neu zu untersuchen und zu interpretieren. Daraus sollten sich andere und zusätzliche Perspektiven ergeben, welche die Hautpsychosomatik wissenschaftlich transparenter gestalten und der Therapie wirksame Anhaltspunkte liefern könnten.

3 Grundlagen der Hautpsychosomatik

Der folgende Aufsatz befasst sich mit historischen Grundlagen und Konzepten der allgemeinen Psychosomatik. Da die Literatur auf diesem Gebiet gewaltig ist, habe ich mich bewusst auf relativ wenige Autoren konzentriert und eingeschränkt, die aber einen – zugegeben persönlichen und kritischen – Einstieg in die Hautpsychosomatik ermöglichen. Die Bezüge zur Haut sind im Text jeweils besonders hervorgehoben. Abschließend bespreche ich auch ein aktuelles Lehrbuch in diesem Fachbereich.

3.1 Auf der Suche nach der Seele: Mesmer, Puységur, Griesinger, Charcot

Franz Anton Mesmer (1734–1815) steht an der Schwelle zur modernen Psychologie und Psychosomatik (Ellenberger 1973), da er bei Diagnose und Therapie nicht mehr nur außerirdische Einflüsse mit einbezog, sondern psychosomatische Vorgänge wissenschaftlich zu erfassen versuchte. Mesmer wurde in Süddeutschland geboren, studierte Theologie und Philosophie in Deutschland und Medizin in Wien. Dort heiratete er eine reiche Witwe, erwarb auf legalem Weg drei Doktor-Titel und entwickelte sich allmählich zu einer Zelebrität, bei der Patienten, Künstler und Wissenschaftler ein- und ausgingen. Obwohl er die Symptome seiner Patientin, Fräulein Österlin, die sich im Jahre 1773 in seine Behandlung begab, auf die Einwirkung der Planeten zurückführte, versuchte er dennoch, sein eigenes »Fluidum«[1] mittels Magneten auf sie zu übertragen, um ihre Leiden zu beseitigen – mit Erfolg. Mesmer nannte seine heilsame Kraft animalischen Magnetismus, den er auf diese Weise vom Metall-Magnetismus abgrenzte. Bereits im Altertum ahnte man etwas von dieser Kraft, die Thales von Milet als »anziehende Seele« in Magneten bezeichnete und die auch Paracelsus im Mittelalter pries.

Mesmers abenteuerlicher Weg war von zahlreichen Erfolgen und Misserfolgen gekennzeichnet. Wie Stefan Zweig (1931) hervorhebt, ist im Grunde genommen er der Entdecker der Suggestion bzw. der Hypnose. Sie entsprach dem Fluidum, was er anfänglich in den Magneten vermutete und die Heilungen bei psychosomatisch erkrankten Menschen förderte. Erst Braid bewies 1843 in seinem Buch *Neurypnologie* unter anderem auch experimentell die Wirkung der Hypnose.

Mesmer benutzte u.a. Streichungen und vor allem Berührungen mit einem Eisenstab, um die eigene Heilkraft zu übertragen. Einer seiner Patienten berichtete, dass Dr. Mesmer »seine meisten Kuren ohne alle künstlichen Magnete, durch bloßes teils mittelbares, teils unmittelbares Berühren der leidenden Teile« (Zweig, S. 59) ausführte. Deshalb wird die Mesmer'sche Methode auch »sympathetische Streichbehandlung« genannt.

Wir sind somit auf der Spur der Seele, unabhängig davon, wie wir sie definieren: Seelisches als das Weltall durchflutende Fluidum-Kraft, welche sich in toten Körpern magnetisch-sympathetisch als auch in lebendigen Körpern festsetzt und manifestiert, sowohl in gesunder als auch kranker Form.

Puységur: Nach Mesmer übernahmen einige Schüler seine Theorie, veränderten sie aber und kamen dem psychotherapeutischen Geschehen immer näher. Armand-Marie-Jacques de Chastenet, Marquis de Puységur (1751–1825) war eigentlich von Beruf Artillerieoffizier, der mit der Elektrizität experimentierte, durch seinen Bruder schließlich zum Mesmerismus bekehrt wurde und danach selbst Einzel- und Kollektivbehandlungen durchführte. An einem seiner Patienten

[1] Fluidum: die von einer Person oder Sache ausgehende, eigentümlich Wirkung (Knaurs Fremdwörterlexikon).

bemerkte er, dass zu Beginn der Magnetisierung nicht die erwartete übliche Krise in Form von krampfähnlichen Bewegungen entstand, sondern eine Art Schlaf, in welchem der Leidende aber wacher und bewusster als im normalen Wachzustand schien. Dieser merkwürdige Schlaf ähnelte dem Zustand der Somnambulen (Schlafwandler, vom lateinischen *somnus* = Schlaf)); deshalb nannte man die neue Methode schließlich »künstlichen Somnambulismus«. Allerdings hatten schon die Griechen bemerkt, dass Kranke in den Äskulap-Tempeln im Heilschlaf manchmal gesund wurden. Neu war jedoch, dass Puységur weder Magnete noch andere Hilfsmittel benötigte; einzig »Glaube und Wille« waren wirksam, um Krankheiten zu erkennen und zu behandeln.

Der Mediziner und Psychiater **Wilhelm Griesinger** (1817 bis 1868) gilt als Stammvater einer rein somatisch orientierten Psychiatrie, da er in seinem Buch *Pathologie und Therapie der psychischen Krankheiten* (1845) geschrieben hatte, dass psychische Krankheiten »jedes Mal Erkrankungen des Gehirns« (Wahrig-Schmidt 1991, S. 182) wären. Mit anderen Worten war er ein überzeugter Neuropsychologe. Die Etikettierung als Positivist und Materialist stimmt jedoch nur bedingt, da Griesinger neben seinen physiologischen Studien soziale und biographische Einflüsse bei Wahnkrankheiten geltend machte. Er setzte sich für ein freiheitliches und fortschrittliches therapeutisches Konzept von Geisteskrankheiten ein, das gegen damals übliche romantische Begriffe wie Lebenskraft oder Nervenkraft Stellung bezog und lebensgeschichtliche, d.h. seelisch-geistige Einflüsse mit einbezog.

Im 19. Jahrhundert dominierten zwei wissenschaftliche Richtungen, die idealistisch-romantische und die physiologische, wobei sich die Psychosomatik als eine Art Seitenweg der Medizin entwickelte. Die zwei miteinander ringenden Weltanschauungen werden zum einen durch die »romantischen« Mediziner, zum anderen durch die physiologisch orientierten Ärzte repräsentiert. Als Beispiele dafür nenne ich auf der romantischen Seite **Carl Gustav Carus** (1789–1869), auf der anderen Seite **Claude Bernard** (1813–1878) und eben Wilhelm Griesinger. Deren Einflüsse sind später auch bei Sigmund Freud nachweisbar. Bis heute neigt die Psychosomatik einmal mehr der einen oder anderen Seite zu.

Jean-Martin Charcot und die Hysterie: Wesentlich für die Entwicklung der Psychosomatik ist Jean-Martin Charcot (1825–1893), der psychosomatische Symptome zum erstenmal wissenschaftlich würdigte. Nach zahlreichen Entdeckungen in der Neurologie wandte er sich den sog. Nervenkrankheiten zu, bei welchen keine anatomischen Veränderungen gefunden werden konnten. Es ging um hysterische Symptome wie Lähmung von Extremitäten, Verlust der Sprachfähigkeit und Krampfanfälle, die er in seinem Krankenhaus, der »Salpêtrière«, Laien und Fachleuten vorstellte. Mit Hilfe der Hypnose brachte er diese Neurosen, wie er sie nannte, zum Verschwinden und Wiedererscheinen. Das war vorher zwar schon anderen Ärzten gelungen, aber bei Charcot als dem berühmtesten Neurologen seiner Zeit erhielten diese Untersuchungen und Behandlungen das Siegel der Wissenschaft.

Der Begriff Neurose wurde bereits 1777 vom schottischen Arzt William Cullen geprägt. Dazu zählten nichtentzündliche Nervenkrankheiten wie Schwächen (Hypochondrie), Krampfkrankheiten (Epilepsie, Hysterie) und Gemütskrankheiten. Geisteskrankheiten wurden bald Psychosen genannt. Die Hysterie galt damals als Modellfall der Neurose. Im Laufe der Geschichte wurden verschiedene Krankheitsgründe ausgemacht: Platon (1983) nahm an, dass eine »wütende Begierde, ein auf Kinderzeugung begieriges Lebendiges« (*Timaios* 91c, S. 212) in der Gebärmutter (= *hysteron*) die Symptome verursachen würde. Der mittelalterliche Mensch glaubte an giftige Dämpfe, die aus der Gebärmutter aufgestiegen wären oder dass der Teufel respektive Dämonen den Frauen »Hexenzeichen« in Form von unempfindlichen Hautbezirken, Lähmungen und Anfällen eingegeben hätten. Dokumente des 17. Jahrhunderts schrieben von Irritationen der Lebensgeister (spiritus animalis), bis schließlich Thomas Willis das Gehirn zum Sitz der Hysterie erklärte. Im 19. Jahrhundert existierten drei Hysterie-Modelle nebeneinander, 1. Uterustheorie (Griesinger), 2. Hirnkrankheit, 3. Neurose, d.h. psychische Faktoren.

Charcot suchte jahrelang nach dem von ihm angenommenen *einen* Grund für die Hysterie. Schließlich hielt er psychische Ursachen für ausschlaggebend. Da die Hysterie zum größten Teil als psychisches Leiden aufzufassen sei, müsse man auch lernen, sie psychisch zu behandeln. Die Hypnose wurde von Charcot allerdings noch nicht als Psychotherapie begriffen, sondern als experimentelle Methode zur Erforschung des künstlichen Somnambulismus, wie das Verfahren im Gefolge von Puységur genannt wurde. Charcot erstellte eine Phasen-Theorie der Hypnose: Lethargie, Katalepsie und Somnambulismus, und glaubte, dass die Hysteriker dementsprechende Neurosen in der Hypnose aus- und erleben würden. Dem widersprach Hippolyte Bernheim in Nancy: Es gäbe solche Phasen gar nicht. Bei diesen Phänomenen handle es sich um Erscheinungen, die durch »unbewusste Suggestion« von den Patienten nachgeahmt würden.

Bernheims Thesen wurden auch von Axel Munthe vertreten, der einige Zeit bei Charcot gearbeitet hatte. Aber Munthe überwarf sich mit dem »Napoleon der Salpêtrière«, als er einer hysterischen Patientin zur Rückkehr nach Hause verhelfen wollte. Darüber hinaus widersprach er auch Charcots These vom Wirken des Unbewussten in der Suggestion. In seinem berühmten Erinnerungsbuch *Das Buch von San Michele* (1978) beschreibt er unter anderem die Somnambule Camille, die von einem Mitarbeiter Charcots, Professor Liégois, behandelt wurde und regunglos blieb, wenn man ihr eine Nadel in den Arm steckte oder glühende Kohle in die Hand legte. Sobald aber »der Professor« eine Bewegung machte, als wolle er etwas an ihrer Kleidung verändern, errötete sie und erwachte sofort (Munthe, S. 228). Er ist der dezidierten Meinung, dass diese hysterischen Demonstrationsobjekte genau wussten, was vor sich ging, was man von ihnen erwartete, wünschte oder ihnen befahl, sie also keineswegs blind gehorchten.

Mesmer, Puységur und Charcot benutzten die gleichsam magisch anmutenden Kräfte der Suggestion und Hypnose, um Krankheiten heilen zu können, aber auch, um zu demonstrieren und zu beweisen, wie Seelisches Veränderungen hervorbringen konnte: Mesmer heilte unter anderem seine Patienten, indem er seine ärztliche Kraft über Berührung und Streichen übertrug, während Charcot und seine Adepten die Aufsehen erregende Schmerzunempfindlichkeit (Anästhesie) der Hysterikerinnen vorführten.

Aber wie sollten Sinnesorgane (Schmerzrezeptoren) der Haut ohne chemisch-physikalische Mittel aus- und wieder eingeschaltet werden können? Entsprechend der Thesen im Eingangs-Aufsatz »Haut, Körper, Leib und Seele« müssten hierbei leibliche Phänomene eine wesentliche Rolle spielen, da ja körperlich nichts verändert wurde. Im Folgenden werde ich diesen Gedankengang weiter verfolgen.

3.2 Sigmund Freud und die Hautpsychosomatik

Der Begriff Psychosomatik tauchte zwar bereits 1818 im *Lehrbuch der Störungen des Seelenlebens* des Psychiaters Johann Heinroth (1773–1843) auf, aber diese Wissenschaft wurde erst im 20. Jahrhundert ausgebaut. Freud selbst beschränkte sich später explizit auf das Psychische, obwohl er in seinen *Studien über Hysterie* aus dem Jahre 1895 eine psychosomatische Theorie schuf, auf die noch heute zurückgegriffen wird: Er sprach von der Konversion (Verwandlung) verdrängter, seelischer Affekte in körperliche Symptome wie hysterische Lähmungen, Schmerzen und andere Funktionsstörungen.

Freud stand in zwei Forschungsströmen: Die Neurophysiologie leitete die seelischen Mechanismen aus den Strukturen des Nervensystems ab, während die Psychotherapie die Bausteine des Mesmerismus und Hypnotismus sowie das Gedankengut der romantischen Philosophie und Medizin (C.G. Carus) nutzte. Er übernahm die Doktrin des 19. Jahrhunderts, die das Gehirn als

Sitz der Seele vermutete, was bereits um 1800, z.B. von Franz Joseph Gall (1758–1828) angenommen wurde. Während Freud an der *Traumdeutung* (1900) arbeitete, erschienen 1897 noch die Untersuchungen zur *Infantilen Cerebrallähmung*, die er auf Abschwächung des Gehirneinflusses zurückführte.

3.2.1 Studien über Hysterie

Gleichzeitig interessierte sich Freud für die Ergebnisse der psychologischen Forschung. 1882 erfuhr er interessante Details von Joseph Breuer, in dessen Behandlung sich »Anna O.« aufgrund einer Hysterie begeben hatte. Es handelte sich um Bertha Pappenheim, die sich Jahre nach der Therapie bei Breuer einen Namen als eine der ersten Frauenrechtlerinnen machte und u.a. karitative Einrichtungen für Waisenkinder einrichtete. Freud erweiterte seine psychologische Kompetenz, als er sich 1885/86 vier Monate lang bei Charcot in Paris und 1889 bei Bernheim in Nancy aufhielt.

1895 erschienen die mit Breuer verfassten *Studien über Hysterie* (1970), was als Geburtsstunde der Psychoanalyse angesehen wird. Bei Anna O. entdeckte Breuer in den hypnoid-somnambulen Zuständen ihr »schlimmes Ich«. Sie selbst erfand in diesem Zusammenhang die »talking cure«, die reinigend (kathartisch) auf ihre zahlreichen vertrackten Symptome wirkte. Der »eingeklemmte Affekt« aus einer früheren Traumatisierung wurde in einer »assoziativen Kur abreagiert«.

Es ist einigermaßen erstaunlich, dass die damaligen Hysterikerinnen selten Symptome an dem sichtbaren Hautorgan aufwiesen. Vermutlich standen aber dramatischere Symptome wie Lähmungen, Sprachstörungen, Halluzinationen und Krampfanfälle im Vordergrund. Dennoch haben Breuer und Freud einige Symptome beobachtet, mit denen der Dermatologe ebenfalls zu tun hat: Es gab Hysterika mit gelähmten Extremitäten, die gefühllos waren oder Missempfindungen wie Kribbeln oder übermäßige Schmerzempfindlichkeit aufwiesen. Als die Patientinnen in den Hypnose-Sitzungen ihre frühen traumatischen Erfahrungen aussprechen und ausleben durften, verloren sie ihre Symptome.

FD 4.0: Emmy von N., ein Beispiel für Nahrungsmittel-Unverträglichkeit: Emmy von N. (S. 66–68) vertrug weder normales Wasser noch Mineralwasser. Sie bekam davon Magenschmerzen und konnte deshalb nur »dicke« Flüssigkeiten wie Milch, Kaffee oder Kakao zu sich nehmen. Freud fand diese Begründung nicht stichhaltig und empfahl ihr daher, ein alkalisches, d.h. Soda-haltiges Wasser zu sich zu nehmen. Widerwillig befolgte sie Freuds Rat, klagte am nächsten Tag aber über heftige Magenschmerzen, an denen er ihrer Meinung nach Schuld war. Freud versuchte ihr zu erklären, dass alles nur Folge ihrer Angst sei und wollte sie hypnotisieren, um die Ursache zu eruieren, aber zum ersten Mal misslang die Hypnose, weil sie sich nämlich mit einem »wütenden Blick« dagegen wehrte. Freud war unnachgiebig und stellte sie vor das Ultimatum, entweder innerhalb eines Tages seine Interpretation zu akzeptieren oder aber den Therapie-Abbruch in Kauf zu nehmen …

Nach einem Tag war sie »demütig und mürbe«, meinte aber aufrichtig: »Ich glaube, dass sie (die Schmerzen) von meiner Angst kommen, aber nur, weil Sie es sagen.« Schließlich gelang es Freud doch, sie in Hypnose zu versetzen und zu erfahren, dass sie mit ihrer Familie einmal nach München verreist war und alle dort durch Quellwasser »Darmkatarrh« bekamen. Der Rest der Familie erholte sich; nur Elisabeth litt länger unter Magenschmerzen. Seither trank sie kein Wasser mehr. Nachdem diese Ursache aufgeklärt war, verschwand die »Intoleranz« augenblicklich, und Frau Emmy von N. war bleibend, wie Freud später erfuhr, geheilt.

3.2.2 Freuds Konzept zur Zeit der *Studien über Hysterie*

Als Freud unter der Anleitung von Breuer ebenfalls begann, mit Hysterie-Patientinnen zu arbeiten, versagte seine Hypnose-Technik immer häufiger. Deshalb ging er dazu über, durch Handdruck auf deren Stirn Bilder und Assoziationen hervorzulocken. Wer in den *Studien* liest, ist fasziniert von Freuds Offenheit über seine teilweise autoritären Verhaltensweisen, über Misserfolge und

Täuschungsmanöver, um die Hysterikerinnen therapeutisch auf die »richtige« Bahn zu bringen. Jedoch versuchte er weiterhin, seine psychologischen Interventionen auf neurophysiologische Weise zu erklären. Dies wird besonders deutlich aus dem Briefwechsel mit seinem damaligen Freund Wilhelm Fließ, dem er sein Neuronenmodell der Seele mehr als einmal darlegte. Wie Frank J. Sulloway (1982) nachweist, übernimmt Freud in dieser Zeit zahlreiche Anregungen und Erkenntnisse seiner Zeitgenossen, deren Einfluss er aber alsbald verleugnet, denn die Nachwelt sollte die Psychoanalyse allein mit seinem Namen verbinden.

Sowohl mit der Konversionstheorie als auch mit seiner Libido-Theorie erwies sich Freud als Dualist, der den Menschen in Körper und Seele unterteilte. Zwischen diesen Teilen finden Energie-Transformationen wie Übertragung, Spannung, Abfuhr, Erregung und Hemmung statt. Er blieb der wissenschaftlichen Tradition und Überzeugung treu und suchte zeitlebens nach physiologisch-materiellen und biologischen Ursprüngen für das Psychische, zuerst in Nervenbahnen und -schaltstellen, später in biochemischen Prozessen. Aus diesen Gründen hielt er sich zu dieser Zeit für einen reinen Naturwissenschaftler.

FD 4.1: Interpretation: In den *Studien* ließen sich Breuer wie Freud noch hauptsächlich von der Biographie und den Angaben der Patienten leiten. Aus dem Text wird ersichtlich, dass die Lähmungen und Parästhesien am Arm von Anna O. auftraten, als sie bei der Pflege ihres schwer erkrankten Vaters einschlief und ihrem Gefühl nach versagte. Dass ihre Symptome in erster Linie mit Schuldgefühlen und Scham zu tun hatten, war damals psychodiagnostisch noch nicht zugänglich. Somit hatte ihr neben der Redekur auch geholfen, dass sie in den hypnoid-unbewussten Zuständen ihren Vater pflegerisch nicht mehr betreuen musste: Psychosomatisch symbolisierte sie diese Unfähigkeit mit Leib und Seele tragisch-dramatisch, d.h. »histrionisch« nach aktueller ICD-Diagnostik.

Es ist dem Wissenschaftler Freud hoch anzurechnen, dass er bei Emmy von N. neben der traumatisierenden Urerinnerung, dem Durchfall, noch zahlreiche andere Erlebnisse aufdeckte, die ihr ebenfalls Magenschmerzen – im Sinne eines leiblichen Geschehens den Konzepten von Schmitz und Wyss entsprechend – bereiten konnten. Sie hatte nämlich auch Angst davor, beim Essen und Trinken von ihrem geschlechtskranken Bruder angesteckt zu werden, und sie ekelte sich vor einem anderen Bruder, der trotz Tuberkulose-Infektion die Gewohnheit hatte, »über die Teller« (S. 67) hinweg in die Spuckschale zu speien …

3.2.3 Protokolle der Wiener Psychoanalytischen Vereinigung

Um Freuds Gedankengänge weiter zu verfolgen, vertiefte ich mich in die *Protokolle* (1976–1981), die anlässlich der Treffen der »Psychologischen Mittwochsgesellschaft« durch Otto Rank in den Jahren 1906 bis 1915 erstellt wurden. Die Teilnehmer hielten Vorträge, welche die Zuhörer und Freud kommentierten. Inzwischen konzentrierte sich Freud darauf, *alle* seelischen Erkrankungen auf das Verhalten der *sexuellen Libido* zurückzuführen, die auf dem Weg zum höchsten Glück, der genitalen Sexualität, abirren konnte. Die Psychoanalytiker fanden sowohl im harmlosen Tic, in Nervenschwäche, Neurose, Psychose, Eifersucht, Neid, Inzest, Sado-Masochismus und sogar in normalen physiologischen Vorgängen den sexuellen Trieb am Werk. Nach einem Vortrag von Isidor Sadger (3. Mai 1911) protokollierte Otto Rank folgende Stellungnahme Freuds:

> Fortgesetzter Kitzelreiz kann einen Lachanfall herbeiführen und eine Entladung, die der Pollution analog ist (Harnentladung). Ferner gibt es Menschen, die sich in der Nase kitzeln, eine Art der Onanie, welche genau dieselben psychischen Folgen haben kann, die wir als Symptome der Neurasthenie (»Nervenschwäche«) kennen. Es kann ja jede Körperstelle zum Genitale gemacht und zur autoerotischen Reizung missbraucht werden (III, S. 236).

In diesem Sinne interpretierte auch der Dermatologe Maximilian Steiner die im Frühjahr gehäuft auftretenden *Ekzeme* schlicht als Ausdruck »geringer sexueller Betätigung« (I, S. 347). Mehrere Vorträge handelten von der »Haut-, Schleimhaut- und Muskelerotik«. Dabei wurden Hautausschläge und Hautkrankheiten als »Abwehr exhibitionistischer Regungen« (I, S. 12) gedeutet. Einige

Teilnehmer berichteten, dass Hysterikerinnen häufig von *Exanthemen* träumten, was Freud folgendermaßen kommentierte: Solche Ausschläge in der Kindheit wären eine »beste Gelegenheit zur Selbstentblößung«.

Es fällt im Nachhinein nicht schwer, Freuds Gedankengang zu folgen: Der Exhibitionist gewinnt seine Art von Lust (Krankheitsgewinn) durch das Präsentieren des Genitales, anstatt einen sexuellen Akt zu vollziehen. Die sexuelle Libido kümmert sich, so dachte Freud, nicht darum, ob sie sich bei einem Kind, einer Hautkrankheit oder in einem anderen Symptom präsentiert.

3.2.4 Freuds Urmodell, der sexuelle »Trieb«

Freud hielt den sexuellen Trieb für das die menschliche Existenz allein Bestimmende, wobei er glaubte, in der Sexualität alle maßgeblichen Lebensphänomene vorfinden zu können: Am Anfang stehen Erregung, Spannung, Unruhe und Nervosität, die leidenschaftlich nach Ausagieren, Entladung und natürlich Befriedigung verlangen – besser gesagt: gieren, denn solche Leidenschaften kümmern sich weder um eigenes Leid oder den Schmerz der Anderen. Mit anderen Worten ging Freud bereits an der Wurzel des Geschehens als Physiologe und »Kryptobiologe« (Sulloway 1982) zu Werk, der Leidenschaften (Affekte) dem somato-psychischen Geschehen der Sexualität analog setzte, unabhängig davon, um was für eine Spannung oder Erregung (Unlust) es sich dabei handelte.

Freud setzte die somatischen Begleitphänomene aller Affekte gleich: Da sich Erregung, Aufregung und Spannung, die sowohl bei Schmerz, Angst, Ekel, Scham als auch beim sexuellen Akt oder beim Onanieren auftreten, physiologisch ähneln, glaubte er, es handle sich um denselben »Trieb«, nämlich den sexuellen. Eine moderne tiefenpsychologische Diagnostik sähe heute – trotz oder dank Freud – anders aus. Sie würde versuchen, das Leben und Erleben der Akteure von der Vergangenheit her bis in die Gegenwart nachzuvollziehen, um ein Verständnis für ihre individuelle Symptomatik zu entwickeln und Möglichkeiten der persönlichen Therapie mit ihnen zu erarbeiten.

3.2.5 Vitalität

Freud hatte wohl geahnt, dass »sein« postulierter Ur-Grund des Daseins, das Sexuelle, Ausdruck und Sinnbild der psycho-somatischen Vitalität ist. Denn die elektro-physiologischen Begriffe wie Spannung, Entladung, Aufregung, Lust, Empfindung usw. beinhalten ganz allgemeine und unspezifische Kennzeichen von Lebendigkeit, die bei jedem Menschen ähnlich-analog anzutreffen sind. Der Vollständigkeit halber erwähne ich noch Freuds letzte Triebtheorie, in der er dem Grundtrieb »Eros«, dem früheren Sexualtrieb, den Todestrieb »Thanatos« entgegensetzte. Damit hatte er eine Erklärung für das Selbst- und Fremdzerstörerische im Menschen, das er mythischen Kräften zuschrieb. Psychoanalytisch orientierte Psychosomatiker »finden« den Todestrieb demzufolge in den *Autodestruktions- (ADK-)* und *Autoimmunkrankheiten.*

3.3 Alfred Adler und Georg Groddeck

Alfred Adler (1870–1937): Nachdem Adler aus dem Freud-Kreis verstoßen wurde, avancierte er zum Hauptfeind der Psychoanalyse, als er eine eigene Schule, die Individualpsychologie, aufbaute. Wie Freud huldigte auch er einer, natürlich gegensätzlichen Theorie, die mit wenigen Komponenten den ganzen Menschen, dessen Handeln, Denken und Fühlen in Gesundheit und Krankheit erklären sollte. Seine Grundthesen lauten: Der Mensch ist im Prinzip von Geburt an sozial eingestellt, was sich im Gemeinschaftsgefühl ausdrückt. Wenn er jedoch aufgrund seiner Minderwertigkeit (entweder psychisch oder somatisch z.B. durch angeborene Behinderungen) einen Minderwertigkeits-Komplex entwickelt, strebt er übermäßig und ausschließlich nach Überlegenheit und Macht. Diese antisoziale und egozentrische »Leitlinie« formt den individuellen »Lebensstil«, welcher dem »nervösen Charakter« (= Neurotiker) entspricht. Ein neurotischer Mensch stellt daher sowohl seelische als auch somatische Erscheinungen in den Dienst seiner neurotischen Ziele: Das entspricht der individualpsychologischen Finalität aller Deutungen, wie ich sie selbst z.B. in meinen früheren Veröffentlichungen gelegentlich zu undifferenziert verwendet habe, und die nach folgendem Schema ablaufen:

Wer an einer Hautkrankheit leidet, fühlt sich minderwertig, zurückgesetzt und benachteiligt. Deshalb strebt der betroffene Neurotiker an allen möglichen Fronten nach Kompensation: Er verstärkt seine Symptome etwa durch Kratzen oder mangelnde Pflege, um Überlegenheit und Macht als Kranker einzufordern, indem er die Umgebung zum Zweck der Hilfeleistung unterjocht, sich also antisozial gegen die Gemeinschaft verhält. Die Therapie setzt an den drei Komponenten »Arbeit-Liebe-Gemeinschaft« an und fordert vom Symptomträger Engagement in diesen Bereichen, die alle vom Sozialgefühl durchdrungen sein sollen; erst dann wird er gesund.

Adlers Thesen stempeln den durchschnittlichen Menschen zum Neurotiker, der nur Eigennutz im Sinn habe. Verzweiflung, Schmerzen, Leiden oder Ängste subsumiert er einseitig und relativ mitleidlos unter Egoismus. Seine Schriften sind von einem moralistischen Rigorismus durchsetzt und üben dadurch einen unstatthaften, sozial normierenden Druck auf leidende Menschen aus, die zum Gemeinschaftsgefühl nach- bzw. umerzogen werden müssen. Deshalb hat Adlers Theorie u.a. auch Therapeuten-Persönlichkeiten angezogen, die sich dazu berufen fühlen, Menschen in ihrem Sinn zu modellieren und von sich abhängig zu halten. Ich habe in der Einleitung auf eigene negative Erfahrungen in einer derart sektenartig strukturierten psychotherapeutischen Großgruppe hingewiesen, in der, abgesehen vom Guru-ähnlichen Leiter, praktisch alle in die Rubrik seelisch krank = neurotisch = gemeinschafts-unfähig eingeordnet werden.

Wenn man diese kritischen Punkte berücksichtigt, ist an Adlers Theorie positiv hervorzuheben, dass sie sich nicht in komplizierten, undurchschaubaren Spekulationen verliert und daher in der psychotherapeutischen Praxis nützlich ist. Dies betrifft vor allem das soziale Mitarbeiten, das den schwammigen Begriff des Gemeinschaftsgefühls ersetzt und die Kommunikationsfähigkeit in allen ihren Ausprägungen (»Modi« nach D. Wyss) fördern kann. Die differenzierte und konkrete Verbesserung der Kommunikation erhält in meinem Konzept einen fundamentalen Stellenwert für die psychosomatische Therapie, da sie die Daseinsstrukturen, zu denen das Leibliche gehört, in umfassendem Sinne einbezieht.

Georg Groddeck (1870–1934): In den vergangenen Jahren wurden die Schriften des »wilden Analytikers« Groddeck erstaunlich oft als genial(isch) hervorgehoben. Erstaunlich deshalb, weil seine Deutungen, wie er ehrlich in *Das Buch vom Es* (1923/1979) schreibt, »die Dinge auf den Kopf stellen« (S. 108). Andererseits war er durch und durch von Freuds Thesen durchdrungen, so dass man ihn mit Recht einen Pansexualisten nennen darf. Groddeck attestierte dem »Es« ebenfalls mythische Kräfte, die je nach Moral psycho-somatische Symptome hervorrufen oder zum Verschwinden bringen könnten.

Um diese These zu erläutern, gebe ich einige Kostproben aus dem *Es*-Buch: »So lässt es (das »Es«) an dem liebenden Mund, der sich nach dem Kuss sehnt, ein entstellendes *Ekzem* erscheinen; werde ich trotzdem geküsst, so ist das Glück groß, bleibt der Kuss aus, so war es nicht Mangel an Liebe, nur Abscheu vor dem Ekzem« (S. 109). Die antisexuelle Moral im »Es« verursache zwar das Ekzem, aber da es im tiefsten Innern leidenschaftliches sexuelles Verlangen ist, freut es sich über den unmoralischen Kuss. Auch die *Akne*-Erscheinungen werden so erklärt: »Das ist einer der Gründe, warum der Knabe in der Entwicklungszeit auf der Stirn Eiterbläschen trägt«: Das Abstoßende der Pickel repräsentiere nur die anerzogene asexuelle Moral, obwohl der

Junge im Grunde genommen nur das Eine wolle, so ist die Groddeck'sche Botschaft des »Es« im psychosomatischen Symptom. Noch ein letztes Zitat: »Das ist einer der Gründe (...) warum die Hand kalt und feucht wird, wenn sie sich dem Geliebten entgegenstreckt; warum der Mund, der den Kuss begehrt, übel riecht...«

Freud stand Groddecks Schriften wohlwollend gegenüber, da dieser die phantastische Seite der Psychoanalyse verkörperte und die psychoanalytischen Thesen popularisierte. Für die psychosomatische Dermatologie liefern sie allenfalls Denk- und Therapieanstöße, aber keine wissenschaftlichen Erkenntnisse.

3.4 Viktor von Weizsäcker

Viktor von Weizsäcker (1886–1957) war als physiologisch geschulter Internist und Neurologe besonders prädestiniert, die somatische Seite der Tiefenpsychologie zu erhellen. An zahlreichen Stellen fließen auch seine umfassende Bildung sowie seine philosophischen Studien mit ein. Aus seinem vielschichtigen Werk greife ich zuerst ein frühes Werk von 1932 heraus und suche dann sein Konzept in späteren Arbeiten zu verfolgen.

3.4.1 *Körpergeschehen und Neurose* und der *Gestaltkreis*

Freud veröffentlichte das Buch *Körpergeschehen und Neurose* (1932/1947) gerne in der psychoanalytischen Zeitschrift, denn Weizsäcker bekannte sich zeitlebens zur Psychoanalyse. Der Hauptteil dieses Werkes ist der Biographie, Analyse und Therapie eines Patienten gewidmet, der an einer Miktions- (Harnabgabe-) Störung litt. Weizsäcker kritisierte darin die Parallelismus-Theorie, die schon lange das Missfallen der philosophisch geschulten Wissenschaftler erregt hatte, die sich fragten, wie Physisches in Psychisches überspringen bzw. wie ein somatisches Organ Gehirn Seelisch-Geistiges übersetzen sollte. An die Stelle der Parallelität tritt bei Weizsäcker das Postulat, dass die zwei Seiten des Menschen, die seelische und körperliche, unterschiedlich in einem *Gestaltkreis* (1939/1972) ablaufen. Zwar können Psychisches und Somatisches »teilweise koinzidieren oder interferieren«, was aber nicht naturgesetzlich funktioniere. Weizsäckers Patient demonstrierte diese Überschneidungen in Krisenzeiten, in denen eine Entscheidung für die Zukunft anstand. Auf das Gestaltkreis-Modell gehe ich im »Säuglingsekzem«- (6.1.2), noch umfassender im »Pityriasis rosea«-Beitrag ein (7.3).

3.4.2 Urticaria (Nesselsucht), Angina und Nephritis

FD 5: In Weizsäckers Buch (1932/1947) wird auch eine *Urticaria*-Patientin eingehender beschrieben. Es handelte sich um eine 41-jährige Frau, die zur Zeit der Analyse an Zwangsmasturbation an ihren Brüsten litt. Einige Jahre davor brach sie mit ihrem Verlobten, als sie erfuhr, dass er noch immer den Kontakt zu einer geschlechtskranken Freundin aufrechterhielt. Sie stellte ihn zur Rede, verweigerte jede Zärtlichkeit und teilte ihm mit, sich trennen zu wollen. Dabei half ihr ein unüberwindbarer Ekel, »sonst hätte ich ihm verziehen«. In der folgenden Nacht setzte eine *Angina* und eine *Nephritis* (Nierenentzündung) ein. Kurz nach Ausheilung der Angina begann die *Urticaria*. Mit dem Ausschlag tauchte der Gedanke auf, sie könnte sich über den Verlobten möglicherweise mit der »abscheulichen Krankheit jener Person« angesteckt haben (1947, S. 72).

Weizsäcker leitete aus der biographischen Analyse und der aktuellen Befindlichkeit der Patientin, die noch immer an urticariellen Schüben und Zwangs-Onanie litt, die Regel »Krise, Wandlung, Entscheidung« ab, die sich in verschiedenen Lebensebenen wie folgt abspiele und spiegle: Die Symptome begannen damit, dass sie sich über relativ harmlose Bemerkungen ihres Vaters oder Bruders ärgerte (psychisch). Danach kreisten ihre Gedanken um das Hadern mit ihrem Vater, ihre verlorene Jugend und ihre misslungene Verwirklichung als Frau; Groll und Ärger steigerten sich, auch körperlich spürbar mit beklemmendem Druck in der Zwerchfellgegend, bis es ins Somatische umschlug, in welches sie sich gleichsam fallen ließ. Sie berichtete, wie sich eine als »sexuell erkannte Wollust« nicht nur am Genitale, sondern überall ausbreitete. Gleichzeitig traten dann auch der *Juckreiz* und die *Quaddeln* an den Genitalien, den Innenseiten der Oberschenkel, den Handflächen und schließlich auf der ganzen Haut auf. Für Weizsäcker stand damit fest, dass sich bei dieser Patientin pathologische Symptome sexualisiert hätten.

Ich »übersetze« die oft gewundenen Ausführungen Weizsäckers folgendermaßen: Die Patientin hatte einen sexuellen Grundkonflikt (»unerfüllte Weiblichkeit«), der nach der Trennung vom Verlobten von der Patientin nicht aktiv bewältigt wurde. Stellvertretend dafür kämpfte sie affektiv-neurotisch gegen den Vater, den Bruder und mit Schuldgefühlen gegen sich selbst, bis es in aktuellen Krisen zu einem Umschlag ins Somatische (Angina, Urticaria) kam. Damit sei eine Entscheidung gefallen und eine Neu-Orientierung erfolgt – die allerdings aus dem Therapieverlauf nicht deutlich wird.

»Stellvertretend« besagt auch, dass Weizsäcker dem Patienten die (unbewusste) Entscheidung für oder gegen die Körperkrankheit überantwortet, wobei die Regel sogar eine spezifische Vorhersage zulasse: Bei der *Angina* finde eine Verschiebung vom genitalen an den oralen Pol, bei der *Urticaria* auf den Hautbereich statt. In beiden Fällen wirke die »Innervation der Gefäße« bei der Dislokation und der übermäßigen Durchblutung des genitalen und Hautbereichs mit (S. 75).

Vor allem der Begriff der Entscheidung ist individualpsychologisch geprägt: Wie bereits ausgeführt, war Adler der Ansicht, dass sich der neurotische Mensch den Lebensaufgaben und -schwierigkeiten nicht stelle, sondern in die Krankheit flüchte oder andere Aufsehen erregende Symptome inszeniere. Weizsäcker drückt dies allerdings feiner und weniger moralistisch aus: »Funktionswandel über eine Affektkrise«.

1946 präzisierte Weizsäcker (1985) seine Interpretation der *Angina*, um Missverständnissen vorzubeugen: Er hätte nicht von einer psychogenen Angina gesprochen, sondern von einer anderen »Verwertung« der Sexualität. Eine psychosexuelle Erregung könne nicht in somatische Neubildungen verwandelt (konvertiert) werden, sondern es bestehe nur die Möglichkeit, dass eine somatische Funktion, z.B. eine Hyperämie, sich an einen anderen Ort verschiebe. Es gebe keine »Verschiebung psychischer Kränkung auf physiologische Erregungsfehler« (1985, S. 136).

Ob mit den Begriffen »Verwertung« und verschobener Funktion die ursächliche Verknüpfung von Psychischem und Physischem ausgeschlossen wird, ist fraglich. Diese Ausführungen gewinnen m.E. erst bei Dieter Wyss klare Konturen.

3.4.3 Weizsäckers psychosomatische Konzepte

Interessant und lehrreich sind Weizsäckers Veröffentlichungen seiner Vorlesungen und Fall-Vorstellungen in Breslau (1941–1945) und an der Heidelberger Medizinischen Klinik, wo er nach 1945 einen Lehrstuhl innehatte. Zwar kommen weder in *Klinische Vorstellungen* (1941) noch in *Fälle und Probleme* (1947) Hautkrankheiten zur Sprache, aber die praktische Anwendung seiner Theorien wird hier deutlich. Neben der klinischen Arbeit gelang es ihm, aus seinen Erfahrungen sein Konzept der Psychosomatik zu entwickeln, unter anderem in *Diesseits und Jenseits der Medizin* (1950). In *Fälle und Probleme* (S. 109f)) erläutert Weizsäcker den Studenten seine psychosomatischen Konzepte. Er unterscheidet, schematisch vereinfacht, drei Möglichkeiten:

- **Psycho-physische Kausalität:** Bei der Durchtrennung z.B. eines Hautnerven fällt die Hautempfindung aus. Hier gilt das kausale Prinzip zwischen Soma und Psyche.

- **Beseelung – Eindruck und Ausdruck:** Wenn jemand z.B. über Eindrücke permanent in Rage gerät, kann sein rotes Gesicht dies leiblich-somatisch ausdrücken. Die zwei Darstellungsweisen des Leibes sollten aber nicht in zwei physio-psychische bzw. psycho-physische

Kausalvorgänge gespalten werden, denn dabei gehe die Hauptsache verloren, dass nämlich die »körperlichen Vorgänge die seelischen *verstehbar* repräsentieren« (S. 110).

- **Vertretung:** Der Lebensablauf ist dynamisch, rhythmisch bzw. kreisähnlich, wie der Blutkreislauf oder der Stoffwechsel. Das könnte am besten mit einer Wellenlinie wiedergegeben werden, die sich abwechselnd vom Somatischen ins Seelische begibt, ohne dass wir den Übergang bzw. die Grenze objektivieren könnten (darin liegt Weizsäckers Absage an die seelische Aussagekraft von Gehirn, Nerven und Neurotransmittern). Der körperliche Akt repräsentiere und vertrete den seelischen und umgekehrt.

Ein Jahr vor seinem Tod veröffentlichte Weizsäcker noch ein Werk, das die Summe seines Denkens zieht: Die *Pathosophie* (1956). Auch die darin entwickelten neuen Thesen gehen m.E. verständlicher in das Werk von Dieter Wyss ein.

3.4.4 Würdigung und Kritik

Es bleibt das Verdienst Weizsäckers, dass er die biographische Medizin, in welcher der Patient als Subjekt gewürdigt wird, in die einseitig somatisch-naturwissenschaftlich orientierte Schulmedizin einbrachte. Bei zahlreichen psychosomatischen Krankheiten konnte er deutlich machen, wie innig sie mit dem persönlichen Schicksal des Patienten verbunden waren. Dabei ging er m.E. allerdings zu weit, jede Krankheit – also auch Krebs und alle Infektionen und Nervenschmerzen – im Sinne einer Symptomwahl und unbewussten Mitverantwortung zu interpretieren. Stellvertretung bedeutete bei Weizsäcker stets: Wenn sich jemand in einer Krise befindet, wählt er unbewusst-neurotisch-unreif entweder psychische oder somatische Symptome stellvertretend für eine reife Lösung des Problems. Unlösbare Konflikte münden seiner Meinung nach in den Tod. Allzu oft kommen deshalb in seinen Darstellungen Begriffe wie »Flucht in die Krankheit«, »moralische« Fehlentscheidung, »Widerstand gegen das Gesundwerden«, »Ausweichen« und Ähnliches vor. Manchmal unterschätzte er die angeboren-genetischen und erworbenen somatischen Mängel des Menschen, obwohl er sie im klinischen Alltag sehr wohl einbezog.

In einem Aufsatz (*Diesseits und Jenseits*...1946, S. 120) beschreibt und anerkennt Weizsäcker zwar den Leib im Sinne meines Konzepts, aber er spitzt es derart aphoristisch und poetisch auf alle Zellen des Leibes zu, dass wir uns »jede Blutzelle als unbewusst beseelt« vorstellen können und sollen. Im selben Beitrag spricht er – neben dem fragwürdigen Begriff der seelischen Ursachen – auch davon, dass die in jedem Fall psychosomatische ärztliche Behandlung das Ziel haben müsse, die »geistige Existenz« des Menschen ins Bewusstsein zu heben, denn alle Krankheiten, vom »Ekzem bis zur Paralyse, vom Furunkel bis zur Melancholie« sind selbst gemacht und daher »moralische Krankheiten«, d.h. »alle Gelegenheiten zur Entschließung für die letzte Bestimmung der Schöpfung« (S. 126). In dieser Aussage steckt Weizsäckers Haltung dem Leben und dem Tod gegenüber: Es ging ihm um ein ehrenhaftes, pflichterfülltes Leben und eine mutige Haltung gegenüber dem Tod, der für ihn ein Übergang ins »pneumatische« bzw. geistig-göttlich Ewige bedeutete.

3.4.5 Zeitkrankheit »Allergie«?

Weizsäcker hatte schwere Krankheitsfälle zu behandeln. Regelmäßig wies er auch auf die Verknüpfung von Krankheit und Zeitgeschichte hin. So kam es z.B. 1914 zu epidemischen Ausbreitungen von Dysenterie (Ruhr) und 1918 von Grippe-Infektionen. Die Tuberkulose flammte ebenfalls in Katastrophenzeiten wieder auf. Dieser Zusammenhang ist in den heute üblichen Begriff der bio-psycho-sozialen Erkrankung eingegangen.

Es ist daher zu überlegen, ob die in der westlichen Zivilisation dramatisch häufiger auftretenden *Allergien* (*Kontakt-, Arzneimittel-Allergien, Heuschnupfen, Asthma, Neurodermitis*) nicht auch Zeitkrankheiten sind: Wir leiden zwar nicht mehr permanent unter Krieg, Armut und Hunger, werden aber mit ess-, tast-, sicht- und hörbaren »Dingen« überflutet. Ich denke hierbei besonders an Zutaten in Nahrungsmitteln, Cremes, Sprays, Kleidung, die mediale Reizüberflutung und die Werbung. Alle diese Stoffe und Reize bedrohen zwar nicht das Zentrum unserer Existenz, belasten und überlasten aber doch das Haut- und Atmungsorgan – sowie die Sinnesorgane überhaupt – intensiver als zu Weizsäckers Zeiten. Die Abwehr, d.h. das Immunsystem liegt bei den Allergien nicht ganz wie bei Infektionen am Boden, gerät aber möglicherweise doch in seiner normalen Funktion durcheinander. Anstelle einer gesunden Immunität kommt es zu allergischen Abwehrreaktionen gegen vergleichsweise harmlose Stoffe. Im Sinne meines Konzepts ist der moderne Mensch sowohl psychisch-geistig als auch somatisch desorientierter als früher. Das könnte z.B. die statistisch erfasste Zunahme der allergischen Erkrankungen mit der Auflösung der DDR und der Vereinigung mit den »alten« Bundesländern psycho-immunologisch verständlicher machen.

3.5 Franz Alexander, W.B. Cannon, H. Selye und das Stress-Konzept

Franz Alexander (1891–1964) ergänzte seine medizinische Ausbildung in Deutschland durch eine Psychoanalyse, die er bei Sigmund Freud und Hanns Sachs absolvierte. Von Berlin aus akzeptierte er 1930 ein Angebot, in Chicago zu arbeiten und Psychoanalyse an der Universität zu lehren. 1933 gründete er das dortige psychoanalytische Institut und erforschte in den folgenden Jahrzehnten mit seinem Team psychische, psychiatrische und psychosomatische Erkrankungen mit Hilfe von Psychoanalyse und modernen physiologischen Erkenntnissen. Vor allem die endokrinologischen (hormonellen) Untersuchungen der Stressforschung haben sein Hauptwerk *Psychosomatic Medicine* (1950/1977) befruchtet.

Das Alexander-Team wurde hauptsächlich durch die These bekannt, dass charakteristische Konflikte mit bestimmten Organ-Krankheiten in Verbindung gebracht werden könnten. Diese sog. Spezifitäts-Lehre weckte große Hoffnungen, da es mit ihrer Hilfe möglich schien, Diagnostik und Therapie psychosomatischer Erkrankungen gezielter und damit leichter bewältigen zu können. Im Folgenden werde ich darlegen, mit welchen Einschränkungen die Spezifität in der Psychosomatik noch angewandt werden kann.

Im 19. Jahrhundert machten die Naturwissenschaften große Fortschritte. Dies zeigte sich unter anderem auch in der Physiologie, Biochemie und deren Anwendung in der Medizin. Anatomen, Pathologen und Psychiater hatten intensiv Nerven und Gehirn erforscht und bereits drei Nervensysteme differenziert: Das periphere, zentrale und *autonome* Nervensystem. Gerade letzteres erregte die besondere Aufmerksamkeit der Psychologen, da es mit Emotionen und bestimmten körperlichen Reaktionen in Verbindung gebracht werden konnte. Man wusste zwar, dass bei Aufregung das Herz schneller schlägt oder bei einem Wutanfall das Blut ins Gesicht schießt, aber erst die Nervenverbindungen zwischen Herz, Blutkreislauf und den Affekten machten diese vegetativen Reaktionen erklärbar. Das »autonom-vegetative« Nervensystem ist darin maßgeblich involviert.

Auf der Suche nach den Verbindungen zwischen Psychischem und Somatischem wurden aber nicht nur Nervenbahnen entdeckt, sondern auch Botenstoffe, die sog. Hormone, die aus inneren Drüsen (= »endokrin«) stammen. Zahlreiche Forscher widmeten sich nun der Aufgabe, alle diese Details zu einem Ganzen zu vereinen. Der Einheitsgedanke bewegte unter anderem auch **W. B. Cannon** (1920) und **H. Selye** (1946), denen wir das *Stress-Konzept* verdanken. Sie untersuchten diejenigen Affekt-Emotionen und deren Auswirkungen sowohl im somatischen als auch im psychischen Bereich, die besonders belastend und schädlich, d.h. Stress verursachend sind. Sie stießen auf die altbekannten Leidenschaften bzw. Affekte wie Wut, Ärger, Hass, Neid, Eifersucht, Depression und Angst.

Darüber hinaus freuten sich die Psycho-Endokrino-Physiologen darüber, dass zwei Nervenstränge des vegetativen Nervensystems, der Sympathikus- und Parasympathikus-Strang, mit den Botenstoffen und den eben erwähnten Affekten korrelierten: Wenn sich z.B. jemand in wütendem Aufruhr befand, verstärkte sich die Ausschüttung von Adrenalin (deshalb adrenerges System) und Cortisol aus der Nebenniere, während gleichzeitig das sympathische Nervensystem aktiviert wurde. Ein zurückgezogener, ruhiger Mensch hingegen wird überwiegend vom parasympathischen Nervensystem mit dem Hormon Acetylcholin (cholinerg) »reguliert«.

Mit Absicht habe ich das Wort »Regulation« in Anführungszeichen gesetzt, denn dieser Begriff weckt die Vorstellung einer Einheit überblickenden, herstellenden und daher steuernd eingreifenden Macht und Kraft in Nerven oder biochemischen Stoffen. Diese heute noch gängige Vorstellung (siehe unten die Anmerkungen zu Harth-Gieler) leidet an der mangelhaften Differenzierung von Leib, Körper und Seele und benutzt Erklärungs-Modelle, die einen verstehenden und fühlenden Beobachter voraussetzen. Trotz dieser wesentlichen Einschränkung möchte ich in der Konzeptbeschreibung fortfahren, da im System selbst noch etliche Mängel sichtbar werden.

Ein annähernd gesunder Mensch befindet sich in einem relativ ausgewogenen Funktionsgleichgewicht zwischen aktivierenden (adrenergen) und erholenden (parasympathischen) Innervationen und Hormonausschüttungen. Wer aber permanent Wut, Ärger und sonst aktivierende Affekte produziert, verschiebt das Gleichgewicht zugunsten des Kampf- und Aktivitäts-Zyklus Adrenalin-Sympathikus, der die Herzfrequenz und damit den Puls und den Blutdruck erhöht – bis solche cholerischen Charaktere eine bleibende Krankheit haben: z.B. eine Hypertonie.

3.5.1 Das Alarm-Adaptations-Syndrom (AAS)

Cannon studierte eingehend den Sympathikus-Funktionskreis und erkannte, dass dieser auf Überraschungs- und Notsituationen von außen reagiert. Die Ausschüttung von Adrenalin durch das Nebennierenmark und Corticosteroiden aus der Nebennierenrinde befähigt den Organismus entweder zu Kampf oder Flucht, indem Herz, Atmung und Blutkreislauf aktiviert werden, ein höherer Blutdruck entsteht und mehr Blut in die Muskeln, die Lungen und das Gehirn einfließt. Der Energiebedarf erhöht sich: Zucker wird verbraucht, und wenn die Belastung über einen längeren Zeitraum besteht, werden auch die Fettreserven verringert, um in den Energieträger Zucker verwandelt zu werden. Franz Alexander (1950/1977, S. 37) attestierte den parasympathisch überreagierenden Menschen einen Rückzug in die »bloß vegetative Existenz«, wahrend der vom Sympathikus Überaktivierte die »friedlichen Funktionen« des Aufbauens und Wachstums vernachlässige. Dieser investiere seine Kräfte v.a. in der Außenwelt.

Der Physiologe W.R. Hess (1968) erweiterte die Sympathikus-Parasympathikus-Theorie durch seine Erforschung der zentralen Verbindungen, vor allem zum Zwischenhirn. Daraus leiten sich die bekannten Begriffe der Ergotropie (Aktivität nach außen) und Trophotropie (Funktionssteigerung innerer Organe und Drüsen) ab. Letztere geht mit einer gewissen Hemmung von Bewusstsein und einem geringeren Muskeltonus einher.

3.5.2 Kritische Würdigung

War damit der Wunsch Freuds erfüllt, den Menschen mittels neuro-endokrinen Untersuchungen durchschaut und erklärt zu haben? Diese Hoffnung wurde und wird noch immer in wesentlichen Bereichen enttäuscht, denn die physiologischen Vorgänge zeigten sich selten derart parallelisiert, dass man den einen nur Adrenalin- und den anderen Acetylcholin-ähnliche Substanzen geben musste, damit sie ihre psycho-vegetativen Symptome verlören. Es bestätigte sich nämlich die tiefenpsychologische Erkenntnis, dass ein biographisch und sozial geprägter Mensch in einer bestimmten Situation in seinem Denken, Fühlen und Handeln höchst eigen, charakteristisch und individuell psycho-somatisch reagiert und agiert. Darüber hinaus gilt: Wenn Affekte der einen Art vorliegen, sind gegensätzliche ebenfalls aufzufinden. So hat der Aggressive stets auch Angst, und der sich schonende Depressive brodelt manchmal gleichzeitig bis zum heftigen Ausbruch.

Selbst eingefleischte Endokrino-Physiologen hätten sich von folgenden Überlegungen und Erkenntnissen überzeugen lassen müssen: Sobald sich im Organismus das physiologische Gleichgewicht verschiebt, entsteht im Sinne der Erhaltung des Ganzen – aber nicht rein somatisch durch Nerven, Hormone oder Neuropeptide »reguliert«, wie es oft in moderner Diktion heißt – eine kompensatorische Gegenbewegung, so dass nur zu Beginn (Funktionsstörung) oder am Ende (Krankheit) sympathikotone oder parasympathische Anteile dominieren. Demnach können die Symptome also extrem schwanken: Auf niedrigen Kreislauf mit Schwindel z.B. antwortet der Organismus ausgleichend mit Blutdruck- und Pulsanstieg bis zur Hitzewallung oder auf Durchfall folgt Verstopfung oder die unentwegte Funktionsstörung führt zu einer bleibenden Gestalt (Gestaltleib im Sinne von D. Wyss), z.B. einer Hypertonie. Welche Anteile bei einer psychosomatischen Hautkrankheit überwiegen, wird Bestandteil meiner Untersuchungen der speziellen Krankheitsbilder sein.

Weitergehende Untersuchungen konnten schließlich das Stress-Konzept auf einen allgemein gültigen Kern reduzieren: das *Alarm-Adaptations-Syndrom* (AAS bzw. GAS = general adaptation syndrome). Selye differenzierte darin die *Alarm*-, die *Anpassungs*- und die *Erschöpfungs*phase. Inzwischen gibt es auch in diesem Bereich eine Fülle von Veröffentlichungen. Horst Mayer (1983, S. 242) z.B. fand bei gestressten Menschen gehäuft psychosomatische Symptome, Fehlverhalten und Unfälle. Daraus wird ersichtlich, dass sich die Hoffnungen auf eine Spezifität nicht erfüllt haben. Das Stress-Konzept gibt allenfalls Hinweise darauf, in welchen Situationen der Mensch alarmiert wird, sich über einen gewissen Zeitraum Frustrationen, Kränkungen und Schicksalsschlägen anpassen kann, bis er schließlich psycho-neuro-immuno-endokrinologisch erschöpft dekompensiert. Ich muss mich für dieses Wortungetüm entschuldigen, aber es wird dem Leser in den folgenden Abschnitten verständlicher werden, warum ich einen solchen Begriff verwendet habe.

3.6 Aktuelle psychosomatische Konzepte

3.6.1 Thure von Uexküll und Wolfgang Wesiack: Das bio-psycho-soziale Modell

Das Konzept von Thure von Uexküll und Mitarbeitern in *Psychosomatische Medizin* (1998) ist als Gegenentwurf zur einseitig naturwissenschaftlich orientierten Schulmedizin gedacht. Die Autoren schlagen ein Modell vor, das den Patienten mit einem »pragmatischen und kommunikativen Realitätsprinzip« gerechter werden soll.

Diese Hoffnung erfüllt sich m.E. nicht, denn die Autoren stützen sich auf reduktionistische, technizistische und abstrakte Modelle wie die Kybernetik und die Semiotik, die ich hier nur in großen Zügen charakterisieren kann: 1) Die Kybernetik verwendet z.B. elektro-mechanische Ausdrücke wie »Funktionskreise, Input-Output, Operator« usw., die Netzwerke und einen Computer erklären, aber dem Menschen nicht gerecht werden. 2) Ähnliches gilt für die Semiotik, die Wissenschaft von den Zeichen, welche die Beziehungen zwischen den Menschen transparenter machen sollen. Denn wiederum benötigen die Zeichen und der »Kode« (bzw. Code) Menschen, die eine gemeinsame Lebensebene finden müssen, in der sie sich sowohl emotional, geistig und ethisch austauschen können, schlicht gesagt: verstehen. Man mag sich zwar auf den Standpunkt stellen, dass solche Worte wie verstehen, geistig, gefühlsbestimmt, emotional usw. seien altmodisch und daher überflüssig wären, aber dann müsste die moderne Terminologie differenzierter und nuancierter werden und den Sachverhalt (besser wäre: das lebendige Geschehen) plausibler machen können. 3) Auch die Begriffe: »vegetative, animalische, humane Systemebene, symbiotischer Funktionskreis« und »Situationskreis«, die der Psychoanalyse, der Biologie und der Kybernetik entliehen sind, vermögen das Lebens- und Menschenfremde nicht aufzuheben. Es sind nun einmal die an der Kommunikation Beteiligten, die den Wort-Zeichen Sinn und Gehalt geben. Der subjektive Faktor sollte nicht (wieder) ausgeblendet werden. Unbestritten bleibt die schon seit Jahren weitgehend akzeptierte These, dass der psychosomatisch tätige Arzt eine bio-psycho-soziale Diagnostik und Therapie betreiben soll, was aber nicht viel mehr als den Titel seines Denkens und Handelns abgibt.

3.6.2 Wolfgang Harth und Uwe Gieler: *Psychosomatische Dermatologie*

Beide Autoren sind Fachärzte für Hautkrankheiten. Uwe Gieler hat im Bereich der dermatologischen Psychosomatik zahlreiche Arbeiten veröffentlicht. Beim vorliegenden Werk handelt es sich um ein Lehrbuch (2006), das dermatologische Krankheitsbilder systematisch darauf untersucht, ob seelische Einflüsse an erster oder zweiter Stelle stehen: 1) Die Einteilung in »Dermatosen primär psychischer Genese« bedeutet, dass Patienten mit seelischen Störungen (Neurosen, Psychosen) ihre Erkrankung entweder auslösen, verstärken oder sich damit einen Krankheitsgewinn verschaffen (z.B. autodestruktive Artefakte, Dermatozoenwahn, postzosterische Neuralgie). 2) »Sekundäre psychische Störungen« beinhalten die Auswirkungen von z.B. chronischen und entstellenden Hautkrankheiten. 3) Die eigentlichen Psychodermatosen sind im Abschnitt »Multifaktorielle Dermatosen« zu finden (z.B. Neurodermitis, Akne, Psoriasis, Herpes). Da ich hier den Inhalt nicht wiedergeben möchte, konzentriere ich mich auf die psychosomatischen Konzepte der Autoren.

Gieler und Harth vertreten zwei Richtungen, die ihre psychologische Diagnostik und Therapie bestimmen: die Psychoanalyse und die Verhaltenstherapie. Allerdings beschränken sie sich auf die Bindungstheorie (Bowlby, Winnicott), aus der sie ableiten, dass emotionale Entbehrungen in frühester Kindheit für spätere Nähe-Distanz-Konflikte und problematisches Bindungsverhalten verantwortlich zu machen wären.

Diese Grundursache wird in das bio-psycho-soziale Konzept integriert, wobei ihr Hauptaugenmerk auf das Stressmodell und das damit verbundene autonome Nervensystem gerichtet ist. Besondere Bedeutung erlangen die psycho-neuro-immunologischen Zusammenhänge (Ader et al. 1995), da bei einigen Krankheitsbildern (hauptsächlich *Neurodermitis* und *Psoriasis*) in Blut- und Genuntersuchungen Faktoren nachgewiesen wurden, die mit Stress zusammenhängen. Die Autoren setzen ihre Hoffnungen auf die Erforschung von Neuropeptiden (Botenstoffe), Hormonen und deren Verbindungen zwischen Gehirn, hormonausschüttenden Organen, Blutkreislauf, Zielorgan und dem Immunsystem (z.B. S. 279). Denn sie sind der Meinung, dass drei Subsysteme den Organismus psychisch wie somatisch homöostatisch regulieren würden: »Nervensystem, endokrines System und Immunsystem.«

Ausführlich werden die Coping-Strategien (= Bewältigungs-Arten) dargestellt, die sich in der therapeutischen Praxis psychosomatischer Erkrankungen bewährt haben. Dabei geht es um den Erwerb von »emotionalen, kognitiven oder aktionalen Fähigkeiten«, die benötigt werden, um das Entstellende bzw. Stigmatisierende der sichtbaren Hautkrankheiten bewältigen zu können. Im Zentrum dieser Strategien geht es um eine Verbesserung der Lebensqualität, die sich aus

»körperlichem und psychischem Empfinden« und »sozialen Beziehungen und Funktionsfähigkeit« (S. 221) zusammensetze. Die Lebensqualität soll durch Fragebögen und deren Auswertungen messbar gemacht werden. Die Autoren plädieren für die üblichen Klassifikationssysteme (ICD und DSM), weil mit ihnen seelische Störungen ihrer Auffassung nach naturwissenschaftlich »verbessert« klassifiziert und vergleichbar gemacht werden könnten. In diesem Sinn ist das Lehrbuch übersichtlich gegliedert, so dass zahlreiche dermatologische Erkrankungen, Krankheits-Schwerpunkte (z.B. Allergologie) und Therapiemöglichkeiten zusammengefasst beschrieben werden.

3.6.3 Kritische Würdigung

Aus ihrer Grundthese, die Haut sei ein Kontakt- und Sexualorgan, leiten die Autoren ab, dass Bindungsstörungen bzw. das Nähe-Distanz-Verhalten das Hauptproblem der psychosomatisch Hautkranken darstelle. Folgerichtig untersuchen sie einerseits das Organ und dessen somatische Verbindungen zu Nerven, Gehirn, Hormonen usw. und verweisen auf erfolgreiche Bewältigungs-Strategien, um die psychische Seite des Kontaktes zu verbessern. Somit folgen die Autoren dem dualistischen Konzept, wie es seit Franz Alexander üblich ist. Die Zwischenschaltung des vegetativen Nervensystems, des Gehirns, der Hormone und den Neuropeptiden setzt diese Tradition des Mosaik-Denkens fort. Deshalb formulieren sie zum Schluss des Buches, dass sie sich in diesem Mosaiksteinchen-»Puzzle« auf dem »besten Wege« fühlen.

Jedoch muss die Frage erlaubt sein, ob Ärzte und Psychotherapeuten tatsächlich auf einem empfehlenswerten Weg sind, wenn sie die Psychosomatik als Puzzle ansehen. Ich möchte im Folgenden die Gefahren einer solchen Orientierung skizzieren.

- Sobald die Patienten überwiegend im somatischen Bereich analysiert, gemessen, getestet und psycho-neuro-immuno-endokrinologisch klassifiziert werden, geraten sie auf die Seite einer objektivierenden Medizin, die unter dem Deckmantel wissenschaftlicher Vorgehensweisen den Menschen zum Objekt degradiert und darauf reduziert.

- Obwohl die naturwissenschaftlich orientierte Medizin durch ihre Forschungen segensreiche Medikamente hervorgebracht hat (Antihistaminika, nebenwirkungsarme Kortison-Präparate, Biologics), sollten die Therapeuten den hautkranken Menschen nicht als Objekt behandeln, bei dem gewisse Teile ausgetauscht, korrigiert oder umtrainiert (konditioniert) werden. Auch das »Management«, das Harth und Gieler in der therapeutischen Praxis neu etablieren möchten, birgt derartige Risiken, da solche Konzepte der Wirtschaft und Technik entlehnt sind, wo Menschen oft und noch immer instrumentalisiert werden.

- Natürlich hängen solche Konzepte stets von der Ausbildung und Gesinnung der beteiligten Forscher, Psychotherapeuten und Ärzte ab, worauf beide Autoren in entsprechenden Kapiteln hinweisen. In ihrem Bestreben, sich möglichst lehrbuchmäßig zu präsentieren, beschreiben sie fast lexikalisch zahlreiche psychotherapeutische Richtungen, Methoden und Inhalte. Das ist einerseits bewundernswert didaktisch gelöst, birgt aber andererseits Risiken wie Polypragmasie (viel hilft nur scheinbar viel), Verzettelung in verschiedene Therapieformen, die dann oft nicht zusammenarbeiten, so dass der psychosomatische Patient auch in der Therapie seelisch-somatisch aufgeteilt und gespalten bleibt.

Ich möchte diese Hinweise an einem der letzten Abschnitte des Lehrbuches, »Blick in die Zukunft«, noch vertiefen. Die psychosomatisch orientierten Forscher stellen die Botenstoffe in den

Brennpunkt zukünftiger Gehirnforschung. Sie wiederholen die These, dass diese biochemischen Strukturen die »Kommunikation« zwischen Gehirn, Nerven, Hormonen und Organen als wesentlichste Zwischenglieder präsentieren würden. Von Seelischem ist sogar bei der Kommunikation nur noch marginal in Form von *Stress* die Rede, z.B. beim *Juckreiz*, der »mental« und durch Stress auslösbar oder verstärkbar (S. 283) sei. Die Autoren berufen sich dabei auf nuklearmedizinische Untersuchungen, die Aktivitäten bei Juckreiz in den Gehirnregionen festgestellt und abgebildet haben. Sie lassen sich auch dadurch nicht irritieren, dass diese Impulse an ganz unterschiedlichen Hirnarealen erscheinen, was im Grunde genommen für das Unspezifische solcher Reaktionen und Regionen spricht. Trotzdem hoffen sie, entweder im Gehirn oder bei Immunzellen, Entzündungsvermittlern und gefäßerweiternden Substanzen, z.B. der Substanz P therapeutisch »maßgeschneiderte Medikamente« einsetzen zu können, um den Juckreiz zum Verschwinden zu bringen.

Dieser Forschungsweg ist zwar weiterhin erfolgversprechend bei der Entdeckung neuer Medikamente – für die wir dankbar sind –, aber er vernachlässigt den psycho-sozialen Forschungsbereich, der den Menschen als leibliche Ganzheit, d.h. als Individualität erfassen kann. Ich werde bei den Ausführungen zu E. Straus und vor allem D. Wyss noch einmal präzisieren, dass Gehirnzellen, Nerven und Botenstoffe nicht »kommunizieren«, d.h. sich nicht untereinander *verständigen* bzw. »erkunden, entdecken, erschließen« usw. können (siehe in »Konzepte für die HPS«). Gewiss existieren »Verbindungen« innerhalb des Organismus, die man mit dem Begriff »Kommunikation« übersetzen könnte. Aber das entspräche wieder einem reduzierten und mechanistischen Menschenbild, das seelisch-geistigem Austausch und Verstehen nicht gerecht wird.

Als 2004 der Philosoph Peter Bieri von Gregor Dotzauer zum Thema Neurobiologie und Willensfreiheit interviewt wurde, kommentierte er die These von Wolf Singer und Gerhard Roth, dass im Gehirn schon alles entschieden wäre und es daher keine Willensfreiheit gäbe:

> Diese Ausdrucksweise ist eine Falle. Es hört sich an wie Es sind gar nicht wir, die entscheiden, sondern das Gehirn und seine neuronalen Prozesse. Und das klingt wiederum wie Wir sind Marionetten eines uns fremden Geschehens. Aber auf der Ebene des Gehirns ist gar nichts entschieden, dort kann sich gar nichts entscheiden. Dort gibt es physikalische Aktivitätsmuster und chemische Prozesse, sonst nichts (*Tagesspiegel* vom 24.9.2004).

Deshalb plädiere ich für Konzepte, die den Begriff des Leibes thematisieren und differenziert beschreiben, da über ihn der kranke Mensch real-phänomenal ganzheitlich verstanden wird. Das kann und soll schließlich in die Ausbildung von Ärzten und Psychologen einfließen, um den Patienten umfassender und damit auch besser helfen zu können. Umfassend bedeutet: Gemeinsam eine mehr oder weniger lange Wegstrecke mit-erleben und mit-fühlen, dabei aufklärend kommunikativ tätig sein, den Kranken als leidendes Subjekt anerkennen, damit dieser möglichst selbstverantwortlich sein Leben – auch mit und trotz Krankheit – bewältigen kann.

4 Konzepte für die Hautpsychosomatik: E. W. Straus, H. Schmitz, D. Wyss

Im Folgenden sollen Konzepte vorgestellt werden, welche meine früheren Veröffentlichungen ergänzen. Sie erlauben einen differenzierteren Zugang zu den Menschen mit Hautkrankheiten und haben den Sinn, einen erweiterten wissenschaftlichen Hintergrund und die Methodik zu verdeutlichen.

4.1 Erwin Walter Maximilian Straus: *Vom Sinn der Sinne* (1936/1956)

Wer sich aus psychologischer Sicht mit den Sinnesorganen – und damit den Empfindungen – beschäftigt, kommt am Werk *Vom Sinn der Sinne* von E.W. Straus aus dem Jahre 1936 nicht vorbei. Straus lebte von 1891 bis 1975, stand vor der nationalsozialistischen Ära als Nachfolger von Karl Bonhoeffer an der Psychiatrie der Charité Berlin praktisch fest, musste aber dann schließlich, da er jüdischer Abstammung war, 1938 in die USA emigrieren. Dort baute er sich eine neue berufliche Existenz als Psychologe und Psychiater auf und leitete schließlich ein Hospital in Kentucky. Das Angebot, 1946 die Professur für Psychotherapie in Berlin zu übernehmen, lehnte er ab.

4.1.1 Historisches und Reflextheorie

Straus setzte sich eingehend mit René Descartes (1596–1650) und Iwan Petrowitsch Pawlow (1849–1936) auseinander, da beide wegbestimmend für die moderne Psychologie wurden. Descartes wies die Seelenforscher auf eine falsche Fährte, indem er das Empfinden als minderwertige Vorstufe des Erkennens und Denkens beschrieb. Er spaltete den Menschen in ein zweifeln-könnendes Ich – welches mit Geist versehen ist – und in ein räumlich gegenüber stehendes Körper-Objekt, das u.a. Schmerz empfinden kann. Auf diesen Spuren betonte Pawlow noch radikaler diese Trennung von Ich und Körper, indem er seine Untersuchungen fast ausschließlich auf Nerven, Haut, Augen, Ohren und Speicheldrüsen seiner Labortiere reduzierte.

Durch die naturwissenschaftlich geprägte Physiologie sind wir es gewohnt, Wahrnehmung, Empfindung, Handlung, Sinnesdaten usw. einzeln und separat auf Reflexe, also Reiz und Antwort, zu untersuchen, um anschließend das Ganze wie ein Mosaik zusammen zu setzen. Diese wissenschaftliche Zergliederung kann jedoch nicht durch Vernetzung, Schaltungen und Synapsen in den Nerven bzw. im Gehirn rückgängig gemacht werden, da diese Prozesse räumlich getrennt und zeitlich *vergangen* sind. Straus gelingt es in seinem Buch, diese Theorien aus naturwissenschaftlicher wie philosophischer Sicht als unzureichend und falsch zu entlarven.

Dazu ein **Beispiel**, in welchem die Hautsinne eine wesentliche Rolle spielen: Ein kleines Kind verbrennt sich eines Tages an einer heißen Herdplatte die Hand. Noch Jahre später lässt es die Finger davon und hat *Angst*, sie noch einmal zu berühren.

Die Sinnesphysiologie würde folgendermaßen argumentieren: Der erste Schmerzreiz wird über die Nerven ins Gehirn geleitet, löst einen Reflex aus, und das Kind zieht den Arm zurück. Dieses Erlebnis wird im Gehirn gespeichert und verhindert als Erinnerung das erneute Berühren der Herdplatte. Gleichzeitig wird durch Querverbindungen in einem anderen Gehirnteil Angst ausgelöst. Dieses Erklärungsmodell geht davon aus, dass »Erlebnis«, »Erinnerung«, »Angst«,

Bewegung usw. Attribute bzw. Epi-Phänomene von Materie wären. Leider fehlt hier der Raum, alle hier angedeuteten Widersprüche wiederzugeben, die Straus in seinem Buch aufdeckt. Aber ich nehme im nächsten Abschnitt zu den Begriffen Stellung, die er im Sinne einer Menschen- und Phänomen-gerechten Empfindungslehre neu interpretiert. Dazu zählen Raum, Innen-Außen, Grenze, Ich und der Andere sowie die Zeit.

4.1.2 Erweiterungen und phänomenologische Präzisierungen durch Straus

Gleich zu Beginn die Definition des Sinnesorgans: *Sinne wie die Tastsinne der Haut,* sind Organe, welche die Umwelt mittels sinnlicher Empfindung *öffnen*. Wir sind keine passiven Empfänger von Reizen, die über Nervenleitungen und biochemische Prozesse im Gehirn Empfindungen auslösen, sondern wir empfinden aktiv, indem wir uns *bewegen*.

Fortsetzung des o.g. Beispiels: Es handelte sich um ein *individuelles* Kind, welches in einer bestimmten Situation den Herd *sah*, darauf *zusteuerte* und die Platte *anfasste*. Diese Bewegungen erfolgten in einem Raum, der für das Kind weder geometrisch noch geografisch existierte; auch die Zeit spielte messtechnisch überhaupt keine Rolle. Das Kind wurde ebenfalls nicht von einem innen einwohnenden Ich gesteuert, was von einem Außenobjekt Lichtreize erfuhr, worauf es reagierte.

Wir haben uns angewöhnt, von *dem* Raum und *der* Zeit zu sprechen. Aber unser Leben spielt sich nur zum geringen Teil im geometrisch-geografischen Raum und der uhrtechnisch bestimmten Zeit ab; die lebendigen und erlebten Bereiche umfassen weitaus Gehaltvolleres. Wir erleben nicht Zentimeter, Breitengrade oder Wärmegrade auf der Herdplatte, sondern ich nähere mich an, entferne mich, setze mich (mit etwas) auseinander oder auf einen Stuhl usf.

In diesem erlebten Raum und der gelebten Zeit begegnen mir Dinge, die mir gefallen, mich entweder anziehen, abstoßen oder gar nicht interessieren. Wenn ich eine Pflanze wäre, benötigte ich keine Sinnesorgane; sie hätten keinen *Sinn*, denn alles, was ich zum Leben bräuchte, wäre um mich herum oder unter mir. Als Mensch dagegen – wie die Tiere auch – muss ich mein Leben durch Bewegung erhalten, denn die Nahrungsquellen befinden sich verteilt in der Welt; später gehe ich zur Arbeit, damit ich die Mittel erhalte, um mich ernähren zu können.

Meine Sinne haben den *Sinn*, mich in dieser Welt zurechtfinden zu lassen bzw. mich darin orientieren zu können. Es ist ja überaus sinnvoll eingerichtet, dass bei meinem Beispiel der Tastsinn das Kind gewarnt hat, um einer Schädigung vorzugreifen. Es hat daraus »verstehen« gelernt: »Ein gebranntes Kind scheut das Feuer«; das nächste Mal *sieht* es den Herd und fasst ihn nicht mehr an!

Wir funktionieren demgemäß nicht mit separierten Sinnesorganen, sondern besitzen die Fähigkeit, *das Ganze* mit *allen Sinnen zusammen* zu erfassen, was im Fachjargon »Synästhesie« heißt und zum »Verstehen« gehört. Erst im Nachhinein gelangen die empfundenen Erlebnisse sowie Zeit und Ort ins Bewusstsein und können mit Begriffen benannt werden. »Lernen« als biochemisch-neuronalen Prozess des Gehirns und der Körper-Sinnes-Organe zu beschreiben, ist z.B. neuropsychologisch zu kurz gegriffen. Das hat Konsequenzen sowohl für die Erziehung als auch für die Entwicklung in einer Psychotherapie: Ein *verstehendes* Lernen ist wirkungsvoller als Reflexe zu trainieren oder nur pharmakologische Veränderungen herbeizuführen.

4.1.3 Die sympathetische Welt und die Kommunikation

Dieser Begriff von Straus ist etwas gewöhnungsbedürftig, da er auch unsympathische Regungen beinhaltet. Er möchte damit ausdrücken, dass wir am Anfang unserer Existenz, aber auch unser Leben begleitend, *gefühls- und empfindungsmäßig* die Welt ordnen und uns darin orientieren. In dem aus dem Griechischen entliehenen Wort steckt *paschein*, was empfinden und erleiden bedeutet. Die Passivität, die darin steckt, wird durch das »sym« (von *syn* stammend) etwas aufgehoben, da es ein *Mit-Tun* benötigt: Ich bin aktiv am Empfinden und Fühlen beteiligt. Heute würden wir das Wort *Kommunikation* dafür einsetzen (Bossong 1991). Es handelt sich um eine Art von aktiver Passivität im »Involviert-Sein«, wie Sartres es wohl genannt hätte.

Der Lebens- und Bewegungsraum wird gefühlsmäßig in *Wertbereiche* geordnet, die entweder anlocken und unsere Lust wecken – also sind sie *sympathisch*, »gut«, »schön«, »attraktiv« und wertvoll –, während andere uns abschrecken und ängstigen. Letztere empfinden wir als antisympathisch, »schlecht«, hässlich abstoßend und wertlos; wir gehen auf Distanz, während wir uns den anderen »Dingen« annähern möchten.

Das Kind, das seine Hand an der heißen Platte verbrannt hat, »weiß« nun mit Sicherheit, dass Hitze etwas in der Welt ist, vor welcher es sich hüten muss, auch wenn es von den sprachlichen Warnungen der Mutter bisher nichts verstanden hat. Zugleich hat das Kind aber auch im Kontakt (Berührung) mit dem »Anderen« *sich selbst in der Kommunikation mit diesem Ding* erlebt und kennen gelernt, nämlich als Wesen, das Schmerz empfinden und leiden kann – hier an der Hand.

Die frühesten Erfahrungen und Erlebnisse besitzen – das haben bisher alle ernst zu nehmenden Psychologien herausgearbeitet – einen fundamentalen Wert für das Leben jedes Menschen. Da diese »sympathetischen« Erfahrungen im vorsprachlichen Raum ablaufen, bleiben sie relativ »unbewusst«. In meinen »Schlussfolgerungen« werde ich noch einmal auf diese Grunderfahrungen zurückkommen.

4.1.4 Die Haut ist nicht unsere Grenze zur Welt

Straus schreibt (S. 251), dass die Grenze zur Umwelt weder auf der anatomischen Haut noch auf den Oberflächen der Sinnesorgane verlaufe. Die Empfindung ist deshalb auch nicht »im« Organismus. Im alltäglichen Leben fühle ich keine Grenze, auch keine seelische. Aber sobald ich mich stoße, grob berührt, festgehalten werde oder mich verletze, entsteht so etwas Ähnliches an der Haut; deshalb begebe ich mich ja an den Ort z.B. der Verletzung, um mir die Bescherung anzusehen und zu behandeln. Aber ist dann die Haut diese Grenze?

Die Antwort wurde bereits gegeben: »Ich« bin es im »Mich«, der den Schmerz gespürt hat; erst danach erkenne ich den Ort der Verletzung und identifiziere ihn bewusst als Körperteil »Haut«. Sind dann aber auch das »Ich« nicht innen und die Objekte nicht (dr)außen? Straus beantwortet diese Frage nicht im Sinne von nachweisbaren Ortsbestimmungen, sondern auf der Basis der alltäglichen Kommunikation, die funktioniert, ohne dass wir diese lokalen oder zeitlichen Verhältnisse reflektieren bzw. kontrollieren – sonst würden wir ja ständig stolpern und unseren Lebensfluss stören.

Ich lebe »hier« und empfinde das »Dort« entweder als abstoßend oder anziehend. Die Kommunikation zwischen Ich und Welt ereignet sich in einem »Spielraum«, welcher sich in *Eingeschlossen-Sein, Ausgeschlossen-Sein und Sich-Verschließen* gliedert. (Ich würde eher von einem *Bewegungs-* oder *Erlebnisraum* sprechen, denn es geht bei diesen Empfindungen um unsere Aktivitäten, die sich »im Raum« erstrecken, auf alle Seiten ausbreiten oder aber begrenzen.) Sie geschehen somit nicht im sinn- und wertfreien Raum: Ich bin im Wachen sehend unterwegs, berühre und stoße an Gegenstände, nehme hörend Laute, Melodien, Geräusche auf und ertaste Weiches, Hartes, Warmes, Kaltes. Dabei emp-finde ich eben diese und jene Qualitäten, die mir entweder gefallen, mich anziehen oder schrecken und abstoßen. Gewohntes oder mich nicht Interessierendes ist etwas, was ich mit meinen Sinnen auch nicht suche. Deshalb wird es von mir vernachlässigt; ich könnte auch sagen, solche »Dinge« habe für mich keinen Sinn und deshalb auch, im »Jetzt«, keinen Wert.

4.1.5 »Seele«, Zeit und Werden

Da es philosophisch gesehen keine Entität »Seele« gibt, benutzt Straus auch dieses Substantiv nicht. Er erläutert das Phänomen »seelisch« unter anderem an der »beseelten Bewegung« eines »beseelten Wesens«. Die physiologische Psychologie kann dies m.E. nicht plausibel machen, da sie Bewusstsein und Emotionalität von der Körperlichkeit trennt (und danach versucht, sie wieder zu verknüpfen).

Wenn das gebrannte Kind die Hand von der Herdplatte zurückreißt, ist nicht der Schmerzreiz in den Hautnerven die »Ursache« für die Kontraktion der Armmuskulatur, obwohl natürlich nachweisbare Vorgänge in den beteiligten Körperteilen ablaufen. Es handelte sich dabei um ein komplexeres Geschehen, in welchem ein Subjekt mit *Neugier* auf etwas zuging, dort die schmerzende Antwort erhielt: gefährliche Hitze, so dass es sich davon entfernte und im Schmerz die verletzte Hand hielt. Deshalb wird auch verständlich, warum z.B. Jugendliche *sich »seelisch«* darauf einstellen können, solche Schmerzreize, ohne zurückzuzucken, heldenhaft auszuhalten.

Der Zeitaspekt ist gerade im letzten Beispiel noch deutlicher hervorgetreten. Es kommt darauf an, zu welchem Zeitpunkt, in welchem Alter und in welcher Werdensgeschichte ich etwas tue und empfinde. Darauf stellen sich die »Sinnesorgane« ein, da sie keine mechanischen Apparate sind, die immer gleich »reagieren« – was nicht ausschließt, dass Nervenleitfähigkeit, Gehirnströme und Ähnliches viele Jahrzehnte ungefähr gleich messbar funktionieren.

Straus diskutiert unter anderem auch die »Eindringlichkeit bzw. Tiefenwirkung« von Reizen bzw. Äußerungen der Umgebung. In der Psychosomatik spielt dies bei der *Empfindlichkeit* und in weitestem Sinne der Allergie eine wesentliche Rolle. Seiner Erfahrung nach sind diese Wirkungen von der *Fremdheit* bzw. *Vertrautheit* des Menschen in der jeweiligen Situation abhängig. Diese wiederum hängen vom erlebten Raum und der gelebten Zeit ab – ein zusätzlicher Hinweis dafür, wie »Seelisches« und Somatisches sehr komplex miteinander verbunden sind. Es gäbe, schreibt Straus (S. 308), wohl empfindende Wesen, aber keine Empfindungen, die für sich bestehen. Das Sehen sei weder im Auge noch im Sehnerv; das Gehirn bzw. das Sehzentrum »sieht nicht«. Und es ist nicht die Haut, die Wärme und Kälte empfindet, sondern sehend und hörend ist ein Individuum in Kommunikation mit seiner Welt.

4.1.6 Charakteristik der Hautempfindungen

Obwohl die Sinne in der Regel »synästhetisch«, also gemeinsam empfinden, kann eine gewisse Spezialisierung unter ihnen differenziert werden. In jedem Sinn gibt es ein *Grundthema*, in welchem die Beziehung zwischen dem Ich und dem Anderen in spezifischer Weise variiert: Im Sehen ist es das Beharrende, Dauerhafte und Sichere; im Hören das Aktuelle; im Geschmack und Geruch das Physiognomische (süß, salzig, bitter, scharf, hart, flüssig, rauchig, wohlduftend, stinkend). In der Tastsphäre dominiert das *Wechselseitige*.

Das Tasten ist wohl die *intimste Kommunikation*, die man sich denken kann. Wie das Akustische *ergreift* es das »Objekt« und bestätigt dieses in seinem Selbst-Sein. Empfindungen an der Hautoberfläche sind uns so nah, dass wir kaum Abstand gewinnen können. Das ist beim Sehen anders – der Blick kann abschweifen, sich vom Gegenstand lösen und sich an Neues heften. Im Gegensatz zur Berührung entsteht beim Sehen ein gemeinsamer Horizont: Viele können sich gleichzeitig ein Theaterstück ansehen; auch der Ton löst sich von der Schallquelle und umfasst alle (deshalb wohl ist Fernsehen auch ein Massenmedium!). Straus attestiert der Berührung Unmittelbarkeit, Wechselseitigkeit und eine Ausschließlichkeit, die den Tastsinn als »Sinn des ausgeschlossenen Dritten« (S. 396) charakterisieren lässt. Die Exklusivität kennzeichnet auch den *Besitz*; erst muss der Andere etwas loslassen, damit ich mich darauf setzen und es be-sitzen kann.

Straus nennt das Tastgefühl den Sinn, in welchem sich das Erlebnis des »Mein« am zwingendsten erfülle (S. 392).

Auch *soziale Regeln* sind von unseren Sinnen beeinflusst, da diese den ge- und erlebten Raum strukturieren. Dabei geht es hauptsächlich um die Regelung, was an *Nähe* erlaubt ist bzw. höfliche und taktvolle Distanz einhält. Wie unterschiedlich das Maß für »taktvolles Verhalten« in den verschiedenen Ländern ist, zeigen die höchst differenten Sitten der Begrüßung, die vom Verneigen über Handschlag bis zum Umarmen reichen (im »Takt« ist das lateinische *tangere* = berühren, enthalten). Ich werde am Ende dieses Aufsatzes (»Schlussfolgerungen«) noch einmal auf die wertvollen Anregungen eingehen, die Straus zur Psychosomatik beigesteuert hat.

4.2 Der Beitrag von Hermann Schmitz zur Hautpsychosomatik

In den 60er Jahren hat der Kieler Philosoph und Phänomenologe Hermann Schmitz ein *System der Philosophie* in zehn Bänden geschaffen, welches sich hauptsächlich auf zwei Grundbegriffe stützt: die *Gegenwart* (1964) und den *Leib* (1965/1982).

4.2.1 Die Erfahrung der Gegenwart in Angst und Schmerz

Es überrascht zuerst, dass ein Philosoph gerade von Angst und Schmerz ausgeht, um menschliche Grunderfahrungen und -erlebnisse in der »Gegenwart« zu verdeutlichen. Das hängt jedoch mit der phänomenologischen Methode zusammen, welche Alltägliches und Konkretes dazu benutzt, um Wissenschaft zu betreiben. Für meine Überlegungen zur Hautpsychosomatik ist dieses Vorgehen jedenfalls von Vorteil, da Leibliches, Körperliches und Seelisches bereits vom Fundament her miteinbezogen werden.

Die Gegenwart in Form von Raum und Zeit ist als solche nicht fassbar; aber wir erleben, spüren und erleiden sie unmittelbar und aufdringlich in *Situationen* von Angst und Schmerz. Üblicherweise sind wir es gewohnt, beides im Sinne des psycho-physischen Parallelismus zu erklären, indem wir die »Wahrnehmung« von Angst mehr auf den seelischen Ursprung, das »Empfinden« von Schmerz auf körperliche Ursachen zurückführen.

Schon seit Urzeiten rätseln jedoch die Philosophen darüber, wie und wo denn der Sprung von einer Kategorie in die andere erfolge, wie also Seelisches in Körperliches übergehe und umgekehrt. In den letzten Jahren werden der Übergang und die Übersetzung mit Vorliebe ins Gehirn verlegt (Goldenberg 2002). Wie bisher möchte ich jedoch nicht diesen, sondern den phänomenologischen Weg beschreiten, welcher über die Differenzierung in Körper und Leib der Wirklichkeit m.E. näher kommt.

4.2.2 Leib und Körper

Schmitz macht in seinen kenntnisreichen Werken deutlich, dass unser Leben, d.h. unser Fühlen, Denken, Handeln sowie das Kranksein primär und fundamental »leiblich« ist. Angst und Schmerz werden leibhaftig erlebt; deshalb nennt er beide leibliche Regungen. Charakteristisch für den Leib in der jeweils gegenwärtigen Situation ist sein Eingeschmolzensein in einen »absoluten« Ort und eine erlebte Zeit, die wir aber unreflektiert weder geographisch noch messtechnisch einordnen; deshalb heißen sie bei Schmitz – wie bei Eugène Minkowski (1933/1971) – »Hier« und »Jetzt«. Wenn wir die »Gegenwart« ins Bewusstsein heben, beziehen wir uns (relativ) auf andere Dinge im Raum und befinden uns daher an einem »relativen« Ort zu einer exakt benennbaren Zeit.

Am relativen Ort befindet sich der *Körper*; er ist identisch mit dem sicht-, tast- und naturwissenschaftlich analysierbaren materiellen Gegenstand, ausgestattet mit Körperorganen wie z.B. der Haut. Gerade an dieser decken sich bei Verletzung oder Juckreiz Körper und Leib, denn wir können den relativen Ort, bezogen auf die Umgebung, abgrenzend sehen oder tasten. Mit »Hier« und »Jetzt« ist auch das »Ich« am absoluten Ort untrennbar und eindeutig verknüpft, unzweifelhafter als das Descartes'sche *cogito* (= ich denke). Das folgende Beispiel möge diesen Sachverhalt verdeutlichen:

Die Frage, ob denn ein Säugling von seiner Ich-Existenz »wisse«, könnten wir damit beantworten, dass wir den betreffenden Säugling vorsichtig, aber kräftiger als üblich am Fuß drücken – er wird ihn ohne Zögern als seinen eigenen zurückziehen. Denn er spürt, in Schmitz'scher Terminologie, in dieser Jetzt-Hier-Situation der Gegenwart die drückende »Enge« und unzweifelhaft damit auch an dieser relativen Körperstelle seinen eigenen Leib, d.h. sein »Ich«, welches ebenfalls am absoluten Ort »eingeschmolzen« ist. Minkowski prägte für diese Phänomene den Begriff »Ich-Hier-Jetzt« (Bd. 1, S. 229 ff).

4.2.3 Das Körperschema und die Leibesinseln

Auch Schmitz betont nun, dass wir den Leib-Körper normalerweise *nicht* spüren oder nur Teile davon, die er *Leibesinseln* nennt. Was wir aber schon in der Kindheit erstellen, ist ein Bild unseres Körpers, das sog. »Körperschema«, welches uns befähigt, die inneren Körperorgane einigermaßen richtig an die relativen Orte zu placieren: Kinder zeigen bei Schmerzen bald auf den Kopf oder auf die Magenregion.

Hartmann und Schilder hatten 1927 umfangreiche Untersuchungen zum Thema »Körperschema« angestellt und bei der *Haut* konstatiert, dass der taktile Kontakt nicht als festumschriebene Fläche wahrgenommen, sondern als »wolkig begrenzt« und unterhalb der bewussten Hautoberfläche wahrgenommen wird (S. 672). Beide Autoren machten in dieser Beschreibung bereits einen – von ihnen allerdings nicht beabsichtigten – Unterschied zwischen dem »Wahrnehmen« und dem »Erleben« des Wolkigen: Wir sehen und tasten den *Körper*, spüren aber den *Leib* in den Leibinseln.

Diese Unterscheidung ist insofern für die Hautpsychosomatik wichtig, als wir damit den *Juckreiz* als *leibliche Regung* in Leibesinseln verstehen können. Er wird durch das *Kratzen* an bestimmte, relative Orte auf und in der Haut »körperlich« fixiert, so dass wir »den« Juckreiz auch physiologisch-materiell-biochemisch untersuchen können – aber eben nur seinen körperlichen »Teil«.

Ich habe bereits in »Haut, Körper, Leib und Seele« auf die Existenz des Leibes außerhalb des Körpers hingewiesen: Die *Amputations-Phänomene* sind als Leibesinseln nicht nur für die Betroffenen real spürbar, sondern auch in der Wissenschaft verständlich und logisch schlüssig darstellbar. Diese Leibesinseln sind vom räumlichen Zusammenhang mit dem Körper *abgespalten*.

4.2.4 Das Alphabet des Leibes

In zahlreichen Werken und Vorträgen erläuterte Schmitz seine kategoriale Analyse des Leiblichen. Die Hauptkomponenten dieses »Leib-Alphabets« sind: *Enge bzw. Weite, Engung bzw. Weitung, Spannung, Schwellung, Intensität, Rhythmus, privative Engung bzw. Weitung, Richtung, protopathische bzw. epikritische Tendenz, Leibinselbildung bzw. -schwund*. Im Folgenden werde ich nur diejenigen Kategorien auswählen, die ich zur Erläuterung der häufigsten Haut-Symptome wie Schmerz und Juckreiz benötige. Die epikritische und protopathische Tendenz spielen beim *Ekel* im Zusammenhang mit dem Herpes simplex eine wesentliche Rolle und werden dort besprochen (und das Schmitz'sche Konzept kritisiert).

Ausgangspunkt meiner Untersuchung ist die *Enge*, in welcher wir den Impuls des »Weg!« spüren. Wir sind der Enge schon bei der Angst begegnet, welche uns, wie der Schmerz, die Gegenwart aufdringlich und eindringlich spürbar macht. Bekanntlich steckt im Begriff »Angst« das Lateinische *angustia*, was Enge bedeutet. Sowohl Angst als auch Schmerz engen uns ein, wobei sich diese »Engung« als *Spannung* bemerkbar macht, wenn wir sie »wahrnehmen« oder ihr nach-spüren. Wir benötigen die Spannung allgemein, um leiblich als Einheit präsent (Geistes-gegenwärtig!) und aktiv zu sein. Wenn wir ganz entspannen, verlieren wir das Spüren der Leibesinseln und unser Bewusstsein geht in der »Weite« unter: Entweder befinden wir uns dann im Schlaf oder sind in Ohnmacht gefallen. Damit sind auch die Gegenpole von Enge bzw. Engung angesprochen: die *Weite* und deren Tendenz, die *Weitung*.

Engung und Weitung können miteinander konkurrieren – quasi wie zwei Ringkämpfer, die sich in den Schwitzkasten nehmen oder einer den anderen aus dem Kampfplatz wirft. Was sich *körperlich* dabei abspielt, können wir sehen: Blutleere oder Blutstauung beim Quetschen, Schwellen der Muskulatur bei der Anstrengung gegen den Widerstand, aber auch – und hier wird es bereits unübersichtlich – Schwellung bei Blut- und Lymphstau, Schwitzen, Keuchen, Stöhnen oder Schreien; messbar wären Puls und Blutdruck, Muskelkraft usw.

Mit Absicht habe ich mich bei dieser Darstellung auf schwieriges Terrain begeben, nämlich auf die physiologische und körperliche Ebene, die uns aufgrund des Sicht- und Messbaren Eindeutigkeit und Realität vorspielt. Ich kehre also zurück zum phänomenologisch Spürbaren, wie Schmitz es darstellt:

Wenn Engung und Weitung gegeneinander kämpfen, *spüren wir leiblich die Engung als Spannung und die Weitung als Schwellung*. Falls Spannung und Schwellung gleichzeitig miteinander agieren, entsteht *Intensität*; wenn sie sukzessive aufeinander folgen, ist *Rhythmus* die Folge. Beispiele für Intensität bei Überwiegen von Spannung sind *Angst und Schmerz*. Die Dominanz von Schwellung führt zu *Wollust*. Dafür gibt Schmitz zahlreiche Beispiele aus dem Alltag, der Kunst und Geschichte, die den Rahmen meiner Ausführungen sprengen würden. In den »Schlussfolgerungen für die HPS« werden seine Anregungen noch einmal von mir aufgegriffen.

4.3 Der Beitrag von Dieter Wyss und der anthropologisch-integrativen Psychologie

Dieter Wyss wurde 1923 in Adis Abeba geboren und starb 1994 auf Ibiza, wohin er sich nach seiner Emeritierung von Würzburg zurückgezogen hatte. Er studierte Medizin, promovierte 1949 bei Viktor von Weizsäcker in Heidelberg, arbeitete als Assistent auf den Abteilungen für Innere Medizin, Psychosomatische Medizin und Psychiatrie in Heidelberg und Frankfurt am Main, wo er 1958 eine Praxis als Psychoanalytiker eröffnete. Das Studium der Philosophie betrieb er u.a. bei Nicolai Hartmann und Karl Jaspers. Seine psychiatrischen Lehrmeister waren Viktor von Weizsäcker, Victor Emil von Gebsattel, Erwin Straus und Jürg Zutt. 1968 wurde er zum Professor und Direktor des Instituts für Psychotherapie und medizinische Psychologie der Universität Würzburg ernannt.

Wir verdanken Dieter Wyss auf dem Gebiet der Psychosomatik einige wegweisende Schriften. Ich werde mich hier hauptsächlich auf sein dreibändiges Werk *Neue Wege in der psychosomatischen Medizin* beziehen. Band I: *Vom zerstörten zum wiederentdeckten Leben* (1986); Band II: *Von einer organismusgerechten Biologie zur psychosomatischen Pathophysiologie*; Band III: *Der psychosomatisch Kranke* (1987). Auf dem Gebiet der Tiefenpsychologie hat *Der Kranke als Partner* (1982) mit dem Untertitel »Lehrbuch der anthropologisch-integrativen Psychotherapie« einen wesentlichen Beitrag zur Ausbildung von Psychologen und Ärzten geleistet. Das Buch *Die tiefen-*

psychologischen Schulen von den Anfängen bis zur Gegenwart (1961/1977) zählt heute mit Recht zu den Klassikern in diesem Bereich. Bevor ich zur praktischen Anwendung seiner Erkenntnisse übergehe, ist es erforderlich, einige komplexe Begriffe im Sinne des Autors zu erläutern. Wie viele andere Wissenschaftler auch, hat er eine eigene Nomenklatur geschaffen, die nicht leicht zugänglich ist.

4.3.1 Kommunikation, Mangel und »Nichtung«

Wyss stützt sich auf die *Kommunikation* als Charakteristikum alles Lebendigen. Sie ist in biochemischen Prozessen ebenso wie in interpersonalen und sozial-politischen Vorgängen zu beobachten, wobei der *Leib* von Natur aus ebenfalls von kommunikativen Abläufen durchzogen wird. Kommunikation ist für das Leben not-wendig, denn der Mensch, wie auch das Tier, erlebt »Mangel«, sobald er auf die Welt kommt. Im Mutterleib existiert er noch in der Einheit mit der Mutter, welche Nahrung über die Nabelschnur, Wärme im Fruchtwasser und Schutz überhaupt ermöglicht. Mit der Geburt zerreißt diese Einheit; der Säugling erleidet durch die Trennung von der Mutter die erste »*Nichtung*« und damit verbunden Mangel, der nur durch fürsorgliche Pflege behoben wird, wenn die Kommunikation gelingt.

Der fundamentale Mangel hat zur Folge, dass jedes »neue« Lebewesen sich austauschen *muss* – daher das Konstrukt unserer angeblichen »Triebe« –, um dem Tod während der individuellen Lebensspanne zu entkommen. Wenn wir uns in der Not des Mangels nicht »mitteilen«, erhalten wir über den »Austausch« auch keine »Antwort« und gehen daran zugrunde. Aus Mangel (Frustration, Krise, Not) entstehen Wünsche und Bestrebungen, dieses Minus durch eigene Anstrengungen zu beheben, indem wir *kompensieren*. Andere Theorien sprechen in diesem Zusammenhang von »sich-entwerfen« oder »sich-selbst-verwirklichen«.

4.3.2 Grundstrukturen des Daseins: Raum, Zeit, Leistung, Leib

Kommunikation findet auf allen Ebenen der Existenz statt. Wyss hat hierzu ein Raster erstellt, das erlaubt, jeden Menschen ganzheitlich zu verstehen, didaktisch überaus hilfreich für Ärzte, Psychologen und Humanwissenschaftler. Die vier Lebens-Perspektiven sind: *Raum, Zeit, Leistung* und *Leib*.

- **Raum** beinhaltet Orte, in denen wir mehr oder weniger zu Hause sind, wo wir uns *orientieren* und eine individuelle *Ordnung* herstellen, aber – und das gilt für alle folgenden Strukturen gleichermaßen – auch *scheitern* können. Im Lebens-Raum konstellieren sich *Beziehungen* von Geburt an. Einen wesentlichen Beitrag zu Ordnung und Orientierung liefern eigene seelisch-geistige Bezüge: unsere *Weltanschauungen*.

- Die **Zeit** ist die Struktur, in der unser Leben abläuft. Wir stehen vor der Lebensaufgabe, möglichst alles Biographische (Vergangenes und Gegenwärtiges) in Hinblick auf die Zukunft zu einer Einheit zu verknüpfen, was Wyss »zeitigen« nennt. Ein wesentliches Zentrum dieser Struktur ist die *Verantwortung*, die sich aus dem Zusammenspiel der drei Zeitdimensionen ergibt: Was in unserem Leben »geschah«, haben wir gemäß unseren Möglichkeiten durch unser Tun (aktiv oder passiv!) mitgestaltet, so dass wir dafür auch – in psychotherapeutisch auszulotenden Grenzen – mitverantwortlich sind.

- **Leistung** ist der Bereich, der üblicherweise (S. Freud, A. Adler) mit »Arbeit« gleichgesetzt wird. Leistung trägt wesentlich zu unserem *Selbstwert, Selbstbild* und unserer *Selbstverwirklichung* bei. Wyss fügt hinzu, dass dieser Bereich in der Moderne *kompensatorisch* *hypertroph* geworden ist und dabei andere Lebensstrukturen verkümmern lässt. Das spielt eine wesentliche Rolle bei den psychosomatischen Krankheiten, die oft im Zusammenhang mit *Leistungskrisen* zu diagnostizieren sind.

- Die Daseinsstruktur **Leib** wird durch Wyss tiefgründig erhellt. Hauptthemen dieses von zahlreichen Tiefenpsychologen vernachlässigten Bereichs sind u.a. die *Emotionalität* und die *Sexualität*.

4.3.3 Die Antilogik und das Antinomische des Organismus

Für das psychosomatische Verständnis sind diese Begriffe sehr hilfreich, obwohl sie zunächst einige Verwirrung stiften können. Wyss stellt die These auf, dass in jedem »Leib« Psychisches und Somatisches in antilogischen und antinomischen[1] Prozessen miteinander verknüpft sind.

Lebewesen sind von Grund auf widersprüchlich und antilogisch aufgebaut: Im Bereich der *Haut* brauchen wir in diesem Zusammenhang nur an den Juckreiz zu denken: Einerseits besteht der Sinn des Juckreizes darin, uns vor schädlichen Stoffen zu *schützen*. Dieses »Signal« des Körpers tritt aber auch auf, wenn es gar nichts zu schützen gibt, z.B. bei der **Urticaria factitia**, die auf einen zu schnellen Austritt von Histamin aus den Zellen – etwa beim Frottieren – zurückzuführen ist. Ein zweites Beispiel: Der *Aufbau* und der *Abbau* von Zellen geht mit tausendfachen biochemischen, energetischen, enzymatischen und hormonalen Veränderungen einher, die gleichzeitig mit-, gegen- und durcheinander ablaufen und doch, antilogisch, die Hautstruktur in ihrer *Einheit* und *Konstanz* stabilisieren. Und noch ein letztes Beispiel: Die Haut ist von außen her als körperliches »Material« problemlos vom empfindenden, wollenden und sich ausdrückenden »Innen« zu unterscheiden – und doch erleben und handeln wir als Individuum (= unteilbare Einheit).

Deshalb können weder kausale noch finale Wissenschaftsmodelle den Menschen erklären, selbst dann nicht, wenn kybernetische Netzwerke, heute besonders beliebt in der *Neuropsychologie*, einbezogen werden. Denn auch vernetzte Gehirn-Strukturen *unterstellen* letztlich kausalen Vorgängen im Gehirn (finale) Absichten. Daher stellt Wyss die These auf, dass Lebensprozesse als irrational zu bezeichnen wären (I/S. 201) und schlägt als neues Modell des Organismus zwei Leib-»Arten« vor: den Funktionsleib und den Gestaltleib.

4.3.4 Funktionsleib und Gestaltleib

Die Wyss'schen Ausführungen zu dieser Unterscheidung sind für die Wissenschaft innovativ, können hier aber aufgrund ihrer Komplexität nur in großen Zügen wiedergegeben werden. In meinen bisherigen Ausführungen entspricht der Funktionsleib in etwa dem »Leib-Körper«, der Gestaltleib dem »Körper«. Den Funktionsleib muss man sich unbegrenzt vernetzt, dynamisch stets wandelbar, unübersichtlich und nicht errechenbar vorstellen. Als »Funktionen« gelten sowohl die physiologischen Prozesse des Stoffwechsels als auch die seelisch-geistigen Vorgänge; alles *kommuniziert* mit allem nach »außen« wie nach »innen«, sowohl psycho-somatisch als auch somato-psychisch.

Das Wechselspiel ergibt aber, obwohl unlogisch mit- und gegeneinander arbeitend, eine *Gestalt*, die wir üblicherweise *Organ* nennen; sie entspricht dem »Gestaltleib«, also dem körperlichen Anteil des Organismus. Solange wir relativ gesund sind, existieren wir im Funktionsleib. In Krisenzeiten können die dynamischen Funktionskreise aus dem relativen Fließgleichgewicht

[1] Antinomie: Widerspruch zweier an sich gültiger Sätze oder innerhalb eines Satzes; Widersprüchlichkeit (Knaurs Fremdwörterlexikon, 1980).

geraten, so dass *Krankheiten* auftauchen. Diese äußern sich anfangs »nur« in Funktionsstörungen, früher oder später aber in bleibenden Krankheits-Gestalten: Dann sprechen wir z.B. von einer *Neurodermitis, Psoriasis* oder *allergischem Asthma* bzw. von einer *Depression, Zwangskrankheit* oder *Schizophrenie.*

4.3.5 Animalischer, mesenchymaler, vegetativer Pol und ihre Zuordnungen zu den Grundstrukturen des Daseins

Funktions- wie Gestaltleib lassen eine *polare Differenzierung* zu: Der *animalische Pol* ist vor allem zuständig für die Beziehung zur Umwelt. Zum Gestaltleib zählen die *Sinnesorgane* (inklusive *Haut*), Nerven und das Gehirn. Das Gehirn hat sich als integrierendes »Organ« für alle Funktionen gestaltet und dient damit dem *einheitlichen Wahrnehmen und Erleben.* Deshalb könnten wir (vereinfachend) das »Bewusstsein« und die »Wahrnehmung« am animalischen Pol lokalisieren – was aber nicht heißt, dass Gehirnzellen, neuronale Strukturen oder Hautzellen denken oder fühlen können. Das bedeutet: Der animalische Pol ist hauptsächlich *Funktionsleib*; er *dient* der Wahrnehmung und der Einheit. Da Funktionen *unbewusst* ablaufen, sind wir im alltäglichen Wahrnehmen und Erleben »durch« die Gestalt-Körper Gehirn, Nerven, Augen, Ohren und Haut hindurch bei den Menschen und in der Welt »draußen« – erst in der Reflexion können wir uns z.B. Sehen, Hören und Tasten »bewusst« vorstellen, aber nicht erleben.

Der *vermittelnde Pol* ist somatisch hauptsächlich aus *mesenchymalem Bindegewebe* gestaltet; deshalb nennt ihn Wyss auch »mesenchymal« (*Mesenchym* = »Mittel«-gewebe). Er vermittelt zwischen Außen und Innen durch *Atmung, Kreislauf, Muskeln* und *Skelett.* Um die üblichen Begriffe zu benutzen: Wir *erleben, empfinden und fühlen* diese »Vermittlung« atmend, pulsierend, engend, weitend, befreiend, bedrückend usw. – mehr oder weniger bewusst und durch den Willen kaum beeinflussbar.

Der *vegetative* Pol beinhaltet die inneren Organe Darm, Niere, Leber, Pankreas, Genitalorgane. Charakteristisch für diesen Pol ist das »Labyrinthische«, Regenerierende und die Fortpflanzung. Diese Funktionen laufen im *Unbewussten* ab. Verwirrend und widersprüchlich an diesen Wyss'schen Polarisierungen ist hier die Einordnung der *Sexualität.* Dabei kann er die Überschneidungen von Vegetativem, Mesenchymalen und Animalischen nicht differenzieren und für das Psycho-Somatische fruchtbar machen.

An den »Polen« lassen sich, allerdings nur mit Einschränkungen, die Daseins-Strukturen *Raum, Zeit, Leistung* und *Leib* zuordnen: Am animalischen Pol gestaltet sich über die Sinnestätigkeit und die zentrale Koordination hauptsächlich das *Räumliche* und damit *Orientierung* und *Ordnung.* Der mesenchymale Pol hat Bezüge zur *Zeit,* da die Atmung und vor allem das Herz den Puls des Lebens – Werden und Vergehen, Zuwendung und Abwendung durch die Motorik – wiedergeben. Die Wyss'sche Zuordnung von »Emotionalität« zu *Leib* ist allerdings nicht nachzuvollziehen, da diese überall manifest werden kann. Auch die »Leistung« gehört sowohl zum animalischen wie mesenchymalen Pol, denn wir benötigen Wahrnehmung und Sinnesorgane, um den Bewegungsapparat sinnvoll z.B. bei der Arbeit einsetzen zu können.

4.3.6 Gesunder und kranker Funktionsleib »Haut«

Gesund ist eine Haut, die gleichzeitig widersprüchliche physiologische und psychische Vorgänge in einem Fließgleichgewicht hält, so dass der Träger dieses »Organs« von ihr fast nichts spürt und durch sie hindurch (transzendent) das Leben meistern kann. Meine gesunde Haut *schützt* mich, gibt mir *Sicherheit, Präzision* und *Feinfühligkeit* und hindert mich nicht an der Lebensbewältigung.

So machen erst die Veränderungen am *Gestaltleib* die klassifizierbare »Krankheit« aus. Deshalb setzt die Therapie eigentlich zu spät ein, wenn nämlich das fließende Gleichgewicht, welches die antagonistischen Prozesse zum Funktionieren des Ganzen integriert hatte, über Symptome auf das kranke Organ verschoben wurde.

An die Stelle der unauffälligen und transzendenten Haut treten juckende, trockene, verdickte oder entzündete Bereiche, die erst dann »kausalen« Abläufen folgen: Ein *allergischer* Patient reagiert dann z.B. regelmäßig mit einem *Ekzem* (einer Gestaltveränderung) auf die Ursache, nämlich das metallische Nickel. In einer »gesunden« Haut im Funktionsleib werden Fremdstoffe ebenfalls mit Antikörpern »allergisch« attackiert, aber – und das ist eben antilogisch – tausendfach toleriert und sogar, z.B. als bakterielle Flora in den Schutz der Haut integriert.

4.3.7 Kommunikationsstrukturen, Krisen und Krankheit (z.B. Allergie)

Von Geburt an befinden wir uns im Austausch; wir kommunizieren, um zu und weil wir existieren. Wiederum hat Wyss pädagogisch und therapeutisch wertvoll die Kommunikation in verschiedene Arten (Modi) unterteilt: *erkunden, entdecken, erschließen, sich-auseinandersetzen, binden/lösen* und schließlich *bewältigen*. Wie wichtig die einzelnen Schritte sind, wird spätestens bei der Darstellung meiner Patientin deutlich (FD 6).

Ursprünglich und unverfälscht können wir die Strukturen bereits beim Kind unterscheiden: Es beginnt die Welt zu *erkunden, entdeckt* hier Positives, dort Negatives, *erschließt* bzw. versteht, um was es sich dabei handelt und welchen Sinn diese Objekte haben. Dinge und vor allem Menschen stehen sich gegen-seitig im Wege, können behindern, ärgern und stören. Also beginnt das Kind, sich damit *auseinander zu setzen*. Was ihm gefällt und es zufrieden macht, fördert *Zuwendung* und *Bindung*. Von Bösem, Schlechtem, Bedrückendem und Bedrohendem wird es sich abwenden, distanzieren und *lösen*. *Konflikte* und *Krisen* konzentrieren sich in den Strukturen *Auseinandersetzung, Bindung bzw. Lösung*. Hier entscheidet es sich, ob die *Bewältigung* von Problemen und Konflikten gelingt oder misslingt.

Für *Diagnose, Prognose* und *Therapie* sind die Strukturen *sich-auseinandersetzen, sich binden und sich-lösen* ausschlaggebend, denn ungenügende und nicht erlernte Kommunikations-Fähigkeiten in diesen Modi fördern das *Scheitern* – deshalb der Untertitel von Band III (1987): »Zwischen Krisen und Scheitern« – in psychischen, somato-psychischen und psycho-somatischen Symptomen und *Krankheiten*.

Eine **Allergie** könnte dementsprechend folgendermaßen beschrieben werden: Der Organismus *erkundet* permanent, ob entweder auf der Haut oder den Schleimhäuten Fremdstoffe auftauchen und *entdeckt* sie. Spezielle Zellen des Immunsystems *erschließen*, um was es sich dabei handelt und produzieren dagegen, je nach molekular-biologischem »Erkennen« *Antikörper*. In der *Auseinandersetzung* mit dem Fremdkörper entstehen die *allergischen Symptome*, also die *allergische Funktionsstörung*, z.B. in Form allergischer Hautreaktionen oder eines *Asthma*-Anfalls. Antikörper *binden* den Fremdkörper und es entscheidet sich, ob der Kampf in einer symptomfreien »Lösung« *bewältigt* wird – dann ist der Organismus »immun« bzw. neutral – oder ob die abwehrende Kommunikation in eine chronische *Krankheit* mündet, was Wyss mit »Scheitern« gleichsetzt.

4.3.8 Die Zeit und der Tod

Das Konzept der organismischen Pole brachte Wyss zu einer interessanten Deutung, die für psychosomatische Erkrankungen aufschlussreich sein könnte: *Atmung, Herz und Kreislauf* würden *spezifisch die Vermittlung des zeitlichen Geschehensstromes verkörpern*. Er übernimmt dabei eine Aussage des Internisten R. Siebeck (in: Buytendijk 1967), welcher den vermittelnden (mesenchymalen) Pol, zu welchem Blut-Kreislauf inklusive Herz und Atmung gehören, als »Einbruchstelle«

seelischer Spannungen in die Körperlichkeit beschrieben hatte. Das ist nachvollziehbar, denn Katastrophen, in denen z.B. das Herz real still steht, bedeuten Tod. Der Melancholiker, so beschreibt es H. Tellenbach (1976), *erlebe* diesen Zeitstillstand in der Depression, der organisch Kranke *vollziehe ihn* in der »organismischen Realität«. »Entzeitigung« entspricht dem Herausfallen aus dem Lebensgeschehen. An die Stelle dynamischer Veränderungen tritt »Verräumlichung«: Der Funktionsleib geht über in den kranken Gestaltleib.

Auch bei Hautkrankheiten gibt es unterschiedlich starke Beteiligung des *Kreislaufsystems*: Das ist bei relativ harmlosen Erkrankungen wie der Rosazea der Fall, aber auch bei den Erythrodermien, welche oft Vorformen von gefährlicheren Erkrankungen, z.B. der Psoriasis, sind. Vor allem bei allergischen Erkrankungen (*Asthma* und *Lyell-Syndrom*) kann der Verlauf tödlich sein.

4.3.9 Alle Erkrankungen sind psycho-somatisch / somato-psychisch bedingt

Wenn Funktionsstörungen in Organerkrankungen übergehen, sind stets neben psychischen auch andere Faktoren wie Umwelt, Ernährung, Konstitution und Vererbung in mehr oder weniger großem Umfang beteiligt. Das gilt sowohl für somatische wie für psycho-somatische Krankheiten (der gleichen Ansicht ist auch Th. Stüttgen 1985). Da diese Vielfalt an Einflüssen keine reine »Ursache« erkennen lassen, pflegt Wyss von »Bedingungen« einer Erkrankung zu sprechen.

Zwar kann der Therapeut Konflikte, Krisen und strukturale Defizite bzw. Hypertrophien in den Lebensbereichen Orientierung, Zeit, Leistung oder Leib diagnostizieren und in der Therapie bearbeiten, aber diese Faktoren sind nicht Ursachen einer Erkrankung. Unbestritten ist dabei die Rolle *traumatischer, belastender, überfordernder, ökonomisch bedrohlicher* und *angsteinflößender Erfahrungen*.

4.3.10 Anwendung des Wyss'schen Konzeptes (Pityriasis rubra pilaris und Urticaria), FD 6

Im Folgenden möchte ich anhand einer Falldarstellung die Anwendbarkeit der Wyss'schen Ausführungen für Lernzwecke demonstrieren. Zwar sind diese – zugegeben teilweise trockenen – Ausführungen hauptsächlich für die Ausbildung z.B. von Ärzten und Psychologen gedacht, sie enthalten aber auch viel Potential für das allgemeine und alltägliche Verständnis.

Die Patientin des nachfolgend diskutierten Fallbeispiels leidet an einer seltenen dermatologischen Erkrankung, der **Pityriasis rubra pilaris**. In den dermatologischen Lehrbüchern wird darauf hingewiesen, dass bislang keine Ursache eruiert werden konnte. In manchen Fällen wurde eine familiäre Häufung festgestellt. Das Erscheinungsbild ähnelt aufgrund der starken Schuppung einer »Schuppenflechte« (Psoriasis), aber teilweise auch, je nach Verlauf, einem chronisch entzündlichen Prozess, der sich durch starke Rötung, verhärtete und rissige Haut wie bei einem Ekzem äußert. Verlauf und Prognose sind sehr unterschiedlich – es gibt schwere Verläufe, aber auch Spontanheilungen.

FD 6: Krankheitsverlauf: Die Erkrankung von Frau Z. (33-jährig) kam in ihrer Familie nicht vor und trat daher unerwartet und unerkannt im 13. Lebensjahr im Anschluss an eine **Urticaria** (Nesselfieber) zum ersten Mal auf. Jahrelange ambulante und stationäre dermatologische Behandlungen erbrachten kaum Besserung. Frau Z. war tief unglücklich, da die Erkrankung sie vom normalen Leben ausschloss: Aufgrund der Verhärtungen konnte sie mit den Händen nichts richtig anfassen und festhalten; zusätzlich traten sehr schmerzhafte Risse an Händen und Füßen auf, so dass jeder Schritt mühselig wurde – an Sport, den sie als Kind liebte, war nicht mehr zu denken, geschweige denn an Tanzen. Die Behandlungen mit Bädern und Salben waren äußerst mühsam und zeitraubend. Das Aussehen (starke Rötungen, verdickte, schuppende Haut) hinderte sie an der Beziehungsaufnahme zu Männern – sie hielt sich für abstoßend und völlig abnorm. Die Hauterscheinungen blieben in unterschiedlicher Ausprägung bis zur Psychotherapie über einen Zeitraum von 20 Jahren bestehen.

Familienstrukturen, Kindheit: Die Ehe der Eltern war schlecht; es gab viel Streit, der von Seiten des *Vaters* mit Jähzorn und Aggression geführt wurde – deshalb wurde er von den Kindern (die Patientin hat eine 2 Jahre ältere Schwester und einen 8 Jahre jüngeren Bruder) gefürchtet und ausgegrenzt. Z. erhielt viel Zuwendung durch die Großmutter, bei der sie sich anlehnen und ausweinen konnte. Mit der Schwester verstand sie sich nicht gut; es bestand zwischen beiden viel Konkurrenz. Die *Mutter* arbeitete als Kindergärtnerin, versorgte ihre eigenen Kinder gewissenhaft und den Konventionen entsprechend. Sie war pädagogisch streng und kühl; Zärtlichkeiten gab es kaum. Z. musste sich sowohl dem Willen des Vaters wie der Mutter fügen. Allerdings übernahm sie schon recht früh die Rolle der Vertrauten ihrer Mutter und begann diese und ihren jungen Bruder gegen die Aggressionen des Vaters zu verteidigen. Kirchliche Zugehörigkeit und aktive Mitarbeit darin gaben ihr Halt.

Beziehungen, Beruf: Die Erfahrungen hätten eigentlich das »Männerbild« von Z. in Richtung Misstrauen, Ängstlichkeit bzw. die Suche nach den »falschen« Männern prägen können. Diese übliche Deutung bewahrheitete sich jedoch nicht, denn sie erlebte in längeren Beziehungen zärtliche Männer, die ihre Haut keineswegs ablehnten oder es als Grund nahmen, um sich zu distanzieren. Die Beziehungen gingen aus verschiedenen Gründen auseinander: Unzuverlässigkeit des Partners, übermäßige Kritik an ihr, Ungeduld und Ängste auf beiden Seiten. Beruflich entwickelte sich Frau Z. in einem helfenden Bereich erfolgreich, allerdings unter Hintanstellung ihrer eigenen Bedürfnisse: Sie verdiente zu wenig und musste überanstrengende Dienste leisten.

Situation bei Ausbruch der Hautkrankheit: Die Jugendliche trat kurze Zeit vorher in ein Internat ein, musste also den ländlichen Heimatort verlassen und damit auch die Großmutter und einen Hund, den sie über alles liebte. Im Internat war zwar auch ihre Schwester, aber der Kontakt wurde ihr verboten, so dass sie auf neue Beziehungen angewiesen war. Hier erlebte sie vor allem mit ihrer Zimmernachbarin große Enttäuschungen, da diese abweisend und rivalisierend war. Kurze Zeit vor Ausbruch der Urticaria und der Pityriasis starb auch noch der Hund, auf den sie sich an den Wochenenden zu Hause gefreut hatte. Mit Beginn der Hautkrankheit vertiefte sich die Tragödie, da sie völlig aus dem normalen Leben gerissen wurde und bald jede Hoffnung auf Besserung begraben musste.

Diagnosen: Orientierungs- und Leistungskrise mit Dekompensationen psycho-somatisch in Form von Schüben der Pityriasis rubra pilaris, Ängsten und Depression.

4.3.11 Interpretation im Sinne des Wyss'schen Konzeptes

Man darf nicht außer Acht lassen, dass die Erkrankung bei Frau Z. hereditär-konstitutionell als Schwachstelle des Organismus im Sinne einer somatischen Disposition vorgegeben ist. Der Ausbruch der Erkrankung war wesentlich durch »nichtende« (siehe 4.3.1) Erlebnisse mitbedingt, wie sie im 13. Lebensjahr massiert auftraten: Einsamkeit im Internat; Trennung von der einzig liebevollen Beziehungsperson (Großmutter); Trennung von der Schwester, auf deren Unterstützung sie gehofft hatte, da sie sich im selben Internat befand; Enttäuschung im Bereich neuer Freundschaften, da ihre Zimmergenossin eifersüchtig, neidisch und streitsüchtig war; Verlust eines anhänglichen Tieres (Hund), der ihr die Wochenenden bis zu seinem Tod verschönt hatte.

Zu den *dekompensierenden* Faktoren, die den Funktionsleib in Richtung Krankheit entgleisen ließen, zählten aus der Kindheit die fehlende Geborgenheit in der Familie (Struktur Raum-Ordnung-Orientierung), in der die Kinder nicht diskutieren durften (Modus der *Auseinandersetzung* wenig ausgebildet, da sofort Strafe drohte). Die emotional kühle Atmosphäre in der Beziehung zur Mutter, wo es kaum Zärtlichkeit gab, ließ den Leib nicht »aufblühen«. Das wurde noch massiv verstärkt in der Pubertät, als die Sehnsucht nach einem Sexualpartner erwachte – gerade zu diesem Zeitpunkt brach die Krankheit aus und verlangt bis heute alle »Liebe«, die nicht erwidert wird.

Kompensatorisch halfen die Bindungen an eine liebevolle »Oma« und an eine Organisation (Kirche), welche Trost spenden konnten und die Streitfamilie partiell ausglichen. Stabilisierend wirkte auch die Anerkennung der Mutter für gute Leistungen in der Schule. Gleichzeitig war *Leistung* jedoch diejenige Lebensstruktur, die maßgeblich zur Dekompensation beitrug, da sie den Leib instrumentalisiert und im »Kampf ums Dasein« erschöpft (Erschöpfungsphase im Stresskonzept[2]). Es ist biographisch verständlich, dass Frau Z. den Leistungs-Bereich einseitig und überwertig besetzte. Dazu kam noch die Identifikation mit der Helferrolle, die ihr seit Kindheit von der Mutter, der Kirche und in den letzten Jahren durch ihren Beruf nahegelegt wurde. Das Ideal einer guten Helferin förderte gleichermaßen eine übermäßige Verantwortlichkeit (Struktur *Zeit*) gegenüber den Hilfesuchenden: wieder ein Mehr an Leistung.

Es ist aber nicht nur Leistung, die an den emotionalen Ressourcen zehrte und den Leibkörper, also auch die Haut, entkräftete und destabilierte. Frau Z. bekam zwar im Freundeskreis Anerkennung, aber es fehlte ihr ein liebevoller Mann, der sie mit Zärtlichkeit und Sexualität verwöhnte und als Frau fundamental bestätigte. Darüber hinaus war sie gezwungen, sich täglich intensiv mit ihrer kranken Haut *auseinanderzusetzen*, ohne dass eine Besserung (*Bewältigung*) in Sicht war, die sie hoffnungsfroh hätte stimmen können.

Deutlich *kompensatorische* und *hypertrophe* Züge zeigten die Diät-Maßnahmen, die Frau Z. auf Anraten eines alternativ orientierten Arztes gegen vermeintliche »Allergien« auf sich nahm und neben der dermatologischen Behandlung viel Zeit und Energie beanspruchten. Dieser Arzt empfahl ihr auch mehrmals, Medikamente gegen zu viele und deshalb schädliche Darm-Pilze einzunehmen. Die *Bindung* an ihn wurde durch seine uneigennützige und verantwortliche Haltung gestärkt und stabilisierte sie über mehrere Jahre.

4.3.12 Therapie-Protokoll

Struktur Raum (Ordnung, Orientierung): Mehrere Sitzungen hatten den Sinn, bestehende Beziehungen, in denen sie weder helfen noch etwas leisten musste, zu vertiefen und sie auf der Suche nach haltgebenden und zärtlichen Männern zu ermutigen. Die hypertrophe Orientierung an Diäten, »Allergien« und Darm-»Infektionen« stand im Zusammenhang mit der *Bindung* an die gute Vater-Figur des alternativen Arztes. Daher war dieser Kommunikationsbereich mit *Widerstand* besetzt; die *Auseinandersetzung* mit der Möglichkeit, sich neu zu orientieren (d.h. eine reife, erwachsene Ablösung vom Arzt) begann in der Psychotherapie und zeigte erste Erfolge: Frau Z. konnte sich vorstellen, normale Nahrungsmittel zu konsumieren und zu vertragen, da sämtliche Allergie-Testungen keine somatisch fixierten, d.h. nachweisbaren Allergien ergeben hatten. Die Einnahme »verbotener« Stoffe bewirkte auch keine Verschlechterung.

Trotzdem blieb als ungelöstes, d.h. unbewältigtes Problem die Orientierungs-Krise durch die sich widersprechenden Therapien. Bevor Frau Z. jedoch endgültige Entscheidungen (Lösen/Binden) fällen konnte, musste in der Psychotherapie die Kommunikation in den Bereichen des *Erkundens, Entdeckens* und *Erschließens* erweitert werden. Die *Auseinandersetzung* orientierte sich an ihrem Befinden und keinesfalls an konkurrierenden Konzepten/Ärzten, die sich z.B. über sie zu profilieren versuchten. (Es liegt im Sinne des Wyss'schen Ansatzes, dass die Kranke in diesem Geschehen als gleichwertige Partnerin behandelt wird.)

Struktur Leistung: Frau Z. hatte sich mit dieser Thematik schon länger erfolgreich *auseinandergesetzt*, so dass sie sich zunehmend neue Möglichkeiten der Erholung erschließen konnte. Beruflich grenzte sie sich besser ab, *löste* sich aus einer schwierigen, kräfte- und zeitraubenden Konstellation und lernte es, sich gegen autoritäre und verbal-sadistische Übergriffe an einem ihrer Arbeitsplätze (wieder hypertrophe Leistung) mit deutlich weniger Selbstbeschuldigungen zu wehren und damit die Situationen zu *bewältigen*.

Struktur Zeit: Die Aufarbeitung ihrer Biographie wurde in der Psychotherapie systematisch und offen durchgeführt. Diese *Auseinandersetzung* hatte deutliche Fortschritte »*gezeitigt*«, so dass sie frustrierende und »nichtende« Erlebnisse, die verständlicherweise zu Krisen führten, besser verkraften (*bewältigen*) konnte. Sie hatte nicht mehr das Gefühl, selbst alle Krisen *verschuldet* zu haben. Sie war in der Lage zu erkennen, dass sich andere oft weitaus un*verantwortlicher* verhielten als sie.

Struktur Leib: Der Leib-Bereich blieb komplex und *antagonistisch* besetzt: Einerseits beschäftigte sich Frau Z. hypertroph *gebunden* mit Diät, zahlreichen Therapien und »hörte« intensiv auf ihre dermatologischen und vegetativen Vorgänge. Die meisten Symptome wurden im Sinne einer »Allergie« oder »Infektion« gedeutet,

[2]Das Stresskonzept von Selye beinhaltet das Alarm-Adaptations-Syndrom mit den Alarm-, Gleichgewichts- bzw. Adaptations- und Erschöpfungsphasen: siehe meinen Aufsatz »Grundlagen der HPS«.

was eine gewisse Beruhigung (Stabilisierung/*Bewältigung* in der *Orientierungskrise*) bewirkte. Andererseits verstärkte dies die Fixierung auf das Körperliche durch noch mehr Vorsicht und noch rigidere Diätmaßnahmen – die immer wieder versagen mussten, denn weder der vegetative noch der animalische Pol des Organismus gehorcht unserem Willen, abgesehen von der kräftezehrenden Unmöglichkeit, menschliche Bedürfnisse derart reglementieren zu können.

Darüber hinaus steigerte Frau Z. durch Furcht, Vorsicht und Askese ihre *Empfindlichkeit* gegenüber allem Neuen und Fremden (Nahrung). Da umfangreiche Labor-Untersuchungen keinen Hinweis für Antigen-Antikörper-Reaktionen erbracht haben, war die Diagnose »Nahrungsmittel-Allergie« in Frage zu stellen. Ich sprach deshalb von *Funktions-Störungen*, die möglicherweise noch reversibel wären und als *Intoleranzen bzw. Überempfindlichkeiten*, aber nicht als Allergie-Krankheit bezeichnet werden sollten. Das war prognostisch als günstig einzuschätzen.

Katamnestische Nachfrage ein Jahr nach der Psychotherapie: Partnerschaft begonnen; kaum noch Diät; keine Hinweise für allergische Reaktionen; Besserung/Stabilisierung des Hautbefundes.

4.3.13 Zusammenfassung und Kritik

Die Ausführungen von Wyss bestechen durch ihre Differenziertheit und philosophisch-anthropologische Fundierung. Dies führt jedoch auch oft zu derart komplizierten und dunklen Gedankengängen, dass das Verständnis und die Anwendbarkeit darunter leiden. Die detaillierte Darstellung des Organismus, seiner »Pole« und Funktionen sind für die Psychosomatik hilfreich und verhindern das Überstülpen von vereinfachenden Deutungen, die den Patienten auf Dauer nicht gerecht werden.

Die Zuordnung der Organismus-»Pole« erleichtert den Zugang zu den wesentlichen Daseinsstrukturen. Allerdings enttäuschen sie die Hoffnung auf eine psycho-somatische »Spezifität«: Auch in dieser Hinsicht ist Wyss konsequent wissenschaftlich desillusionierend, da er z.B. Hautkrankheiten nicht kausal auf Beziehungsstörungen, Nähe-Distanz-Probleme oder Orientierungs-Krisen reduziert. So gehört zwar die Haut zum »animalischen« Pol, aber sie hat auch wesentliche Anbindungen an den Bewegungsapparat, den Kreislauf und den vegetativen Pol, z.B. über den Mund und den After.

Trotz Komplexität, Antilogik und Antinomik der psycho-somatischen Zusammenhänge gelingt es mit Hilfe des Wyss'schen Konzeptes das psychosomatisch-psychotherapeutische Geschehen zu strukturieren und zu ordnen. Wenn sich Ärzte und Psychotherapeuten nämlich an den Daseinsstrukturen und den Kommunikationsweisen orientieren, fördern sie das *Verständnis* aller an der Therapie Beteiligten. Letztlich sind nämlich *Orientierungs- und Leistungskrisen* ausschlaggebend für zahlreiche Krankheiten, unabhängig davon, ob wir sie psycho-somatisch oder somatopsychisch nennen. An diesen Leitfäden können sowohl Ärzte wie Psychologen außerordentlich viel für die Therapie lernen.

OPD-Arbeitskreis: Zu Ausbildungszwecken wird aktuell die »Operationalisierte Psychodynamische Diagnostik« (Arbeitskreis OPD) von Gerd Rudolf (2006/2008) und Mitarbeitern favorisiert, was in vielem begrüßenswert ist, da sie übersichtlich ist und systematisch vorgeht. Die OPD bemüht sich, möglichst allgemein anerkannte und emotionsfreie Begriffe zu verwenden. Das führt aber dazu, dass theoriegebundene Termini wie »Repräsentanzen«, »Selbstkohärenz«, »Selbstwirksamkeit«, »Regelung« und »strukturelle Funktionen« dominieren. Wer damit »operiert«, gerät allzu leicht ins psychoanalytische und/oder technizistische Fahrwasser, wie ich am Beispiel von Joachim Küchenhoff (Küchenhoff/Wiegerling 2008) in »Rezensionen« darlege. Es ist daher von Vorteil, die OPD u.a. in das differenziertere Konzept von Wyss einzugliedern, um dem Verstehens-, Einfühlungs- und Therapiebereich mehr Raum zu geben.

4.4 Schlussfolgerungen im Sinne einer integrativen Hautpsychosomatik

Bevor ich abschließend anhand von Beispielen einige spezielle Themen der HPS bearbeite, möchte ich die vorherigen Ausführungen stichwortartig zusammenfassen:

- »Die« Haut ist beispielhaft der *Repräsentant* des Funktions- und Gestaltleibes. Daher wirkt gerade an ihr das Widersprüchliche so irritierend, da sie als »Körper« sicht- und tastbar ist, ihre Funktionen aber unsichtbar sind.
- An und in der Haut finden sich Millionen von somatischen, biochemischen »Strukturen«, die gegeneinander und miteinander funktionieren im Sinne (*sinnvoll-zielgerichtet*) des einheitlichen Lebensvollzugs.
- Sie ist als Grenze zwischen innen und außen ein räumliches Körper-Ding und kann daher auch wie ein totes Material-Objekt behandelt werden.
- Sie ist aber ebenfalls die erste *Vermittlung* von außen nach innen, indem sie zum einheitlichen *Erleben* maßgeblich beiträgt: Der Tastsinn ist für die *Orientierung* fundamental.
- Die Haut hat zusätzlich eine vermittelnde Funktion zum Vegetativen, nämlich im Reproduktionsbereich: Mit dem Geschlechtsakt verbinden sich bekanntlich zwei Vorgänge: die erlebbare, emotional äußerst reich ausgestattete *Sexualität* (»Seele«) und die stumme, unbewusste somatische Erzeugung von Nachwuchs (Reproduktion).
- Darüber hinaus ist sie Ort für *vegetatives Ausdrucksgeschehen*: Allerdings drückt sich das Innere seelisch-emotional nur undifferenziert aus: Wut, Angst, Scham usw. sind an bleicher oder roter Haut (manchmal) erkennbar.

4.4.1 Schmerz und der eigene Körper

Mit einer Schildbürger-Anekdote verdeutlichte Straus das Innewerden des eigenen Selbst über den Schmerz: Eines Tages lagen die Schildbürger faul in der Sonne und verknoteten dabei ihre Gliedmaßen derart ineinander, dass sie nicht mehr ihre eigenen Glieder erkannten. Ein Handwerksbursche bereitete ihren Sorgen ein Ende, indem er sie mit einem Stock *prügelte* – durch die *Schmerzen* wussten sie sofort, welche Arme und Beine zu ihnen gehörten.

Ähnlich wie andere Autoren auch, hat Straus auf das Zurückgeworfen-Sein beim Schmerz hingewiesen. Körperliche Züchtigung, wie sie in der schwarzen Pädagogik Jahrhunderte lang praktiziert wurde (und leider immer noch wird), »benutzt« gerade den Hautsinn, um das Opfer auf den Körper zu reduzieren – ein Mensch unter der Folter ist nur noch ein seelen- und geistloses Material, ein Klumpen Fleisch. Schmerzen reduzieren den Leib auf den Körper; das kann so weit gehen, dass uns »Hören und Sehen (als leibliche Vorgänge) vergehen«.

4.4.2 Schmerz, die Enge und Cäcilie M (FD 7)

Das Leiden bei Schmerzen hängt unter anderem damit zusammen, dass wir in eine Situation geraten sind, aus der wir nicht entkommen können. Der Schmitz'sche Begriff der »Enge« trifft also zu, wobei es vorerst unerheblich ist, ob es sich um eine seelische oder körperliche Sackgasse handelt. In beiden Fällen werden wir auf uns zurück geworfen und wir spüren deutlich: Es geht um uns selbst. Im körperlichen Bereich bietet sich ein Ausweg an: Wir gehen zum medizinischen

Fachmann, der die Krankheit hoffentlich sachgemäß behandelt, so dass wir befreit aufatmen können.

Als Beispiele aus der Dermatologie erwähne ich die Behandlung von **Furunkeln**, **Abszessen** und **äußeren Hämorrhoiden (Perianalthrombosen)**, die in geschlossener Form äußerst schmerzhaft sind. Sobald aber nach einem kleinen Stich die Flüssigkeit aus diesen Gebilden abfließt, ist der Schmerz fast wie auf einen Schlag verschwunden, obwohl zweifellos noch wunde Bezirke vorliegen und damit die Schmerznerven noch gereizt sind – was die These von Schmitz bestätigt, dass neben dem Körperlichen auch der leibliche Anteil maßgebend ist.

Etwas komplizierter wird der Sachverhalt bei den sog. »psychosomatischen« Schmerzen. In meinem Beitrag über den »Zoster (Gürtelrose) und die postzosterische Neuralgie« erörtere ich einige Aspekte dieses Geschehens. Die Ausführungen von Schmitz können den Arzt dazu anregen, die *gegenwärtige Situation* der Betroffenen zu klären. So kann er z.B. herausfinden, ob dieser gerade unter Ängsten leidet, Beengung verspürt, sich unterdrückt fühlt oder gekränkt wurde. Diese Informationen ermöglichen es, gemeinsam mit dem Patienten einen *befreienden Ausweg* – aus dem gehemmten »Weg!«, wie Schmitz es ausdrückt – zu finden.

FD 7: Cäcilie M: In Sigmund Freuds und Joseph Breuers *Studien über Hysterie* (1895/1970) ist in Freuds Fallgeschichte über *Fräulein Elisabeth v. R.* auch die Behandlung von *Cäcilie M* eingefügt, die Freud seinen »schwersten und lehrreichsten Fall von Hysterie« (*Studien*, S. 144) nennt. Unter den zahlreichen Symptomen ragten bei Cäcilie M *Gesichtsneuralgien* heraus, die mehrmals im Jahr auftauchten und während 15 Jahren teilweise unerträgliche Schmerzen im Kieferbereich verursachten, eine sog. **Trigeminusneuralgie**. Der bedauernswerten Patientin wurden im Laufe der Jahre sieben Zähne gezogen – ohne jeden Erfolg; oft blieben die Wurzeln zurück und galten dann wieder als Ursachen für neue »hysterische« Schmerzen, welche Freud schließlich in unzähligen Hypnose-Sitzungen – er benötigte »mehrere Hunderte solcher Zyklen« – beseitigte, da sie noch andere Symptome aufwies.

Ich möchte an dieser Stelle die Neuralgie von Cäcilie M als *leibliche Störung* erörtern, da die Patientin außergewöhnlich sensibel war und ihre Leib-»Sensationen« äußerst präzise beschreiben konnte. Schon als 15-Jährige erlebte Cäcilie den *Blick* ihrer strengen Großmutter als derart »durchdringend«, dass er *ihr bis ins Gehirn drang* und dort »einen bohrenden Schmerz in der Stirne zwischen den Augen« verursachte. Bei anderer Gelegenheit – sie klagte über *heftige Schmerzen an der Ferse* – berichtete sie in Hypnose, sie sei in Furcht, »ob sie auch das rechte Auftreten« in der Gesellschaft haben würde, welche sie zum ersten Mal nach einem Psychiatrie-Aufenthalt hätte besuchen dürfen.

Freud selbst attestierte ihr einen »hochentwickelten Sinn für Form« und erstellte aufgrund ihrer Angaben einen »Symbolisierungs-Katalog«, in welchem er zahlreiche Symptome folgendermaßen deutete: Eine beleidigende Kränkung »wie ein Schlag ins Gesicht« verursachte die Trigeminus-Neuralgie; das Kopfzerbrechen bei einem Problem: »Es steckt mir etwas im Kopfe« ergab Kopfschmerzen und eine andere Kränkung endete mit einem »Stich ins Herz«.

Freuds Erklärungen entsprachen dem Stand der Wissenschaft, welche im Sinne des psycho-physischen Parallelismus zwischen Seelischem (Kränkungen) und Somatischem (Nervenschmerzen in den jeweiligen Organen) »Innervationsempfindungen« als hypothetische Zwischenglieder einsetzte. Ein Zitat macht dies deutlich: »Es war eine ganze Reihe von parallellaufenden Sensationen und Vorstellungen, in welcher bald die Sensation die Vorstellung als Deutung erweckt, bald die Vorstellung durch Symbolisierung die Sensation geschaffen hatte« (*Studien*, S. 147). Mit »Sensation« ist die Körper-Empfindung gemeint.

4.4.3 Die Interpretation der Leiden von Cäcilie M aus leiblicher Sicht

Freuds Darstellung seiner Patientin ist noch heute außerordentlich lehrreich, auch wenn der psycho-physische Parallelismus und der Symbolisierungs-Katalog wissenschaftlich nicht haltbar sind. Symbolisierungen mögen zwar manchmal als Erklärungsmodell zutreffen, aber sie sind oft zu schlicht konstruiert. Denn nicht jeder Kopf schmerzt beim »Kopfzerbrechen« über einem Problem und nicht jede Kränkung sticht »ins Herz« und nicht jedes Gefühl des Stillstandes lähmt die Beinmuskulatur – es kommt auf die persönliche Biographie, den Charakter, die leib-körperliche Ausstattung (Konstitution) und noch vieles andere an.

Bei Cäcilie M können mehrere Faktoren für ihre Schmerzen als *leibliche Regung* namhaft gemacht werden: Sie war zweifelsohne leiblich sehr sensibel, sei es aufgrund einer konstitutionellen Disposition, sei es aufgrund ihrer künstlerischen Tätigkeit; sie war Schriftstellerin. Bereits als Jugendliche spürte sie, wahrscheinlich zu Recht, im Blick der Großmutter »Strenge«, Misstrauen und Kontrolle. Das ist möglich, weil der *Blick als leiblich »gerichtetes« Phänomen* die erwähnten Komponenten *leiblich* transportieren kann und als solche eigenleiblich durch das Mädchen gespürt bzw. gefühlt werden können. Das ist Leib-phänomenal nachvollziehbar, ohne dass wir auf Reizungen, Nervenimpulse, Netzhaut-Veränderungen, Sehzentrum oder auf Verbindungen zum emotionalen Zentrum zurückgreifen müssten.

Darüber hinaus lassen sich in zahlreichen Lebenssituationen von Cäcilie M »Engen« finden, welche mit Ängsten liiert waren: Jahrzehntelang lebte sie in einer Streit-Ehe, in der sie gekränkt wurde. Die Zahnärzte förderten ihre Leiden durch zahllose fruchtlose Operationen, und nicht zuletzt mussten die Aufenthalte in verschiedenen Psychiatrien Nöte, Ängste und Verzweiflung schüren. Dies alles genügt, um *Schmerzen* als leibliche Regungen plausibel zu machen.

4.4.4 Schmerztherapie

Der Drang, Druck und die Spannung, welche am Schmerz beteiligt sind, können auf verschiedene Weise reduziert und damit therapiert werden. Eines dieser Prinzipien wurde bereits erwähnt: Beim Öffnen von Furunkeln und Ähnlichem lassen Spannung und Schmerz nach, sobald der Eiter oder das Sekret abfließen kann. Es ist aus leiblicher Sicht verständlich, wenn Schmerzgeplagte »herumtigern« und »die Wände hochgehen« könnten, denn der Impuls, einem Gefängnis entkommen zu wollen, ist eben, wie bei einem Tiger hinter Gittern, einfühlbar. Auch das Stöhnen und Schreien stehen in diesem Zusammenhang. Aber dadurch verringert sich leider nicht die Spannung; sie erhöht sich eher.

Daher ist der Weg der *Entspannung* Erfolg versprechender: Entspannungsübungen wie *Autogenes Training* oder meditative Techniken können, wie zahlreiche Betroffene bestätigen, Schmerzen lindern. Auch das Geheimnis der Fakire, die auf einem Nagelbrett »ausruhen«, hängt mit diesem leiblichen Phänomen zusammen. Denn sie stellen – trotz Reizung der Schmerznerven der Haut! – ihren Leib auf Weitung und damit Entspannung ein, indem sie die Bewegungs-Organe still legen: *Immobilisierung* der zum Weglaufen bereiten Muskulatur reduziert Schmerzen und kann in jedem Zahnarztstuhl eingeübt werden. Möglicherweise hilft es auch einigen der Zahnarzt-Leidenden, wenn sie erfahren, dass die »selig entrückten« *Märtyrer* Folterungen ebenfalls auf diese Weise aushielten.

Narkose-Mittel, Beruhigungsmittel und Alkohol wirken, teilweise zumindest, auch auf dem Entspannungsweg. E. Küppers (1928) bestätigte diese Theorie durch Experimente mit Lachgas. Er stellte fest, dass mit Beginn des Lachgas-*Rausches* Begrenzungen, Enge und damit auch Drang und Druck wegfielen, obwohl Schmerzreize noch wahrgenommen wurden. Auf die Zusammenhänge von Schmerz und *Selbstbeschädigung* gehe ich im Artikel über *Autodestruktions-Krankheiten (ADK)* ein.

4.4.5 Der Juckreiz als leibliche Regung

Die Verwandtschaft von Schmerz und Juckreiz habe ich bereits in »Haut, Körper, Leib und Seele« besprochen. Ich habe dem Thema auch einen eigenen Artikel gewidmet. An dieser Stelle möchte ich nur auf Übereinstimmungen mit der Schmitz'schen Theorie hinweisen. Da Kinder ihre »Gefühle« unverhüllter als Erwachsene zeigen, nutze ich die Beobachtungen an Kindern, die an *Neurodermitis* erkrankt sind. Charakteristisch für diese Kinder ist das motorische Verhalten; sie sind hypermotorisch, hampeln und zappeln herum und können sich nicht mehr konzentrieren. Sie zeigen also die Symptome der ADS-Krankheit bzw. des ADH-Syndroms, welches zusätzlich die Hyperaktivität (H) beinhaltet (siehe 4.4.10). Kaum jemand in der Umgebung kann sich dieser *nervösen, kribbligen Spannung* entziehen.

Das *Kratzen* der Betroffenen muss demzufolge sowohl vom motorischen Aspekt als auch vom Juckreiz her verstanden werden. Beim Schmerz hatte ich bereits auf den Zusammenhang zwischen Engung und Spannung hingewiesen: Schmitz sieht in Angst und Schmerz das aktuelle Erleben, in welchem die Betroffenen den Drang »Weg!« verspüren, aber das Entkommen nicht verwirklichen können. So bleiben Juckreiz-Geplagte in ihrer impulsiven und dranghaften Aktivität eingeschlossen; zwecklose Flucht-Versuche über Hypermotorik und Kratzen initiieren einen Teufelskreis: Nicht umsonst spricht man daher von *Kratz-Zwang* und *Kratz-Sucht.*

In den biographischen Anamnesen der Neurodermitiker ist die *einengende* Situation sowohl in der Kindheit als auch im Erwachsenenalter oft nachweisbar. Es handelt sich dabei um Beziehungsstrukturen, die von Gängelung, übermäßiger Fürsorge und/oder Dominanz – »natürlich« meist durch die Mutter – geprägt sind. Ähnliche Muster finden sich bei den erwachsenen *Neurodermitikern*, wobei die *Angst* als gemeinsamer Nenner fungiert.

4.4.6 Ärger und Juckreiz

Enge, Angst und Spannung gehören zusammen; dazu gesellt sich noch Ärger. Wenn wir uns aus einer misslichen Situation nicht befreien können, werden wir ärgerlich, falls noch nicht Hoffnungslosigkeit und Apathie überwiegen. Darüber hinaus möchten wir den Juckreiz ebenfalls »weg«-haben, so dass sich Ärger auf aggressiveres Kratzen überträgt und den Juckreiz-Kratz-Teufelskreis verstärkt.

In den Beziehungen zwischen Eltern und Kindern sowie in Partnerschaften darf der Faktor »Angst« ebenfalls nicht unterschätzt werden, denn nahe Beziehungen drohen stets Abhängigkeit zu produzieren. Und wo Angst vor Auseinandersetzung, Liebesentzug und Trennung herrscht, kehren sich Ärger und Wut meist gegen sich selbst, also auch beim selbstschädigenden Kratzen.

4.4.7 Kratzen, Spannung und Lust

Diese Zusammenhänge wurden schon oft thematisiert. An dieser Stelle möchte ich mich auf die phänomenologische Interpretation konzentrieren. Schmitz benutzt in seinem »Alphabet des Leibes« den Begriff der »Wollust«, welche in der Regel geschlechtliche Lust bezeichnet; allerdings wird sie auch »triebhafter Freude« (*Deutsche Rechtschreibung* 2000, S. 984) gleichgesetzt.

Charakteristisch für das Phänomen Lust ist die rhythmische Abfolge von Engung und Weitung, die natürlich nicht nur beim männlichen Geschlechtsorgan als Schwellung zu beobachten ist. Denn wesentlich für die Lust im Gegeneinander von Engung (Spannung) und Weitung (Schwellung) ist die Dominanz der letzteren. Beispiele für diese alltägliche Beobachtung ist unter anderem das Recken und Strecken der Glieder, die Lust beim tiefen Einatmen, Saugen – und eben das Kratzen. Einen Höhepunkt von Lust stellt aber zweifellos die Sexualität dar. Die Ethnologin Margaret Mead beobachtete z.B. bei einem Volksstamm in Neu-Guinea die ersten Sexualkontakte, die im Geheimen und daher schnell erfolgen mussten. Sie beschrieb (in: Schmitz 1982, S. 223), wie sich die Beteiligten vor der sexuellen Vereinigung gegenseitig kratzten und bissen, um möglichst schnell erregt zu werden.

4.4.8 Kratzen, Lust und Ekstase

Es ist eine allgemeine Erfahrung, dass Kratzen mit Lust verbunden ist. Einerseits besteht der Wunsch, den Juckreiz-Herd als potentiellen Schädling beseitigen, also wegkratzen zu wollen. Andererseits verstärkt der lustvolle Beigeschmack das Kratzen. Zahlreiche Autoren haben auch auf die Ähnlichkeit mit dem Onanieren hingewiesen. Da an beiden Aktivitäten Hautempfindungen maßgeblich beteiligt sind, möchte ich hier an die Ausführungen von Straus anknüpfen.

Ausgangspunkt ist seine Aussage, dass Sinnesempfindungen einem vorreflexiven Erleben in einer Landschaft gleichen, wenn wir uns z.B. sorgenlos, auf einer Wiese liegend, der Sonne dösend hingeben. »Landschaft« steht hier im Gegensatz zur genau bestimmten Örtlichkeit (»Geographie«), wo wir reflektiert unseren Pflichten nachgehen. Landschaftliches Erleben in diesem Fall ist voller Wärme und schöner Farben, Ruhe und angenehmen Düften; der Leib-Körper pulsiert harmonisch in und mit der Welt.

Zum ersten Mal erleben wir, wenn es »gut« geht, dieses Aufblühen der Sinne in einer zärtlichen Mutter-Kind-Beziehung. Dabei sind fundamental die »Nahsinne« und darunter die Hautsinne auf friedliche und sorgenlose *Annäherung* eingestellt. Straus schildert beinahe poetisch, wie eine leichte Berührung oder ein Händedruck sich der Nähe eines anderen Menschen mehr versichern kann als Blick oder Wort (S. 407). Daraus leitet sich wohl die »Sehnsucht nach dem Greifbaren« und die Wollust, aber auch »der Schauder vor einer Berührung« ab.

Wie aber ist *Selbstvergessenheit in der Ekstase und Außer-sich-Sein* in Bezug auf die Sinnestätigkeit zu verstehen? Bevor im Orgasmus z.B. die *Sinne schwinden*, steigern wir die Berührung, den Kontakt durch Zärtlichkeit und Reibung, das Tempo, das Riechen, Schmecken, Hören und Sehen auf *höchste und intensivste spannungserfüllte Lebendigkeit* (Vitalität), was einem völligen Aufgehen in der »Landschaft« entspricht. Der Hautsinn ist derjenige, welcher die Nähe am besten fühlt und in der sexuellen Vereinigung bis zur Verschmelzung begleitet; deshalb ist er auch nach dem Sehen, Hören und Schmecken der letzte, der in der höchsten Spannung des Orgasmus schwindet. Es ist gut nachvollziehbar, dass zahlreiche Grade dieser lustvollen Betätigung in der Onanie ebenfalls aufzufinden sind. Da Sinnesempfindungen nur im Augenblick entstehen und vergehen, vergessen wir sie kurze Zeit später. Allerdings gewährleistet dieses »Unbewusste« und Unreflektierte den Wunsch nach Wiederholung, da wir uns stets nach lustvollen Empfindungen sehnen.

4.4.9 Lust und Gewalt: der Sado-Masochismus

Die unselige Verquickung von Lust und Gewalt ist allgegenwärtig. Dazu braucht man nur die Nachrichten in den Medien oder das Fernsehprogramm zu verfolgen. Einer der bekanntesten Propagandisten dieser Gattung ist der Marquis de Sade, der dem »Sado« im Sado-Masochismus einen Teil des Namens geliehen hat. Der andere Teil stammt von dem Schriftsteller Sacher-Masoch, der sich ebenfalls damit profiliert hat. Womit hängt dies nun zusammen?

Der Hautsinn vereint in sich widerspruchsträchtige Eigenschaften. Ich denke hierbei an das *Besitzen* und die *Näherung*: Je näher wir einem »Objekt« kommen, umso mehr geraten wir in den Bereich der Abhängigkeit, was in einer liebevollen Mutter-Kind-Beziehung zu Wärme, Lust und Glück führt. Der Umschlag zur lustvollen Qual und schließlich zum sadistischen Elend könnte mit dem Leib-Körper-Modell verstanden werden: Wenn sich beide Beteiligten einvernehmlich emotional distanzieren, schrumpft das Leibliche auf das Körperliche, welches dann gegenseitig bzw. onanistisch einigermaßen lustvoll »bearbeitet« werden kann, wie es die Porno-Filme vermitteln. Wenn jedoch nur ein »Partner« aus der Gefühlsferne agiert und den

Anderen durch die Körpernähe in Besitz nimmt, kann er seinen sadistischen Machtgelüsten frönen. Dabei spiele eine Rolle, dass der Mensch sich, wie der Phänomenologe Hermann Schmitz (1982, § 76) behauptet, in den Körper eines Objektes »einleiben« und dessen Anteil an der Lust rauben könne; das Opfer trage durch den Schmerz die Angst, Verlassenheit, Trauer und ohnmächtige Wut aus: Der Machthaber hingegen genieße seine »Freiheit« aus der Distanz. Schmitz verlässt sich allerdings bei Begriffen wie z.B. der »Einleibung« wissenschaftlich allzu sorglos auf die Alltagssprache und merkwürdige Quellen, so dass manche Interpretationen psychologisch nicht haltbar sind (siehe meine Kritik in den Beiträgen über den Ekel in »Herpes« und das Anal-Sadistische in »Hämorrhoiden«).

4.4.10 Das Aufmerksamkeits-Defizienz-Syndrom (ADS ICD F90.0), die Neurodermitis und der Juckreiz

Da beim dermatologischen Hauptsymptom »Juckreiz« noch zahlreiche Aspekte mehr zu besprechen sind, habe ich ihm ein eigenes Kapitel gewidmet. Die Ausführungen von Straus, Schmitz und Wyss machten deutlich, dass bei Juckreiz-Patienten die Lebenssituation, die Kommunikation und ihr Verhältnis zur Umgebung genau untersucht werden müssen. Das ist paradigmatisch bei den **Neurodermitis-Patienten** nachvollziehbar.

Diese Zusammenhänge sind aber auch bei zahlreichen ADS-Patienten aufzufinden. Wer im Diagnose-Katalog (ICD-Schlüssel, 2006) unter dem »Aufmerksamkeits-Defizienz-Syndrom« (ADS) nachliest, erkennt unter dem Charakteristikum Nr. 8: »häufig von externen Stimuli abgelenkt« (S. 187), dass dies auch für die meisten Neurodermitiker zutrifft. Hier bestätigt sich der Zusammenhang von Empfinden und Bewegung: Unruhe, »Nervosität«, Bewegungsdrang (ADH-Syndrom) und vor allem Mangel an Konzentrationsvermögen (der »Zappelphilipp«) sind häufig mit Juckreiz kombiniert. Allerdings richten wir in der Psychotherapie aufgrund der dargelegten Erkenntnisse den Schwerpunkt der Diagnose nunmehr nicht auf die Aufmerksamkeit, sondern auf das Gefühls- und Empfindungsleben dieser Kinder oder Erwachsenen. Die Defizite stammen vielfach aus diesem Bereich des Erlebens.

4.4.11 Ekel

Obwohl ich diesem Thema im Zusammenhang mit dem »Herpes« nachgehe, möchte ich hier bereits Vorarbeit leisten. Bei den Gegenständen des Abscheus, d.h. des Ekels, spielt der andere Raum der Haut-Leiblichkeit (siehe »Haut, Körper, Leib und Seele«) eine maßgebliche Rolle: Ekelhafte Dinge verändern ihren Charakter und ihre Wirkung auf uns, je näher sie uns auf die Haut rücken. Eine schmutzige Toilette aus der sicht- und hörbaren Ferne beeindruckt uns weitaus weniger, als wenn wir uns darauf setzen. Dann erleben wir die Nähe durch die Berührung aufdringlich und negativ; im Liebesakt ist dies genau umgekehrt, falls der Liebespartner liebenswert ist. Das hat m.E. eine Bedeutung beim **Herpes simplex labialis** und **genitalis** .

Je *ich-näher* der Kontakt ist, umso tiefer geht die Betroffenheit und beeinflusst die Abwehr, entweder im Sinne einer allergischen Reaktion oder einer Schwächung der Immunität. Wiederum trägt die Differenzierung in Leib und Körper zum Verständnis des Geschehens mehr bei, als wenn ich die Reize an den Rezeptoren der Haut und Nervenimpulse, die ja praktisch identisch sind, untersuche. Die Nähe bzw. Distanz gilt dem »Ich«, welches mit dem Leiblichen, also dem beseelten Körper, verknüpft ist.

4.4.12 Einheit und Ganzheit

Nach all den speziellen Erörterungen möchte ich abschließend den Blick noch einmal auf das Ganze richten. Die Differenzierung in Leib und Körper bestätigte einige wesentliche Erkenntnisse der Psychosomatik: Die körperlichen »Teile«, mit denen Ärzte und Kranke zu tun haben, sind im »Leiblichen« untrennbar mit der Biographie, der Erziehung, der aktuellen Lebenssituation und fundamentalen Erlebnissen wie Angst, Schmerz, Spannung und Lust verbunden. Wer sich also nur auf somatische Behandlungen einlässt, beschränkt sein therapeutisches Reservoir um ein Vielfaches.

Eine erweiterte, Leib umfassende Therapie berücksichtigt deshalb z.B. Interaktionen zwischen Kindern und Eltern und klärt Fragen wie: Gibt es Hinweise für Ängste in den Beziehungen zwischen Eltern und Kindern? Wer engt ein? Dürfen Konflikte in spannungsgeladener Atmosphäre ausgesprochen und diskutiert werden oder tendieren Kranke zur Selbstschädigung? Ist im Leben der Betroffenen »Lust« vorhanden und darf sie »natürlich« – eben nicht im Teufelskreis der Kratzsucht – ausgelebt werden?

Ähnliche Fragen drängen sich auch bei Schmerzen auf, wenn sie der somatischen Therapie trotzen. Dabei möchte ich noch einmal davor warnen, den Betroffenen symbolische Alltagsweisheiten überzustülpen. Denn allein die Bemerkung: »Du möchtest wohl aus der Haut fahren« oder »juckt Dir wieder das Fell aus Neugier oder Spannungslust?« oder »Du zerbrichst Dir viel zu sehr Deinen Kopf« beim Kopfschmerz oder »Auf wen hast Du eine Wut im Bauch«? wird nicht heilsam sein, weil es sich bei schwereren Hautkrankheiten um kompliziertere Lebens-Zusammenhänge handelt.

4.5 Der Begriff »Leib« in anderen Sprachen

Das Wort »Leib« ist allein im deutschen Sprachraum einigermaßen gebräuchlich. Es wäre jedoch hilfreich, seiner Bedeutung auch in Fremdsprachen nachzugehen. Laut Grimm'schen *Wörterbuch* (1984, Bd. 12, S. 580f) und dem *Etymologischen Wörterbuch* von F. Kluge (1975) hängt »Leib« ursprünglich mit *Leben* (deshalb *life* im Englischen) und *Person* zusammen. Von daher übernehme ich den *ganzheitlichen Aspekt*, aber *nicht* die später abgeleiteten Bedeutungen, z.B. den religiösen Kontext, wo er mit dem »Leib Christi«, göttlichem Geist und Spirituellem in Verbindung gebracht wird. Im Französischen hat vor allem Maurice Merleau-Ponty (1966, S. 89f) zur Differenzierung beigetragen. Er und Jean-Paul Sartre (Sartre 1976, S. 398f) benutzten für das Leibliche den Begriff *corps propre, corps fonctionnant* und *corps subjet* bzw. *sujet*, um es vom *corps objet* abzugrenzen (B. Waldenfels 2000 und meine Ausführungen in 6.6). Alternativ ließen sich auch die Begriffe *corps personnel* oder *corps physique* bzw. *corps matériel* verwenden. Im Englischen existiert ebenfalls nur ein Wort: *body*. Aber die Adjektive *subject, mental, personal* oder *functional* vor dem Substantiv *body* könnten verständlich machen, dass damit nicht ein *object, material* oder *physical body* gemeint ist. Dasselbe gilt auch für das Italienische: Dem Leiblichen würde *corpo soggeto, personale, funzionale* oder *mente*, dem Körperlichen *corpo oggetto, materiale* oder *anatomiço* entsprechen.

Deshalb könnte z.B. die »Pesso-Psychotherapie« (PBSP) als »körperorientierte Gruppentherapie« (Schrenker / Fischer-Bartelmann 2003) von der Differenzierung in »Leib« und »Körper« profitieren. Denn die wissenschaftliche Fundierung der PBSP in Damasios Theorie vom »geistigen Körper« (*mind's body*, Damasio 1997, Pesso 2000), der im Gehirn verortet wird, wäre hinfällig: Dieser »Körper« entspräche schlicht dem phänomenal realen »Leib«.

5 Juckreiz und Ekzem-Krankheiten

5.1 Allgemeines zum Juckreiz

Wer sich mit Hautkrankheiten befasst, sei es als Arzt oder Patient, stößt unweigerlich auf das Thema Juckreiz, lateinisch *Pruritus*. Denn Erkrankungen wie *Neurodermitis, Ekzeme, Urticaria, Allergien, Prurigo simplex subacuta, Dyshidrose* und viele andere äußern sich in diesem Kardinalsymptom. Die schulmedizinische Forschung (z.B. Magerl 1991) hat herausgefunden, dass biochemische Substanzen, Neuropeptide genannt, und Nervenfasern (Schmelz et al. 1997) Juckreiz auslösen bzw. weiterleiten. Gegen den wohl bekanntesten Juckreiz verursachenden Übeltäter, das Histamin, gibt es inzwischen zahlreiche lindernde Medikamente, die Antihistaminika.

Wenn wir dem Kausalitäts-Prinzip folgen, erfahren wir bald den Zusammenhang zwischen Juckreiz, Kratzen und als Folge Entzündung, die wiederum zu Juckreiz und Kratzen führt. Diesen Teufelskreis zu durchbrechen, ist eine der schwierigsten Aufgaben innerhalb der Dermatologie, denn die potentesten Mittel gegen den Juckreiz, die Kortison-Präparate, verursachen zahlreiche Schäden, obwohl mit den modernen Präparaten die schlimmsten Nebenwirkungen wie Hautverdünnung und Infektionen bei sachgemäßer Verwendung vermieden werden können. Trotzdem verbietet sich letztlich eine Dauerbehandlung. Überdies wirken sie allesamt symptomatisch, also nur Juckreiz unterdrückend.

Diese somatische Spur werde ich nicht weiterverfolgen, sondern versuchen, zu den Wurzeln des Juckreizes vorzudringen, indem ich auf Forschungsmethoden zurückgreife, die dem Wesen dieses Symptoms näher kommen könnten. Seit Anfang des 20. Jahrhunderts gibt es eine Vorgehensweise, die eine solche »Wesensschau« auf ihre wissenschaftlichen Fahnen geschrieben hat, und das ist die Phänomenologie Edmund Husserls (1859–1938). Allerdings beschäftigte sich Husserl noch nicht vorrangig mit dem Leiblichen; dieses Verdienst kommt in erster Linie den französischen Existenzphilosophen Jean-Paul Sartre und Maurice Merleau-Ponty, im deutschen Sprachraum Erwin Straus, Viktor von Weizsäcker und dem Daseinsanalytiker Medard Boss, zu.

Auf der Suche nach dem Wesen des Phänomens Juckreiz werde ich mich der *Hermeneutik* bedienen, der sog. »Auslegekunst«, die es ermöglicht, Einzelheiten in ein größeres Ganzes einzuordnen. Erst im hermeneutischen Zirkel, der in meinem Beispiel vom Juckreiz zur Person in ihren Lebenssituationen führt und umgekehrt, kann wesentliches am Phänomen Pruritus erkannt werden. Zur Verdeutlichung dieses Vorgehens setze ich im Anschluss an die Vorstellung zweier Patienten und eines Künstlers diesen Verstehensprozess ein.

5.2 Falldarstellung eines Ohrekzems

FD 8: Die etwa 70-jährige Patientin kam in meine Behandlung, nachdem sie zwei Monate vergeblich versucht hatte, mit juckreizlindernden Tabletten und Salben ihre geschwollene, gerötete und mit Krusten bedeckte Ohr-Haut zu heilen. Auch meine Therapiemaßnahmen, u.a. mit einem Kortison-Präparat, schlugen mehrmals fehl, und sie beklagte sich bei jedem Besuch, dass meine Salben den Juckreiz nicht linderten, sondern sogar verstärkten. Beharrlich vertrat sie die Ansicht, sie reagiere auf ihre Brille allergisch und erschien in der Praxis mit grotesk aussehenden Bandagen um die Brillenbügel.

Die eingeleitete Allergie-Testung ergab weder auf die üblichen Kontaktstoffe noch auf das Material der Brille eine allergische Reaktion. Doch auch dieses Ergebnis besänftigte die Klagen der Patientin nicht. Sie war in ihren Monologen über die mangelhafte und nutzlose Behandlung kaum zu bremsen, unterbrach mich oft und widersprach heftig meinen Klärungsversuchen.

Schließlich gelang es mir, sie mit der Frage zu überraschen, was sie denn eigentlich sonst in ihrem Leben derart »in Erregung« bringe. Darauf antwortete sie prompt: »Meine Mutter.« Sie erzählte von ihrer über 90-jährigen Mutter, die ihr täglich mit Vorwürfen und Anklagen derart zusetzte, dass sie die alte Frau »nicht mehr hören« wollte. Danach konnte ich der Patientin durch ein vereinfachtes Verständniskonzept vermitteln, dass gerade ihre Ohren, die den verbalen Attacken der Mutter ungeschützt ausgesetzt sind, vor lauter Wut und Kummer jucken konnten. Denn Anklagen, Vorwürfe und Undank drangen durch das Ohr in sie ein und lösten in ihr Unruhe, Ängste, Ärger und Abwehr aus.

Nach einigen Gesprächen gelang es der Patientin, ihre Wünsche und Anstrengungen, die Mutter verändern zu wollen, zurückzustellen und deren Vorwürfen rechtzeitig aus dem Weg zu gehen. Das Ekzem heilte schließlich problemlos ab.

5.3 Falldarstellung eines Inguinal- (= Leisten-) Ekzems und Herpes labialis

FD 9: Den etwa 60-jährigen Patienten musste ich schon vor Beginn dieser Behandlung von einer Kortison-Salbe entwöhnen, die er bei geringen Anzeichen von Juckreiz in der Genital- und Leistenregion anwandte. Die Behandlungen gestalteten sich größtenteils dramatisch, da der Patient die meisten meiner Vorschläge nicht akzeptieren konnte, übermäßig dick die Salbe auftrug und offen sein Misstrauen kundtat. Meinen Bemühungen setzte er lange Zeit ein eher süffisantes Lächeln und Skepsis entgegen. Obwohl nach einigen Wochen die Hautveränderungen verschwunden waren, warf er mir ungenügendes Unterdrücken des Juckreizes vor.

Seine Beschwerden richteten sich aber nicht nur gegen mich, sondern auch gegen seinen Zahnarzt, der, so berichtete er empört, vor der Zahnbehandlung Gummihandschuhe angezogen habe. Davor ekelte sich der Patient sehr. Zu diesem Zeitpunkt entwickelte sich ein **Herpes** an seinen Lippen. Als sich die Hauterscheinungen offensichtlich besserten, er aber noch immer daran zweifelte, machte ich ihm den Vorschlag, trotz Skepsis mir zu vertrauen. Schließlich heilte das Ekzem und der Herpes aus, und der Patient benötigte kein Kortison mehr.

Dieser Patient fiel sowohl in Kleidung, Schmuck und Verhalten auf. Er versuchte, mich durch Anklagen, Misstrauen und Abwertung in eine unterlegene Situation zu bringen, um mir seinen Willen aufzuzwingen. Sein Lächeln war mehr höhnisch als freundlich zu nennen, und in der Darstellung des Krankheitsverlaufs bewies er Trotz und eine gewisse Unehrlichkeit, indem er offensichtliche Besserungen nicht zugeben konnte. Misstrauen und Ungeduld bewirkten fast bei jedem Besuch ein Drama, obwohl die Symptome der Leistenentzündung als geringfügig bezeichnet werden konnten.

5.4 Gottfried Benn – lyrisches Ich und Ekzem (FD 10)

Biographisches: Der Lyriker und Prosaist Gottfried Benn (1886–1956) hatte eine erstaunliche Karriere gemacht. Er war der älteste Sohn einer insgesamt neun Kinder umfassenden Pastorenfamilie aus dem brandenburgischen Land (Westprignitz), der mit seinem vitalen und strengen Vater nicht besonders gut auskam, während er seine Mutter und seine ältere Schwester liebte. Wie hartherzig der Vater war, mag ein Beispiel zeigen, als er nämlich seiner Frau in ihrem Brustkrebs-Endstadium kein Schmerzmittel zugestand, obwohl sein Ältester, bereits Arzt, seiner Mutter diese Leiden ersparen wollte. Zuerst studierte Benn Philosophie und Theologie, dann Medizin in Berlin, wobei ihm das wilhelminische Militär die Ausbildung finanzierte, denn er stammte aus relativ armen Verhältnissen. Eine psychiatrische Ausbildung brach er ab, da ihn die Patienten zu sehr belasteten. Daraufhin betätigte er sich einige Jahre als sezierender Pathologe und wechselte schließlich zum Fach Haut- und Geschlechtskrankheiten über. Im ersten Weltkrieg arbeitete er als Militärarzt in einem Prostituierten-Krankenhaus im besetzten Brüssel, und von 1917 an als Dermatologe in eigener Praxis, bis er sie 1934 auf Geheiß der Nazis wieder schließen musste. Nach 1935 ließ er sich in der Wehrmacht »reaktivieren« und erstellte während des zweiten Weltkriegs Gutachten, z.B. über suizidierte Soldaten; dabei ging es um Rentenansprüche der Angehörigen. Von 1945 bis 1953 praktizierte er wieder als Dermatologe in Berlin-Schöneberg. Der Beruf beschäftigte ihn innerlich wenig; er diente nur dem Broterwerb. 1956 erlag er einem Krebsleiden.

Seine ersten Gedichte hatten unter anderem Sektionsleichen, Prostituierte und Ertrunkene zum Thema und erregten schnell großes Aufsehen; schlagartig war der junge Benn berühmt. Die Sprache war mythisch, assoziativ und provokativ, aber auch wortschöpferisch mit grellen, Ekel erregenden und lyrischen Anteilen, die durch ihre widersprüchlichen Verbindungen die Leser überraschten und faszinierten. So wird im Gedicht *Kleine Aster* (Benn 1968, S. 16) einem »ersoffenen Bierfahrer« auf dem Leichentisch eine »dunkelhelllila Aster« zwischen die Zähne geklemmt oder in *Nachtcafé* (S. 17) »winkt« ein Pickel im Gesicht »einer Lidrandentzündung«. Zeitlebens galt er als genialer Repräsentant des Expressionismus, der durch artistische Beherrschung der Sprache eine »hypnotische Macht« (Saueressig 1989, S. 12) ausgestrahlt habe.

Mit der Machtübernahme der Nationalsozialisten 1933 bekannte er sich öffentlich zur Nazi-Ideologie und erhielt zum Dank den Vorsitz für Dichtung an der preußischen Akademie der Künste. Jüdische Künstler wurden ausgeschlossen und vertrieben. Mit Benns Kotau traten aber auch Prominente wie z.B. Heinrich und Thomas Mann und Ricarda Huch aus. Seine diffamierenden Äußerungen sind an zahlreichen Stellen dokumentiert, u.a. in seiner *Antwort an die literarischen Emigranten*, die von Klaus Mann (1934) als »Entwürdigung des Geistes« bezeichnet wurde. Die Gedichte Benns missfielen den Nazis jedoch bald, nachdem er den Expressionismus verteidigt hatte. Er durfte zwar noch bis 1937 veröffentlichen, wurde aber 1938 endgültig mit Publikationsverbot belegt. Nach 1947 kam es zu einer Benn-Renaissance, die bis heute anhält.

Benn heiratete dreimal. Er ging oft Beziehungen mit Frauen ein, unter denen sich auch Prostituierte und Patientinnen befanden. Die Kontakte waren labil; stolz zählte er sich zu den Fachleuten in Sachen Trennung. Es ist bekannt, dass er bei den Treffen rasch zu Zärtlichkeiten überging. In seinen letzten Lebensjahren zeichnete der Dichter folgendes Bild von sich: Er leide an Rheumatismus, Arthritis, Ekzem und »schrecklicher Nervosität« (Saueressig, S. 11).

Psycho(patho)gramm: Sowohl Benns Leben als auch seine Kunst sind ohne die Phänomene der Einsamkeit und schizoiden Weltabwendung nicht zu verstehen. Die Gedichte aus dem Seziersaal (*Morgue*) verraten einen grüblerischen, introvertierten Studenten, der sich seinen bewegten Phantasien ganz hingab. Diese Haltung verstärkte sich in den folgenden Jahren, vor allem in der Zeit als Besatzer in Brüssel. Er regte seine Phantasien durch die Einnahme von Kokain an, um sich für seine Kunst in die richtige Stimmung zu bringen. In dieser Zeit lebte er, wie er zugab, am Rande des Wahnsinns, kann dies aber produktiv verwenden (Mertens 1989).

Die militärische Karriere, das Eintreten für die Nazis und seine Abwendung von den Menschen zeugen jedoch von viel Pathologischem. Da Benn seine medizinische Ausbildung in einer militärischen Akademie (Kaiser-Wilhelms-Akademie Berlin) erhielt und als Militärarzt arbeitete, fand er in diesen Kreisen Freunde, die ihn auch nach seiner Verstoßung durch die Nazis schützten, indem sie ihm einen Gutachter-Posten in der Wehrmacht verschafften. So überlebte er unangefochten den Krieg. Er distanzierte sich nie vom Militär und dessen Kriegs-Ideologie, sondern behauptete sogar, eine edle Gesinnung vorgefunden zu haben: Die deutsche Armee sei bis 1938 »die letzte Elite« gewesen, und er hätte mit dem Eintritt in die Armee eine »aristokratische Form der Emigration« (Benn 1968, S. 116) vollzogen.

An zahlreichen Stellen seines Werkes kommt die Abwertung des Durchschnitts-Menschen zum Ausdruck, was er aber, direkt darauf angesprochen, zu kaschieren versuchte. Benns moralische wie geistige Unbelehrbarkeit zeigte sich noch einmal in seinem Vortrag *Altern als Problem für Künstler*, den er 1954 an mehreren Orten mit großem Publikumsandrang hielt. Er hätte sich zwar auch geirrt, aber er stehe weiterhin auf dem Standpunkt, seinem Inneren weiter Glauben »schenken zu müssen« und trumpft trotzig auf: »Ich war, der ich sein werde« – was zuerst großartig klingt, aber praktisch nichts aussagt. Kritik begegnete er mit der Behauptung, die Prinzipien der Kunst seien »sakral«.

Psychosomatische Schlussfolgerungen: Mit großer Wahrscheinlichkeit besaß Benn eine konstitutionelle Komponente, die ihn zu Ekzemen prädestinierte. In der Regel handelt es sich dabei um eine zu Trockenheit und allergischen Reaktionen neigende Haut, was in der dermatologischen Praxis durch die häufige Erfordernis, sich die Hände waschen zu müssen, verstärkt wurde.

Da er kein großes Interesse an seinem dermatologischen Beruf hatte – er bekannte offen, dass er ihn nur zum Geldverdienen benötigte –, beschäftigte ihn das Symptom nicht übermäßig, weder bei sich noch bei seinen Patienten. Darüber hinaus schonte er sich auch sonst nicht, gemäß seiner Devise, zeitlebens »Härte« zu entwickeln (*Altern*, S. 50), was er allen Menschen, nicht nur den Künstlern, empfahl. Er rauchte süchtig, hatte in Brüssel eine Kokain-Phase und schwankte zwischen Askese und Genusssucht. Privat beschränkte er sich zwar auf eine kleine Mietwohnung in Schöneberg, lebte aber doch so üppig, dass er recht korpulent war und sich so fein kleidete wie ein Gentleman.

Der dermatologische Beruf war (und ist), trotz Benns geringem Engagement, belastend und Nervosität und damit Juckreiz fördernd, da entstellende, unästhetische, juckende und zwielichtige Krankheiten (Geschlechtskrankheiten) den Arzt herausfordern. Er versuchte zwar, sich durch Distanzierung davor zu schützen, was aber die stets in einer Praxis vorhandene Atmosphäre nicht aufhebt. Der Phänomenologe H. Schmitz beschreibt dieses leiblich-leibhafte Mitbetroffensein plastisch als »Gefühle«, die nicht im Inneren eines Menschen entstehen, sondern den Menschen in Situationen ganzheitlich-atmosphärisch betreffen und erfassen.

Ein Kennzeichen der Benn'schen Kunst ist sein nüchterner, kalt beobachtender Blick, den er benutzt, um zu dichten. Diese Umsetzung von Erlebtem und Gefühltem in Worte und Kunst-Sätze verlangt wiederum Distanzierung; Worte sind abstrakt-geistige Symbole für Wirkliches. Geistiges rückt vom Lebensgeschehen ab und nimmt eine kühl-sachliche »exzentrische« Positionalität (Helmuth Plessner 1975, S. 288f) ein, was für die Kunst förderlich ist, aber den Leib in Körper und Seele spaltet sowie Entfremdung sich selbst und dem Leben gegenüber verstärkt. Der bei Benn oft bemerkte »schizoide« Lebens- und Kunststil hat psychosomatisch zur Folge, dass vorhandene *leibliche Regungen* wie Juckreiz verstärkt und als fremd hervortreten, die als solche durch Kratzen beseitigt werden sollen, was aber wiederum den Juckreiz-Kratz-Zyklus erneut in Gang setzt.

Es gab zwei Möglichkeiten für Benn, dieser von ihm oft beklagten Entfremdung zu entkommen: Die eine war die Sexualität, die er nach übereinstimmenden Aussagen schnell und unverbindlich ansteuerte. Die andere Variante war die Sucht. In beiden fällt der »Geist« quasi in den Leib hinein; für Momente entsteht in der Sucht und im Orgasmus eine kurzfristige Einheit von Körper und Seele. Sein Kunststil passte ebenfalls dazu: Er muss sich, wie die Leser und Zuhörer, in die faszinierende Welt der Wortassoziationen und -Klänge und die sensationellen Bilder rauschhaft hineingelebt haben, was die reflektierende »kalte« Beobachtung zwar kurzfristig aufhob, den Juckreiz aber eher negativ beeinflusste: Unruhe, Nervosität, aufgepeitschte Phantasie verstärkten die leibliche Regung Juckreiz.

5.5 Zur Phänomenologie und Hermeneutik des Juckreizes

Wie eingangs erwähnt, sollen die Juckreiz- und Ekzem-Beschreibungen dazu beitragen, dem Wesen dieser Phänomene näher zu kommen. Dabei erhebt sich als erstes die Frage, was denn Juckreiz überhaupt sei. Ist er das Ergebnis physikalischer Nervenreaktionen, ein biochemischer Prozess, ein seelischer Vorgang, oder müssen wir unser Verständnis und damit auch die Begrifflichkeit erweitern?

Schon in der Frühzeit der Hautpsychosomatik hat Waldemar Th. Sack (1922) festgestellt, dass im Hintergrund des Bewusstseins stets, also normalerweise, juckende Empfindungen vorhanden sind, die sich verstärken, wenn wir die Aufmerksamkeit darauf richten. Andererseits beginne es auch zu jucken, wenn »unerwünschte, verdrängte und unerledigte Affekte und Gedanken sich dazwischen schieben«. Die Anwendung dieser Affekt-Theorie auf die oben dargestellten Patienten bestätigt deren Richtigkeit: Die Ohrekzem-Patientin (FD 8) entwickelte Wut, Angst, Ohnmacht und Abwehrtendenzen, die sie anfangs nicht wahrnehmen konnte, und der zweite Patient (FD 9) agierte Ärger, Misstrauen und Aggressionen in der Sprechstunde aus. Auch Benns (FD 10) Gedichte sind ohne Leidenschaften undenkbar. In den *Gesängen* (Benn 1968, S. 21) schreibt er von schmerzlich durchseuchten »Göttern«, die in ihm wirkten.

Aktuelle Forschungen und Interpretationen (z.B. Feldmeier 2006) bewegen sich fast ausschließlich auf neuro-psycho-physiologischen Wegen. Es wird dann von Nervenimpulsen geschrieben, die auf dem Weg ins Großhirn auf rätselhafte Weise emotional moduliert und ins Juckreizgedächtnis eingespeichert würden.

Wenn ich jedoch den Juckreiz z.B. auf verdrängte und unterdrückte Affekte in einem Gehirn- bzw. Nerven-Gedächtnis beziehen möchte, welche mein Nervenkostüm vor einiger Zeit in Aufruhr versetzten und physiologische Reflexe ausgelöst hätten, müsste ich physikalisch-biochemisch nachweisen können, wie ein aktuelles Geschehen genau dieselben Impulse schon einmal in Gang setzten – bei genauerem Überprüfen ein hoffnungsloses Unterfangen, denn elektrochemische Reaktionen laufen per definitionem stets aktuell und mit einem Ende versehen ab, d.h. beginnen stets neu und sind tausendfach identisch, also nicht individuell-einmalig.

Nur ein Beobachter, der Zusammenhänge *verstehen* kann, vermag Reflex-Impulse wie einen Mosaikstein in das Gesamt zu integrieren. Auf die Psychosomatik bezogen bedeutet dies, dass erst eine lebensgeschichtliche Betrachtung aktuelle Ereignisse sinnvoll bewerten und einordnen kann. Wir haben es mit Menschen zu tun, die sich mit all ihren Sinnen auf die Vergangenheit, Gegenwart und Zukunft ausrichten und sich darin orientieren.

5.6 Juckreiz als leibliches Phänomen

Im Sinne einer modernen Psychosomatik sollte die Suche nach dem Wesen des Juckreizes deshalb ganzheitlicher ausfallen. Zu diesem Zweck bedient sie sich vor allem des Leib-Begriffes, der Körper, Seele, Geist und das Erleben insgesamt einbezieht. Nicht das Hautorgan an sich kribbelt und juckt, sondern *der Mensch als Leib in seiner Lebenssituation* erlebt und empfindet Juckreiz, wobei von Natur aus *auch* nachweisbare biochemische und physikalische Vorgänge ablaufen. Das ist ein Analogon zu dem Satz von Erwin Straus aus seinem Buch *Vom Sinn der Sinne* (1936, S. 113): Es ist der Mensch, der denkt und nicht das Gehirn.

Straus charakterisiert das Empfinden, dem das Jucken zugeordnet wird, als Kommunikationsweise, denn empfindend erleben wir uns selbst in und mit der Welt (ebd. S. 208). Die Daseinsanalyse, als deren bedeutendster Vertreter Medard Boss gilt, verwendet für diesen Sachverhalt die existenzphilosophische Diktion Martin Heideggers und spricht vom »In-der-Welt-Sein« des Individuums, das spezifisch *gestimmt* ist. Vor allem der französische Philosoph Maurice Merleau-Ponty (1976) hat das Erleben und die Gestimmtheit als *sinnvolles* Verhalten des Organismus auf die jeweilige Situation gedeutet. Das Subjekt gestaltet und strukturiert das ihm Begegnende. Diese Antwort des Individuums ist nur noch geringfügig instinktiv und reflexartig; schon die einfachsten Lebensvorgänge wie Atmen, Essen, Defäkieren, Husten und *Kratzen* unterliegen einem Lernprozess, der *hierarchisch* gegliedert ist. In menschlichem Verhalten manifestieren sich sowohl differenzierte, hohe Integrationsleistungen als auch niedrigere und primitivere.

Ein Tier z.B. darf sich ungeniert kratzen, wenn es juckt, denn es gehört zu seiner biologischen Ausstattung, um sich vor Insekten, Giftstoffen und Krankheitserregern zu schützen, während der Mensch soziale und moralische Schranken gegenüber öffentlichem Reiben und Kratzen aufgebaut hat. Wenn wir dies als Eltern, Ärzte und Psychotherapeuten berücksichtigen, gelangt ein milderer und verständnisvollerer Ton in die Erziehung und Therapie: Kratzende Menschen, vor allem Kinder, können sich nicht einfach beherrschen, geschweige denn begreifen, dass Kratzen wie schlechtes Benehmen ankommen könnte. Zuschauer von Kratz-Anfällen sollten demnach ihre Gefühle befragen, ob sie z.B. zu moralistisch oder zu persönlich reagieren, wenn Empörung, Ärger oder Aggression in ihnen auftauchen.

5.7 Biologischer und »normaler« Juckreiz; der gesunde »Leib-in-Situation«

Der eben erwähnte biologische Sinn des Juckreizes und Kratzens ist beim Menschen ebenfalls zu finden und darf keinesfalls vergessen werden: Der Hautarzt hat sehr oft **Ekzeme** zu behandeln, die auf übermäßige Austrocknung der Haut durch Waschmittel und Wasser, allergische Reaktionen, parasitäre Infektionen und Reibung zurückzuführen sind. Bei diesen physikalischen und infektiösen Ursachen erübrigen sich selbstverständlich weiter- und tiefergehende Untersuchungen. Mit der Beseitigung der Auslöser nach Allergietestung und einer entsprechenden Behandlung müssten die Symptome in angemessener Zeit verschwinden.

Wie verhält es sich aber mit den alltäglichen Situationen wie *Langeweile, Verlegenheit, erzwungenem Stillsitzen* und *Nachdenken*, in denen es häufiger als üblich zu jucken beginnt? Wahrscheinlich ist das kurzfristige Kratzen normal und nicht tiefschürfend zu hinterfragen. Wenn sich dieses Verhalten jedoch in einem gewohnheitsmäßigen *Kratz-Tic* verselbständigt oder keine der obengenannten Ursachen in Frage kommen und Behandlungen nicht anschlagen, sollte man den Blick auf die Lebenssituation der Betroffenen richten. Damit schlage ich den vorhin erwähnten erweiterten Weg des zirkelhaften Verstehens vom Detail Juckreiz zum Ganzen der Lebensverflochtenheit ein.

Es wäre wünschenswert, das Pathologische noch präziser vom Gesunden abgrenzen zu können. Aber, wie ich im Aufsatz über die »Psoriasis« betone, müssen bei den geisteswissenschaftlichen Methoden Unschärfen in Kauf genommen werden, da die Übergänge oft fließend sind. Dennoch möchte ich versuchen, einen (annähernd) *gesunden* »Leib-in-Situation« zu beschreiben. Dieser Leib öffnet sich den Lebenswerten, entfaltet darin ein sinnvolles Engagement, erfreut sich an irdischen Genüssen, liebt, arbeitet und leistet seinen Beitrag zu einer besseren Welt. Der Gesunde *transzendiert*, d.h. überschreitet seine unmerklich juckende Haut, so dass sie ihn weder belästigt noch zu Kratzattacken animiert (Lévy 1994).

5.8 Anthropologisch-integrative psycho-somatische Therapie

Manche Autoren, u.a. auch Merleau-Ponty, unterscheiden im Leib höhere und niedrigere Strukturen. Natürlich denkt man dabei primär an die Unterscheidung von primitiver eingeschätzten Trieben gegenüber den sog. edleren seelischen und geistigen Regungen. Diese Frage hatte auch schon Freud beschäftigt, der den Veredelungsakt Sublimierung (Knaurs *Fremdwörterlexikon*: »Verfeinerung, Steigerung im Erhabenen«) nannte. Seiner Meinung nach büße der sublimierende Kulturmensch durch die Unterdrückung und Verdrängung des Sexualtriebs viel von seiner Vitalität ein und neige daher zu neurotischem Verhalten. Oder aber die verdrängte Energie werde z.B. von einem Künstler in schöpferische Kraft transformiert, die ihren Ausdruck in Dichtung, Malerei oder Plastiken finde.

Freud war jedoch im kausalistischen und energetischen Denken verhaftet (siehe »Grundlagen der Hautpsychosomatik«). Wenn seine Theorie richtig wäre, müsste man die Menschen nur von ihren Trieben ablenken oder befreien oder sie z.B. in Klöstern unterbringen, dann würde schon Kultur entstehen und die Symptome würden verschwinden. Dieser Irrtum Freuds ist bei Gottfried Benn gut nachvollziehbar. Obwohl er sich intensivst der Kunst hingab, beeinflusste dies seine psychosomatischen Leiden keineswegs – im Gegenteil, sie wurden im Alter schlimmer. An ihm wird sehr deutlich, wo eine psychosomatische Therapie anknüpfen könnte und müsste: An einer verbesserten kommunikativen Bewältigung des Lebens, die gleichermaßen für Künstler und Durchschnittsmenschen gilt.

Eine anthropologisch orientierte Therapie geht vom aktuellen Geschehen aus, in dem neben den somatischen Symptomen negative Gefühle, Affekte, Orientierungs-, Beziehungs- und Leistungskrisen den ganzen Menschen psycho-somatisch wie somato-psychisch betroffen oder erschüttert haben. Danach versucht der Therapeut, mit dem Patienten auf eine gemeinsame, dialogische Kommunikations-Ebene zu kommen, auf welcher *erkundet, entdeckt* und *erschlossen* wird, was genau ihn oder sie deprimierte, erfreute, pessimistisch, eifersüchtig, fanatisch, wütend oder nachdenklich gemacht hatte. Erst nach solchen differenzierenden Gesprächen kann es, wiederum gemeinsam, gelingen, anstehende oder noch immer belastende Konflikte anzugehen und zu *bewältigen*. Die Phase der *Auseinandersetzung* bereitet die *Ablösung* von pathologischen Verhaltensweisen und die Gestaltung sinnvoller, entspannender und beglückender Lebensbewegungen vor (neue *Bindung* im Sinne meines Konzeptes).

Um diesen nüchtern-sachlichen Worten mehr Wirkung zu verleihen, greife ich auf einen Schriftsteller zurück, der Gottfried Benn nach dem Krieg (1952) in einem offenen Brief (Benn 2005, S. 45) um ein »großes Zwiegespräch« gebeten hatte, nachdem dieser verkündet hatte, der echte Künstler arbeite nur für sich. Alexander Lernet-Holenia schrieb, dass die Öffentlichkeit sehr wohl auf einen bekannten Schriftsteller hört. Deshalb solle er nicht monologisieren, sondern mit den Menschen ein verantwortliches Zwiegespräch führen, damit ein höherer, »wahrer Geist« die Kultur bereichere.

Diese Zusammenhänge hat der Philosoph Nicolai Hartmann (1933/1962) als Ineinandergreifen von persönlichem, objektivem und objektiviertem Geist beschrieben: Der Dichter wirkt mit seinem persönlichen Geist auf die öffentliche Meinung (objektiver Geist) durch seine Kunst ein, die realisierten, d.h. objektivierten Geist beinhaltet (siehe meine Ausführungen hierzu im Beitrag »Das Säuglingsekzem«).

6 Das Säuglingsekzem – von Gefühl, Geist und Leib

Eine Liste der von Lesern im Jahre 2008 bevorzugten wissenschaftlichen Literatur weist darauf hin, dass die Themen Gefühl und Körper hochaktuell sind. Ich verweise hierbei nur auf Bücher von Joachim Bauer (2005/2008) und Antonio R. Damasio (2007), die Gefühle im Zusammenhang mit Gehirn, Körper und Geist untersuchen. Dabei ist kritisch anzumerken, dass das Leibliche im anthropologischen Sinne m.E. unterrepräsentiert ist. Meine Ausführungen sollen einen Beitrag dazu leisten, diese Lücke zu füllen. Dabei werde ich u.a. Max Scheler, Nicolai Hartmann und Maurice Merleau-Ponty einbeziehen.

6.1 Leibkörper, Leibseele und der Geist

Wer sich mit philosophisch-anthropologischen Auffassungen des Leibes befasst, kommt an den Gedankengängen Max Schelers (1874–1928) nicht vorbei. Scheler ist vor allem durch zwei Werke berühmt geworden: *Wesen und Formen der Sympathie* (1912/1973) und *Der Formalismus in der Ethik und die materiale Wertethik* (1916/1980). Für mein Thema sind drei Gesichtspunkte aus seinem umfangreichen Werk relevant: der Leib, die Gefühle und der Geist – angesichts der Komplexität gewiss ein schwieriges Unterfangen, das Vorsicht verlangt. Glücklicherweise hatte Scheler in der Schrift *Die Stellung des Menschen im Kosmos* (1928/1978) seine Gedanken noch einmal zusammengefasst.

Der phänomenologisch orientierte Philosoph ist der dezidierten Meinung, dass der Begriff »Leib« für jegliche Anthropologie unabdingbar ist, da alle menschlichen Lebensäußerungen primär und ursprünglich, d.h. vor jeder Unterscheidung, somato-psychisch sind – wie auch beim Tier. Die charakteristischen Unterschiede zum Tier sind vor allem dem Geistigen zuzuschreiben, welches Personalität entstehen lässt, die nur dem Menschen zukommt. Scheler unterscheidet Leib-Körper und Leib-Seele, wobei er beide als dynamische Prozesse ansieht, die ontologisch (= seiend) identisch sind, sich jedoch verschieden äußern und ausdrücken: einmal physiologisch, einmal psychisch. In deutlicher Frontstellung zur Naturwissenschaft nennt er sowohl das leibkörperliche wie das leibseelische Geschehen »amechanisch« bzw. »übermechanisch« (Scheler 1978, S. 74), da die Lebenskraft, die er als Lebensdrang bzw. Gefühlsdrang (S. 12f) bezeichnet, die Lebensprozesse durch alle biologischen Strukturen hindurch dynamisch, wechselseitig und mehrschichtig formt und gestaltet.

6.1.1 Eine erste Lebensordnung

Ein körperliches Abbild dieser Lebensdynamik könnte das Gehirn mit seinen millionenfach vermittelnden Verbindungen liefern, aber auch die Haut, die in ihrem somatischen Aufbau sowohl mit dem Nervensystem als auch dem Blutkreislauf und dem Bewegungs»apparat« (Arme, Beine) zusammenhängt, da sie ja alle Organe bedeckt. Seit altersher unterscheidet man am fundamentalen Lebensdrang zwei Raum-Arten bzw. -Richtungen, nämlich außen die motorischen Bewegungen und innerlich »seelisch« die Gefühlsbewegungen (wörtlich E-motionen): Die Bewegung zu etwas hin fühlt sich emotional als Lust an, während von etwas wegstreben Unlust oder, wie Scheler schreibt, Leiden entspricht. Diese Grundbewegungen sind mit dem Wahrnehmen kreisförmig integriert (E.M. Straus und V.v. Weizsäcker), ohne dass wir sagen könnten, ob das Fühlen-Empfinden im Somatischen oder Psychischen begonnen hat bzw. von einer Seite verursacht wurde. Tast-Empfindungen entfalten ihre Qualitäten »angenehm«, »lustvoll« und »gut« in der Anziehungs-Annäherung, unabhängig davon, ob es sich dabei um »tote« Dinge oder lebendige Wesen handelt. Denn wirklich tot sind Dinge erst, wenn ich sie vernichte, nicht beachte und verlasse: selbst ein Stein kann mich ansprechen und anziehen! Eine erste Ordnung und Orientierung in der chaotischen Welt strukturiert sich somit über Lust und Leid und ist emotional auf einer Skala zwischen negativ über neutral zu positiv einzugliedern.

6.1.2 Vom Gestaltkreis zur Gestalt-Spirale

Die gestaltkreisförmigen Beziehungen zwischen Seele und Körper sind noch wirklichkeitsnäher durch ein Spiral-Modell zu verstehen, da dieses nach zwei Seiten hin offen ist. Es wird auch von Dieter Wyss (siehe »Konzepte für die HPS«) verwendet. Das bekannteste spiralförmige Modell ist die Doppelhelix, die James D. Watson als Struktur des Erbmaterials (E.P. Fischer 2002) beschrieben hat. So ähnlich, wie die Aminosäuren in den Genen an- und zugeordnet sind, könnten wir uns auch Bewegung und Wahrnehmen vorstellen: Das Empfindungs- und Gefühlsleben strukturiert und erweitert sich vom Anorganischen über das Biologische bis ins Seelisch-Geiste »hinauf« – umgekehrt finden jedoch auch Desorganisierungen und Desintegrationen statt. Das Modell hält Wege offen, parallele und wechselseitige Vorgänge zwischen Soma und Seele zu beobachten und zu messen, z.B. Sympathikus und Parasympathikus im vegetativen Nervensystem oder in den neurobiologischen Netzwerken (Bauer 2002/2008). Es ist für die wissenschaftliche Psychosomatik wesentlich, dass gleichzeitig antagonistisch-polare somatische und seelisch-geistige Prozesse ablaufen, die Ärzte und Psychologen mit dem Krankheitsgeschehen sinnvoll verbinden können.

6.2 Von der Empfindung zum Gefühl

Scheler hat in der *Wertethik* eine Hierarchie der Gefühle erstellt, die ich im Folgenden verwende, um das Geschehen in und durch »die« Haut verständlicher machen zu können. Er unterschied in Schichtungen bzw. Stufen a) sinnliche Gefühle, b) Lebensgefühle, c) rein seelische Gefühle und d) geistige Gefühle (Scheler 1980, S. 331ff). Wenn ich diese Stufen ins Spiral-Modell übertrage, wird der vorhin geschilderte dynamische Charakter noch deutlicher:

6.2.1 Eine zweite Lebensordnung

Auf den Tastsinn bezogen, müsste sich diese Theorie auch genetisch (aber nicht nur gentechnisch!) bewähren. Ich beginne deshalb beim Säugling, dessen Empfindungs- und Gefühlsleben noch relativ unverfälscht zu beobachten ist. Der Lebens- und Gefühlsdrang ist sowohl an Bewegungen motorischer Art als auch emotional wahrnehmbar: Der Säugling wendet sich Warmem, Weichem, Anschmiegsamem zu, er greift tastend danach, zuerst mit dem Mund, dann aber auch mit den Händen und anderen Kontaktstellen der Körperhaut und empfindet-verbindet damit gewiss Angenehmes und »Gutes« (Leib-seelisch). Natürlich zählen von Lebensbeginn an auch negative Empfindungen dazu. Sie sind an den Bewegungen des Sich-Entfernens und Zurückweichens, empfindungsmäßig paradigmatisch am Schmerz wahrnehmbar: Wir verstehen sofort, dass das Zusammentreffen eines Messers (materiell, außen) mit einem empfindenden

Wesen »Schmerz« (außen-innen) auslöst, und das Zurückzucken (Bewegung) kausal-final, nämlich am Zielort der verletzten Haut, gleichzeitig-parallel stattfindet.

Scheler nannte die sinnlichen Gefühle »Kontaktgefühle«, da sie räumlich und zeitlich nah sind, wie das Beispiel gezeigt hat. Wir können das ganze Geschehen beobachten, verstehen sowie Ursache und Wirkung der Verletzung unmittelbar zuordnen. Auf diese Weise verinnerlichen wir schon früh das kausalistisch-finalistische Grundmodell, das uns sowohl räumlich-zeitlich als auch psychisch-emotional die primär chaotische Welt ordnet; so orientieren wir uns fundamental in der Welt. Dieses Modell wurde seit Descartes konsequent in den Naturwissenschaften angewandt – mit fraglosen Erfolgen in den jeweiligen Sparten, auch in der Schulmedizin.

Philosophische Anthropologen und Tiefenpsychologen haben jedoch auch nachgewiesen, dass dieses Modell nicht ausreicht, um komplexere Zusammenhänge zu verstehen. Sobald ich nämlich Raum und Zeit als erlebt-gefühlten Raum und erlebt-empfundene Zeit charakterisiere, ist es erforderlich, das Grundmodell wissenschaftlich zu erweitern. Das hat z.B. Eugène Minkowski in seinem zweibändigen Werk *Die gelebte Zeit* (1933/1971) getan.

6.2.2 Der Säugling, die Mutter, die gefühlte Zeit, Kommunikation und Krise

Stellen wir uns vor, der Säugling trinke an der Brust der Mutter. Sie fühlt sich wohl und kann sich uneingeschränkt ihrem Kind widmen. »Haut« stellt den Nahkontakt physisch-physiologisch, allerdings bereits von zwei Seiten her – und schon wird es räumlich-materiell kompliziert, die sog. Tastgefühle physiologisch-biochemisch auf einer Seite zu lokalisieren, selbst wenn diese Vorgänge in Gehirnregionen oder Spiegelneuronen verlagert werden. Wenn ich in dieser Situation nämlich die Mutter fragen würde, wie lange sie gestillt hatte, könnte sie zwar mit einem Blick auf die Uhr sagen: von X bis Y. Aber diese Auskunft muss mit ihrem Zeitgefühl keineswegs übereinstimmen, denn sie empfand den Zeit-Raum z.B. grenzenlos »kurz«, »ewig«, »erfüllt« oder »gar nicht gefühlt« – wer würde ihr das nicht glauben oder wissenschaftlich darauf beharren wollen, dass es doch von X bis Y dauerte? Und niemand wird heute ernstlich daran zweifeln, dass der Säugling mitfühlt und mitempfindet und diese Erlebnisse in seine (leibliche) Existenz aufnimmt – selbst wenn es nicht gelingen sollte, diese Vorgänge jemals physiologisch-biochemisch dingfest (»objektiv«) machen zu können.

Wesentlich für das Krankheitsverstehen ist die Anwendung dieser Erkenntnisse auf die negativen Aspekte der Beziehung resp. Kommunikation zwischen den Beziehungspersonen und der Welt. Sobald nämlich Negatives in Form von Ablehnung, Trennung, emotionaler Kälte, Distanz oder sogar Gewalt auftritt, verändern sich auch die Emotionen: Angst, Hilflosigkeit, Einsamkeit, Wut, Hass und vieles mehr geht präverbal (vorsprachlich) damit einher. »Negatives« ist als Oberbegriff des Geschehens wörtlich zu verstehen, denn er deutet auf Verneinung, Vernichtung und Nichts im Lebensprozess hin, im Extrem bis zum Tod. Das ist wohl ein Grund dafür, dass z.B. Sigmund Freud das Gegensatzpaar Eros-Thanatos (Lebens- und Todestrieb, Liebe und Hass) in die Psychoanalyse eingeführt hat oder Dieter Wyss von »Nichtungen« spricht, die unser Dasein bestimmen. Selbst wenn ein Kind diese Emotionen nicht benennen kann, sind sie einfühlbar. Möglicherweise entgehen sie biochemisch-physikalischen Messmethoden, wie die Gestaltkreis-, Spiral- und organismischen Modelle hinlänglich beweisen, da die Lebensprozesse nur teilweise in einem geschlossenen oder parallelen System ablaufen – insofern weist jedes der angeführten Modelle Lücken auf.

Auf der Suche nach Ergänzung und Verbindung stieß ich auf den Begriff der Krise, den zahlreiche Autoren benutzen. Die Übersetzung aus dem Griechischen lautet: »schwierige Zeit«, »Störung«, »entscheidende Wendung« (Knaurs *Fremdwörterlexikon*). Ohne das Wort tiefgründiger analysieren zu wollen, verweisen die angeführten Übersetzungen darauf, dass Kontinuität und reibungsloser Verlauf einer bis dahin bestehenden Ordnung erschwert, gestört oder unterbrochen wird. Mit anderen Worten steht »Krise« für das antilogische Geschehen eines Lebensprozesses, der weitergeht, obwohl räumlich und zeitlich unterbrochen, gewendet und gestört-»genichtet« wird. Im folgenden Abschnitt sollte deutlich werden, wie der Begriff »Krise« psycho-somatisch eine zentrale Bedeutung gewinnt.

6.3 Das neurodermitische Säuglingsekzem

6.3.1 René A. Spitz: Feindseligkeit in Form manifester Ängstlichkeit?

René A. Spitz und seine Mitarbeiter (1965) führten in den 50er Jahren eine Studie an einem relativ homogenen Patientengut durch, in dem 15% der Säuglinge einer bestimmten Mutter-Kind-Gruppe ein neurodermitisches Ekzem entwickelten. In der übrigen Bevölkerung trat das »Säuglingsekzem« bei etwa 3% der Bevölkerung auf (heute bekommen 10–20% aller Kinder eine Neurodermitis! Dölle, Worm 2006).

FD 11: Die Säuglinge und ihre Mütter: Die 184 beobachteten Säuglinge entwickelten ihre Hauterscheinungen ab dem sechsten Lebensmonat und verloren sie größtenteils nach dem ersten Lebensjahr. Sie wurden dermatologisch und allergologisch untersucht und mit den damals üblichen Methoden behandelt. Allerdings mit so wenig Erfolg, dass die Therapie »resigniert« eingestellt wurde, da die Kinder »auf jeden Fall« nach einem Jahr wieder gesund wurden (S. 238).

Die Mütter und ihre Säuglinge befanden sich in einer besonderen Situation: Die 17–23-jährigen Mütter brachten die Kinder in einem Strafvollzug (aufgrund unterschiedlicher Delikte) zur Welt. Sie stillten, ernährten und pflegten sie in einem »Säuglingsheim«. Bei den Müttern mit Neurodermitis-Kindern stellte sich heraus, dass sie größtenteils aufgrund von »Sittlichkeits«-Vergehen nach dem damals üblichen US-Strafrecht inhaftiert waren, wobei Spitz nicht präzisiert, welche »Unsittlichkeiten« sie auf dem Land, woher sie meistens stammten, begangen hatten. Aus der Beschreibung kann jedoch abgeleitet werden, dass sie schwanger wurden, weil sie sich als Minderjährige mit Männern sexuell eingelassen hatten; möglicherweise waren sie auch Opfer von Vergewaltigungen. Die Beobachtungen, Filme, psychologischen Tests und Experimente gingen in eine sorgfältig validierte Langzeitstudie (durchschnittlich über ein Jahr) ein. Spitz war ein dezidierter Anhänger von Freud, berief sich vielfach auf die Reflexpsychologie von Pawlow, setzte sich aber auch mit den damals aktuellsten psychoanalytischen Untersuchungen z.B. von Margaret S. Mahler (siehe in: 1993) und Anna Freud auseinander.

6.3.2 Zusammenfassung und die fehlende Achtmonatsangst

Spitz beschreibt die Mütter der Ekzem-Kinder als sozial fehl angepasst, manchmal debil, »stumpfe Normale, wenn sie nicht debil sind« und »infantile Persönlichkeiten« (S. 47). Die psychiatrische Exploration und der Rorschach-Test ergaben ein »inadäquat« integriertes Ich sowie eine starke, unkontrollierte »unbewusste Angst« (S. 249). Die Beobachter (Krankenschwestern, Pflegerinnen, Ärzte, Psychologen) stimmten darin überein, dass die Mütter ihre Kinder nicht gern berührten, aber Freundinnen dazu brachten, ihre Kinder zu wickeln, zu baden und ihnen die Flasche zu geben. Zugleich waren die Mütter besorgt wegen der Zartheit und Verletzlichkeit ihrer Kinder. Sie sagten: Die kleinste falsche Bewegung könnte ihnen schaden (S. 243). Das Forscherteam fand heraus, dass sich die große Mehrzahl der »manifest infantilen Persönlichkeiten« unter den Müttern in der Ekzem-Gruppe befand. Aus Verhaltens-Beobachtungen und den Tests schloss Spitz: Die übertriebene Besorgnis sei eine »überkompensierte unbewusste Feindseligkeit« (S. 243), was schließlich zur bekannten Diagnose führte, die auch im Untertitel auftaucht: »Feindseligkeit in Form manifester Ängstlichkeit (Säuglingsekzem)«.

Die fehlende Achtmonatsangst: Die Untersuchung der Ekzem-Kinder ergab folgende Charakteristika: Von 192 untersuchten Kindern bekamen 28 eine Neurodermitis. Bei ihnen bestand von Geburt an eine erhöhte Hauterregbarkeit, die als verstärkte oberflächliche Haut-Reflexerregbarkeit objektiviert und protokolliert wurde. Darüber hinaus diagnostizierte das Team bei den Ekzemkindern das Fehlen der Achtmonatsangst, d.h. das Ausbleiben des »Fremdelns«, das oft auftritt, wenn das Kleinkind mit jemand anderem als der Mutter konfrontiert wird. Es weicht dann aus, schreckt zurück, wendet sich ab oder versteckt sich weinend hinter der Mutter. Spitz belegte dies auch prozentual: Die Ekzemkinder (15%) zeigten die spezifische Angst *nicht*, während diese bei den anderen Kindern auftrat (ich habe nicht nachgeforscht, ob die »Achtmonatsangst« in der modernen Kleinkind-Forschung als »normale« Entwicklungsstufe anerkannt wird. Bei der Spitz'schen Untersuchung handelt es sich ja um eine besondere und einzigartige Situation).

6.3.3 Interpretation durch Spitz

Grundlage des Ekzems ist die angeborene »Verletzlichkeit« in Form einer (Reflex-)Übererregbarkeit. Der Säugling entwickelt, dem psychoanalytischen Libido-Aggressions-Modell gemäß, ein übermäßiges Zärtlichkeitsbedürfnis, das in umgekehrtem Verhältnis zur distanzierten, berührungsscheuen Haltung der Mutter steht. Angst und verdrängt-unbewusste Feindseligkeit (Aggressionstrieb) motiviert sie zu diesem Verhalten. Die Ich-Bildung des Säuglings ist von der Mutter-Beziehung abhängig und entwickelt sich in komplexen Vorgängen über die Haut, vor allem über die Mundhöhlen-Schleimhaut. Die Störung innerhalb des Ich-Aufbaus führt zu einem Lerndefizit, das sich im Ausbleiben der Achtmonatsangst äußert; das Kleinkind ist erst durch den Individuationsprozess nach einem Jahr fähig, sich von der Mutter zu lösen. Deshalb heilt auch die neurodermitische Haut ab. Spitz macht einige Vorschläge, die »Resomatisierung« (Max Schur), d.h. die Verknüpfung des Affektiven mit dem Somatischen in der Neurodermitis, zu erklären, hält diese Hypothesen aber für so wenig stichhaltig, dass sein Fazit lautet: »Wir wissen es nicht« (S. 253).

6.3.4 Anthropologisch-leibliche Interpretation des Säuglingsekzems; die Krise

Die Ausführungen von Spitz leuchten an mehreren Stellen nicht ein: Die psychoanalytischen Interpretationen sind oft zu konstruiert und energetisch-mechanisch, so dass sie weder hinsichtlich des »Intrapsychischen« noch der »Subjekt-Objekt«-Beziehung überzeugen können. Ein gravierender Mangel fällt einem unvoreingenommenen Leser sofort auf, nämlich die psychopathologische »Diagnose« der Mutter. Ich möchte meine Argumente in folgenden Punkten zusammenfassen:

Der genetisch-konstitutionelle Faktor ist von Geburt an vorhanden: Die »Übererregbarkeit« gehört zur angeborenen Ausstattung des Kindes, was die moderne Forschung durch Trockenheit, Neigung zu Allergien und Anderem ergänzt hat (siehe meinen Beitrag »Neurodermitis«). Da organisch-somatische Faktoren stets machtvoller sind als Seelisch-Emotionales, stellt sich augenblicklich die Frage, warum die Hauterscheinungen nicht schon früher auftraten.

Was hat sich also zum Zeitpunkt des Ausbruchs der Neurodermitis verändert? Die Antwort muss mehr beinhalten als die Mutter-Kind-Beziehung, da unser Leib, wie Merleau-Ponty schreibt, »nicht im Raum ist, er wohnt ihm ein« (MP 1945/1965, S. 169), d.h. Räumlichkeit und Zeitlichkeit lebt und leibt. Spitz und seine Mitarbeiter haben glücklicherweise wissenschaftlich sorgfältig unter »Beschreibung der Institutionen« darauf hingewiesen, dass die Kinder des Säuglingsheimes nach sechs Monaten in Zimmer mit vier oder fünf Bettchen verlegt wurden (S. 45). Das war etwas Besonderes, denn im anderen ebenfalls untersuchten »Findelheim« blieben die Kinder bis 15 und mehr Monate in den »Einzelzellen«. Es ist leicht nachzuvollziehen, dass der Umzug in einen Raum mit mehr Kindern reichlich Wirbel mit sich brachte und gewiss lebhaftes, kindliches Spiel, Lärm, Hektik, Auseinandersetzungen, Geschrei, Freud und Leid zur Folge hatte: also Zündstoff genug, um einen labilen Haut-Funktions-Zustand krisenhaft zu desorganisieren, d.h. die latent (konstitutionell) vorhandene Neurodermitis auszulösen. Darüber hinaus wurde die Trennung von der ohnehin distanzierten Mutter noch intensiviert.

Die psychoanalytische Diagnose der Mütter ist m.E. tiefenpsychologisch nicht haltbar. Erstens gehört zu einer übermäßigen Ängstlichkeit nicht regelhaft eine unbewusst-verdrängte Feindseligkeit. Zweitens war das von den Beobachtern beschriebene Fehlverhalten der jungen Mütter mehr Ausdruck ihrer Ungeschicklichkeit, realer Angst vor der Verantwortung, Unsicherheit und fehlender seelisch-geistiger Integration. Es müssen sehr einfache, unerfahrene und verführbare Frauen gewesen sein, die in den Strudel der machtvollen Sexualität geraten und mit einer rigiden, v.a. religiös geprägten Moral kollidiert waren. Mit großer Wahrscheinlichkeit wurden sie von Männern – möglicherweise sogar aus dem halbkriminellen Dunstkreis der Zuhälter – ausgenutzt oder missbraucht. Auf diese Zusammenhänge geht Spitz bedauerlicherweise nicht ein.

Schon die Einfühlung in die Lebenssituation der Mütter macht verständlich, warum der (Haut)kontakt mit ihren Säuglingen übervorsichtig und distanziert blieb. Wenn die Mütter tatsächlich feindselig eingestellt gewesen wären, hätten die Hautsymptome früher beginnen müssen. Im Übrigen zeigten die Ekzemkinder keine Entwicklungslücken – mit Ausnahme der fehlenden sog. Achtmonatsangst. Wenn das »Fremdeln« ausfiel, konnte dies nur bedeuten, dass »fremde« Gesichter das Kind nicht erschreckten. Das ist jedoch kein Entwicklungsfehler, denn sie lernten die »normalen« Fähigkeiten in diesem Alter, sowohl motorisch als auch emotional und kognitiv. Allerdings wird verständlicher, warum sie »Fremdes« nicht als ängstigend empfanden, denn sie hatten schon vorher Mütter, die keine symbiotische Bindung zu ihrem Säugling entwickelten und andere zur intimsten Pflege heran zogen. Entscheidend war wohl auch, dass ihnen ab dem 6. Lebensmonat in ihrem neuen Zimmer noch mehr Fremde und Fremdes begegneten.

Wie ist die psychosomatische Krise ab dem 6. Lebensmonat zu verstehen? Die Destabilisierung im Mehrbettzimmer durch Aufregung und Anspannung zeigte sich psychomotorisch in Unruhe und Juckreiz, der sich in den folgenden Monaten durch das nicht unterdrückbare Reiben und Kratzen verstärkte (siehe meinen Beitrag über »Juckreiz«). Die Lokalisierung der Ekzemherde wird darüber hinaus verständlich, da Aufregung vegetativ mit Schwitzen einhergeht. Der Schweiß greift die Haut am ehesten an Stellen an, wo Haut auf Haut liegt, nämlich in den Knie-, Ellen-Beugen und Hautfalten, d.h. den typischen Neurodermitis-Lokalisationen. Mit aller Vorsicht verweise ich darüber hinaus auf die Möglichkeit der allergischen Komponente, d.h. die überbordende und desorganisierte Abwehr des »Fremden«, die sich im Spiel und in den Auseinandersetzungen mit anderen Kindern hätte entfalten können. Ärzte und Pflegepersonal versuchten ja anfangs, die Ekzeme mit Diät und vermeiden bestimmter Waschmittel usw. zu verbessern, was aber nicht gelang; deshalb wurden diese therapeutischen Maßnahmen eingestellt.

Das Verschwinden der Ekzeme nach etwa einem Jahr ist noch erklärungsbedürftig. Allem Anschein nach verfestigte sich kein allergisches Geschehen; das Thema taucht nicht mehr auf. Das bedeutete, dass die Kinder sich, ihrem psychosomatischen Entwicklungsstand gemäß, mit den bestehenden Verhältnissen auseinandergesetzt hatten und durch den Juckreiz und das Kratzen nicht mehr auf den eigenen Körper geworfen waren. Es gelang ihnen, die Haut mit ihren Missempfindungen zu überschreiten, indem sie sich leiblich aktiv »draußen« in der Welt bewegten (siehe meinen Beitrag »Allergien«).

Ich möchte zusammenfassend noch einmal betonen, dass die Ekzeme nicht auftraten, weil die

Mütter ihre Säuglinge zu wenig berührten oder feindselig ablehnten. Die Kleinkinder waren auch nicht neurotisch antisozial eingestellt und wurden deshalb auch nicht, wie die Individualpsychologie nahe legen würde, dafür mit Ekzemen bestraft. Sondern die Säuglingsekzeme entstanden in einer krisenhaften Situation auf dem Boden einer konstitutionellen Schwäche, die sich in diesem Alter hauptsächlich somatisch manifestierte.

6.4 Zur Phänomenologie der Sinnesorgane

Ausgangspunkt des leiblichen Geschehens beim neurodermitischen Säugling ist die körperlich-konstitutionelle Labilität, die zeitlebens in Form einer Neigung zu trockener Haut, allergischer Empfindlichkeit und Durchblutungsanomalien bestehen bleibt. Diese genetisch bedingte Belastung beschäftigt die moderne Forschung auf breiter Front (z.B. K. Wöllner, N. Novak 2007). Die Haut ist jedoch weitaus mehr als ein somatisches Konglomerat von Hautzellen, Talgdrüsen, Blutgefäßen und Nerven; sie ist, wie die Sinne überhaupt, eine »Umschlagstelle« zwischen Natur und Kultur (Maurice Merleau-Ponty 1966) bzw. eine Vermittlerin zwischen dem Anderen-Fremden und dem Eigenen (Waldenfels 2000).

Es sind vor allem diese Phänomenologen, die den Leib in diesem Zusammenspiel sorgfältig untersucht haben. Sie betonen, dass die Sinnesorgane keine körperlichen Werkzeuge zum Sehen, Hören oder Tasten, sondern Bestandteile der Sinneswahrnehmung sind, die im Gesamtgeschehen zur Kommunikation zwischen Selbst und Welt beitragen. Das sind im Falle der Haut die Tastwahrnehmungen und -empfindungen, die allerdings nicht nur im Sinne von Reiz-Reaktion physiologisch funktionieren, sondern eingefügt sind in ein Austausch- und Ausdrucksgeschehen, das beim Säugling und Kleinkind hauptsächlich mit den nächsten Beziehungspersonen realisiert wird.

In der Wahrnehmung arbeiten die Sinne synästhetisch zusammen und geben dem Leben fundamentalen Sinn und Bedeutung. »Synästhetisch« bedeutet: Auge, Ohr, Haut usw. ergeben nicht als Teile additiv ein Ganzes, sondern sind während ihren Aktivitäten nicht unterscheidbar. Wiederum sollte die dualistische Denkweise verlassen werden, die das lebendige Geschehen auf ein Außen (Objekte, die Reize aussenden) und ein seelisches oder kognitives Innen (das aufnimmt) reduzieren. Was in der Welt geschieht, ist in einen Gestaltkreis eingebunden, in dem sogar »tote« Dinge einem offenen Lebewesen etwas mitteilen: Wir brauchen hier nur an einen sonnig-warmen oder trüb-kalten Tag zu denken, der uns zu etwas verführt oder abschreckt. Noch bewegender (= emotionaler) gestaltet sich natürlich das Verhältnis mit den Menschen: In der Symbiose mit der Mutter – seltener dem Vater – versteht der Säugling vorsprachlich und vor jeder Reflexion, ob das, was er schmeckt, riecht, sieht und hört, »gut«, »schön«, »wohltuend«, »liebevoll« ist, oder aber die nächste Beziehungsperson sich unruhig, hektisch, nervös, aufgeregt, genervt, übermüdet, ungeordnet, angespannt und aufgeregt anfühlt.

Die Naturwissenschaftler haben aus verständlichen Gründen Mühe, phänomenologische Erkenntnisse zu akzeptieren. Sie werfen solchen Interpretationen »Animismus« (All-Beseelung) oder »Anthropomorphismus« (Übertragung menschlicher Eigenschaften auf die Natur) vor. Aber es sollte durch die psychosomatischen Zusammenhänge inzwischen deutlich geworden sein, dass die Logik unseres Leibes nicht ausschließlich kausal-linear verläuft, sondern Magisches, Anti-Logisches und Zwiespältiges (»Ambiguität« nach Merleau-Ponty) enthält. Das wird noch deutlicher, wenn ich im Folgenden auf das Zwischenleibliche zu sprechen komme.

6.5 Eigenleib, Fremdleib und Zwischenleib. Von der Symbiose und der Identifikation

Um das kreishafte und übergreifende Geschehen zwischen Säugling und Beziehungsperson, aber auch zwischen den Menschen allgemein zu beschreiben, haben Phänomenologen die im Titel erwähnten Leib-Begriffe geprägt. Wenn ich »etwas« fühle und empfinde, besteht dieses Etwas aus leiblich Fremdem und Eigenem. Das lässt sich am Haut-Tast-Sinn paradigmatisch nachvollziehen: Wenn ich z.B. mit einer Hand ans Bein greife, fühle ich in eins, dass es sich dabei um meines handelt und darüber hinaus um ein Bein, also ein Objekt, das ich ertastend z.B. bei jemand Anderem sofort als Fremdes wahrnehme. Leib-sinnlich kann man sich selber tasten, sehen und hören (Waldenfels 2000, S. 37). Als Modell können zwei sich überlagernde Kreise dienen, die Eigenleib und Fremdleib repräsentieren. Das beiden Gemeinsame ist das Zwischenleibliche.

Wesentlich daran ist die beidseitige Veränderung, die in den Begriffen Symbiose und Identifikation anklingt: Leibliches empfinden und fühlen ist stets psycho-somatisch in dem Sinne, dass Eigenschaften und Qualitäten der Mutter, der Umgebung und der Atmosphäre das Leiblich-Körperliche mit verändern, verstärkt vor allem durch die konstitutionelle Vorprägung, die fatalerweise bei der Neurodermitis Juckreiz, wechselnde Kreislaufaktivität und allergische Empfindlichkeit fördert.

6.6 Krankheit als gestörte Ordnung bzw. defizitäre Integration

Krisen bedeuten u.a. auch Desorganisation eines lebendigen Geschehens. Maurice Merleau-Ponty (MP 1942/1976) beschrieb die Balance der vitalen, seelischen und geistigen Schichten als Integrationsgeschehen, d.h. als Dynamik, die ständig zwischen Aufbau zu höheren Strukturen (Assimilation) und Abbau (Dissimilation) zu niedrigeren »Ordnungen« hin und her pendelt. Auf der niedrigsten Stufe entstand und entsteht permanent eine physische Ordnung, nämlich der Körper-Organismus mit funktionierend integrierendem Stoffwechsel in Zellen und Organen. Da im Französischen der Ausdruck »Leib« fehlt, nennt Merleau-Ponty diese Schicht *corps objet*. Biochemiker und Physiologen können diesen Leib-Körper wie ein Objekt (*objet*) untersuchen. Auf der nächst höheren Stufe finden Integrationen »psychischer« Natur statt, auf der das Leben (lat. *vita*) »innen« bemerkbar und wahrnehmbar wird. Deshalb erhält diese Ordnung die Bezeichnung vital. Darauf und eng damit verwoben ist – in einer anderen Räumlichkeit – die höchste Schicht, welche die eigentlich menschliche Ordnung aufbaut. »Hier« ordnen Regeln der Erziehung, Normen der Gesellschaft und Werte der Kultur, d.h. Bereiche, die dem Geistigen angehören. Sowohl Psychisches als auch Geistiges besitzen keine objektivierbaren Grenzen, wobei Geistiges sogar das »Subjekt« überschreitet (transzendiert). Die höheren Schichten erhalten die Bezeichnung *corps sujet*, was dem Leiblichen in meinem Konzept am nächsten kommt (siehe auch 4.5).

6.6.1 Integrationsmöglichkeiten von »Berührung«

Ich mache eine Armbewegung und berühre jemanden. Der Bewegungs- und Tastablauf ist bis in die kleinsten mikrobiologischen Details physisch analysier- und messbar. Die organismischen Einzelbefunde können durch naturwissenschaftliche Beobachter und Interpreten zu einem ganzheitlichen Geschehen zusammengefügt werden. Geschehnis geht aber erst dann in ein persönliches Erlebnis über (E.W. Straus: *Geschehnis und Erlebnis*, 1930), wenn die höheren Stufen der vitalen und menschlichen Ordnung z.B. den Sinn einer zärtlichen Geste wahr-nehmen. Mit anderen Worten nehme ich die Bewegung auf den Integrationsebenen unterschiedlich wahr und werde davon physisch, psychisch und geistig »berührt« (»Sinn«-Verstehen benötigt, wie ich weiter unten erläutere, geistige Integration).

Aus diesem Grund habe ich vorhin die Untersuchungen über das »Säuglingsekzem« (FD 11) durch René A. Spitz (1965) ausführlich diskutiert und dabei festgestellt, dass sich die Krise bei den betroffenen Kleinkindern somato-psychisch resp. psycho-somatisch im 6. Monat und nicht im 8. Monat in Form einer angeblich fehlenden Angst manifestierte. Meine Darstellung sollte verdeutlichen, wie sich auch in der Haut eine gewisse Ordnung »integrativ« hergestellt hatte (in einem »gesunden« Leib-Körper), die aber in der spezifischen Situation des Zimmerwechsels in Unordnung geriet (Desintegration) und sich als Körper-Krankheit Neurodermitis manifestierte.

Die Integrations-Stufen durchdringen sich gegenseitig und sind voneinander abhängig, wobei es besonders schmerzhaft ist, wenn die »unterste« Schicht, die am machtvollsten ist, desintegriert: Körperliche Verletzungen und Entzündungen sind somato-psychisch eindeutig als Schmerz zu diagnostizieren und kausal gezielt zu behandeln. Krisenhaft gestörte Ordnung und Desintegration zeigen sich physisch-physiologisch u.a. in Form von Austrocknung, Entzündung, Histamin-, Neuropeptid-Ausschüttung usw., auf höheren Stufen jedoch als Angst, Furcht, Depression, Ärger, Wut, Kränkung, Demütigung und Hass. Krisen »treffen« und »berühren« die Schichten also auf unterschiedliche Art und Weise, so dass sie wissenschaftlich auch different untersucht werden sollten (Ernst Peter Fischer 2002, S. 220).

6.7 Gefühl, Geist und Psychosomatik

In den vorhergehenden Abschnitten folgte ich den emotionalen Spuren in mehreren Integrationsebenen. Nun möchte ich die Frage diskutieren, ob Krisen auch auf der höchsten, d.h. geistigen Integrationsebene somato-psychisch involviert sind. Jedoch möchte ich gleich zu Beginn davor warnen, diese Frage kausal-final zu verkürzen, indem danach gesucht wird, ob und wie z.B. geistige Gefühle wie Mitgefühl, Dankbarkeit, Heiterkeit und Freundschaft materiell Physiologisches direkt bewegen oder erschüttern könnten. Geist-Philosophen betonen, dass die geistige Schicht nicht aus beiden Richtungen kausal mit den niedrigeren Schichten verbunden ist, sondern sie »überformt« (Nicolai Hartmann 1962). Geistige Prozesse haben keine Möglichkeit, auf geradem Weg von oben nach unten ins organische Leben einzugreifen, denn sie sind abhängig vom Material der untersten Schicht, um sich überhaupt verwirklichen zu können. Deshalb sind geistige Gefühle im Vergleich zu Psyche und Soma auch relativ machtlos. Das bedeutet allerdings: Die Kausalität als »Fundamentalkategorie« wirkt von unten nach oben, aber nicht umgekehrt (Hartmann 1956, S. 125). Ein einfaches Beispiel: Zerstörungen des Gehirns haben »natürlich« seelisch-geistige Folgen. Jedoch kann Geistiges eine führende und leitende Rolle spielen, wie das Beispiel des Künstlers zeigt, der seinem Kunstwerk seinen Geist ein»gibt«, indem er malt, komponiert oder bildhauert. Oft wird von »einhauchen« gesprochen, aber ich habe mit Absicht das Wort »geben« benutzt, um den Tastcharakter hervorzuheben. Allerdings sollte der Begriff des »Gebens« – desgleichen »Kreativität« oder »Schöpferkraft« – wiederum nicht »Geist« direkt kausal mit Gott als Urheber verbinden, wie wir es, der kausal-finalistischen Grundordnung gemäß, gewohnt sind.

Charakteristisch für »Geist« ist auch, dass er kein Besitz ist, der uns ein für allemal eingegeben wurde, sondern es handelt sich beim Geistigen um eine Daseinsschicht, in die wir uns fakultativ hineinbegeben bzw. hineinarbeiten können. In ihr ist es *möglich*, sich mit dem Geist anderer Menschen zu verbinden, wobei dieser Mensch körperlich tot sein kann – und leiblich trotzdem »ewig« weiterlebt, nämlich in seinen Werken, d.h. im »objektivierten Geist« (Hartmann 1962).

7 Pityriasis rosea – vom Körper, der Gestalt und dem Leib

Ich möchte anhand dieser Hautkrankheit den Begriff »Leib«, den ich in den Mittelpunkt meiner Ausführungen über die Hautpsychosomatik gestellt habe, auf seine Allgemeinverständlichkeit, Wissenschaftlichkeit und Behandlungsrelevanz überprüfen. Daher werde ich am Leitfaden der für Dermatologen alltäglichen und harmlosen Hauterkrankung meine Gedankengänge zum Thema »Haut« noch einmal durchspielen und einige Anthropologen[1] und Philosophen nach ihrem Körper- bzw. Leib-Konzept befragen. Ich habe gerade diese Haut-Affektion gewählt, die häufig vorkommt, weil ihre Ursache(n) bisher nicht geklärt werden konnte(n). Sie trägt den Namen »Röschenflechte«, lateinisch *Pityriasis rosea* (PR).

7.1 Pityriasis rosea

Wenn eines Tages an einer Stelle des Oberkörpers aus heiler Haut ein runder bis ovaler roter Fleck auftaucht, der am Rande schuppt und im Durchmesser etwa 2–4 cm beträgt, erschrecken die Betroffenen. Noch beängstigender ist es für sie, nach diesem sog. »Primärmedaillon« eine Aussaat von kleinen Flecken über Brust und Rücken bis zu den Oberschenkeln zu erleben, die manchmal auch zu jucken beginnen. Die Dermatologen haben diesen Hauterscheinungen die malerische Bezeichnung *Pityriasis rosea* gegeben, da die kleieartige (= *pityriasiforme*) Schuppenkrause auf den Rötungen an Rosenblüten erinnert.

FD 12.0: Die etwa 35-jährige PR-Patientin, von Beruf Krankenschwester, berichtete, dass sie zwei Wochen zuvor eine größere Stelle am Bauch bemerkt hatte. Als sich kleinere Flecken am ganzen Oberkörper dazu gesellten und zu jucken anfingen, geriet sie in Panik und beeilte sich, in dermatologische Behandlung zu kommen. Auf Befragen schilderte sie ihre Vorliebe, lange im überwärmten Schaumbad zu liegen. Dies sei, so erklärte ich ihr, die äußere Ursache dieser Hautentzündung.

7.1.1 Interpretation I und Therapie

Die Auslöser und Ursachen dieser recht häufigen Erkrankung sind weitgehend unbekannt. Fachleute halten sie für die Begleitreaktion einer bakteriellen oder viralen Infektion. Andere Überlegungen gehen in Richtung einer allergischen Reaktion, da die mikroskopischen Untersuchungen ekzematöse Veränderungen ergeben haben (Panizzon, Bloch 1982). Bis heute wurden jedoch kaum Belege für diese Thesen gefunden. Man stellt nur fest, dass die Haut insgesamt während etwa vier Wochen überempfindlich ist. Erfahrungen weisen in Richtung einer durch übermäßige Waschmaßnahmen, Schwitzen und Sonneneinstrahlung allzu strapazierten Haut.

Diese Erkenntnisse reichen in der Regel aus, um therapeutisch nach wenigen Wochen erfolgreich zu sein: weniger oft und intensiv waschen, die Haut mit einer Körperlotion rückfetten und das Ende der Abheilung geduldig abwarten. Ich habe damit »die« Haut schulmedizinisch korrekt, wie eine Sache bzw. ein Objekt, behandelt. Sie gilt als Teil des *Körpers*, den ich sehe, anfasse und mit dem ich handfest (be-handelnd) umgehen kann (gegen den Juckreiz hilft manchmal eine lindernde Creme, i.d.R. ohne Kortison). Der geschilderte regelhafte Verlauf ist jedoch nicht generell

[1] Die Anthropologie ist die Lehre vom Menschen.

zu beobachten. Manchmal bleibt der erste große Fleck über viele Wochen bestehen oder aber die Aussaat der kleineren Flecken ist rasant und von Juckreiz begleitet, wie bei meiner Patientin.

FD 12.1: Sie fragte mich erstaunt, warum sie denn gerade jetzt diese Hautkrankheit bekommen habe, da sie doch bisher mit ihren Schaumbädern noch nie Probleme gehabt hätte. Es mussten also, entgegnete ich ihr, mehrere Umstände dazugekommen sein, um das Symptom zu bewirken. Nach einigem Überlegen erzählte sie, dass sie vor einer einschneidenden beruflichen Änderung stand, vor der sie sich fürchtete. Darüber hinaus hätte sie einer Kollegin zugesagt, mit ihr einen Buchartikel zu verfassen. Da sie darin aber keinerlei Übung besitze, laste diese Aufgabe seit einigen Tagen auf ihrem Gemüt und bereite ihr zudem Ärger. Aus der Lebensgeschichte war zu erfahren, dass sie bereits mehrfach beruflich ehrgeizig hohe Ziele angestrebt hatte; unter anderem wollte sie auch Medizin studieren. Sie lebte allein. Der letzte Partnerschaftsversuch lag bereits einige Jahre zurück. Sie empfand es, wie sie sagte, als zu mühsam, mit einem Mann zusammen zu leben.

7.1.2 Interpretation II: Von den Flecken des Ehrgeizes

Zu den »äußeren«, *körperlichen* Faktoren gesellten sich also, so interpretierte ich, »innere« Anteile, die seit langem *psychisch* genannt werden. Charakteristisch für das Seelische ist das *Subjektive*, d.h. diejenigen Wahrnehmungen, Gedanken und Gefühle, die dem jeweiligen Subjekt eigen sind. Eine anthropologisch-integrativ vorgehende Psychosomatik müsste also neben den objektiven (körperlich-somatischen) Fakten das Individuelle mit einbeziehen. Denn nur so wäre gewährleistet, dass die Behandlung *persönliche* Bedingungen der Erkrankung berücksichtigt und damit die Abheilung beschleunigt. Natürlich versuchen die Psychosomatiker, psychische Faktoren zu benennen, die für möglichst alle Pityriasis-rosea-Fälle, also *regelhaft*, gelten, damit, wie z.B. in der Chirurgie, die Ursachen benannt und dann direkt beseitigt werden können. Dieser Vorgehensweise führte zur Theorie der sog. »spezifischen« psychischen Ursachen für Hauterkrankungen. In diesem Sinne spreche ich auch »von den Flecken des Ehrgeizes« – was ich korrekterweise ergänzen müsste mit: »bei dieser Patientin«.

Wie ich in mehreren Aufsätzen ausgeführt habe, gibt es tatsächlich *allgemeine* psychische Konditionen wie *Anspannung* und *Belastung (Stress)*, die bei psychosomatischen Hautkrankheiten i.d.R. beteiligt sind. Das gilt gleichermaßen für die PR, vor allem, wenn sie von *Juckreiz* sowie einer auffallend raschen Ausbreitung der Flecken begleitet wird. Auch die anderen eruierten psychischen Faktoren wie übertriebener Ehrgeiz, Angst vor Versagen, Überforderung usw. finden sich gehäuft bei zahlreichen PR-Patienten. Sie können den im Alltag kaum spürbaren Juckreiz manifest werden lassen und damit die emotionale Belastung steigern.

FD 12.2: Deshalb lag der nächste therapeutische Schritt darin, meine Patientin über die Ungefährlichkeit und die »inneren« Faktoren der Erkrankung aufzuklären. Ich erhob von dieser Patientin nur wenige biographische Daten, da bei einer solch harmlosen und meist spontan nach vier bis sechs Wochen abheilenden Erkrankung keine tiefenpsychologische Exploration erforderlich ist. Immerhin erfuhr ich, wie sie als Jüngste von mehreren Geschwistern unter starkem Konkurrenzdruck stand, der ihr wahrscheinlich geduldiges Arbeiten erschwerte und Ziele anvisieren ließ, die nur teilweise ihren eigenen Interessen entsprachen. Berufliches stand eher in ihrem Lebensmittelpunkt als Beziehungen.

Die vergleichsweise kargen Angaben der Patientin genügten also, um über den körperlichen Hautbefund hinaus Einblick in maßgebliche Faktoren zu gewinnen, welche ihr Leben gefühlsmäßig be*stimmt* haben könnten. Die daseinsanalytischen Interpretationen, z.B. von Medard Boss (1971), vereinen diese »Stimmungen« im sog. *Gestimmt-sein* (S. 288), die in das »Leiben« der Erkrankung mit einfließt. Auf diese Weise erhält die Bezeichnung »Haut« als Bestandteil des *Leibes* eine erste sinnvolle Bestätigung.

7.2 Hauterkrankung und Gestalt

Abgesehen von der Daseinsanalyse hat auch die *Gestaltpsychologie* versucht, über die naturwissenschaftliche Aufsplitterung hinaus zu einem ganzheitlichen Verständnis des Menschen und seiner Teile zu gelangen. Ich muss mich bei meinen Ausführungen allerdings auf einige wenige Ergebnisse beschränken, die für das Thema »Leib-Körper« von Bedeutung sind. Der Begründer der Gestaltpsychologie, Christian von Ehrenfels (1960), übernahm 1890 vom Philosophen Ernst Mach die Erkenntnis, dass wir Raum- und Tongestalten unmittelbar empfinden. Unmittelbar bedeutet: Wir fügen die gesehenen oder gehörten Objekte nicht aus Einzelteilen zusammen, sondern nehmen sie auf einmal in ihrer Totalität wahr. Das erste Ehrenfels'sche Kriterium hieß demzufolge: Gestalt als Ganzes ist *übersummativ*, d.h. das Ganze ist mehr als dessen Teile.

Wenn ich also bei meiner Patientin die Hauterscheinungen rein *körperlich* analysiert hätte, bliebe die Diagnose »Pityriasis rosea« unvollständig. Erst das Erfassen der Patientin als ganzheitliches Subjekt – soweit dies möglich war – konnte eine Annäherung an eine umfassendere Diagnose und damit Therapie gewährleisten. Ein Individuum *hat* nicht nur einen Körper mit diversen Organen wie z.B. die Haut, sondern *ist* auch in seiner Gänze eine leibliche *Gestalt*.

Das zweite Ehrenfels'sche Kriterium lautet: *Qualitäten sind transformierbar*. Beispiele für Qualitäten sind warm, kalt, hart, weich usw. Meinem Thema gemäß habe ich *Tastsinn*-Qualitäten ausgewählt, um das Leibliche herauszuarbeiten. Schon damals stellten sich die Wissenschaftler die Frage, wie denn physikalische und biochemische Vorgänge (Reize, Ströme, Hormone, Enzyme, d.h. Materie) in *Qualitäten* übergehen, *die wir fühlen bzw. empfinden* – also dieselbe Frage, die wir heute jedem Neuro-Gehirn-Psychologen stellen müssten. Ehrenfels umfährt diese Klippe mit der Hypothese, dass es *Urqualitäten* in Form von Gestalten (Wärme, Kälte, Härte) gibt, die sowohl physisch wie psychisch *transformiert* erscheinen können. Diese Anschauung hat viel für sich, da sie verständlich machen kann, wie wir z.B. dieselben Qualitäten in verschiedenen Sinnesgebieten antreffen können: »schwere« Musik, »warme« oder »kalte« Farbe, »weiche«, »anschmiegsame« Melodie usf. Diese Phänomene gehören zum Themenkreis der »Synästhesie« (griech. *syn* = zusammen, *aisthesis* = Wahrnehmung, Empfindung. Waldenfels 2000, S. 91–93), d.h. einem Bereich der »Ästhetik«.

Eine Frage in der Hautpsychosomatik könnte dann lauten: Wie kommt die Übersetzung von Tastreizen, Transport von Neuropeptiden usf. in die *empfundene Juckreiz-Gestalt* zustande? Der Gestaltpsychologe würde antworten: Juckreiz ist eine Urqualität, die sich sowohl physisch wie psychisch darstellt und wechselseitig transformierbar ist. Max Wertheimer (1912), ein anderer Gestaltpsychologe, bezeichnete den Übergang als »Phi« (nach dem griechischen Buchstaben ϕ). Er charakterisierte damit bereits das »Zwischen«, das bei Merleau-Ponty und Waldenfels dann im »Zwischen*leiblichen*« wieder auftaucht. Leiblich empfinde und spüre ich »Bewegung« und kann im Nu eine leidenschaftlich-zärtliche Umarmung von einem gewaltsamen Festhalten unterscheiden, obwohl z.B. die Bewegungen sowohl räumlich-zeitlich und Druck-physikalisch dasselbe ergäben.

Der gestaltpsychologische Weg (Fitzek, Salber 1996) führt somit zum Verständnis von Erkrankungen als ganzheitliches Geschehen, in welchem »prägnante«, »gute« und »schöne«, d.h. gesunde Gestalten ge- bzw. zerstört sind. Innerhalb der Gestalt und dem sozialen »Feld« (Kurt Lewin 1982) lassen sich auch »Strukturen« herausarbeiten, die bei den Patienten allerdings mit biographischen, psychogenetischen und psychopathologischen Begriffen charakterisiert werden müssen, was wiederum differenzierte Tiefenpsychologen lebensnaher und verständlicher ausdrücken können. »Gestalt«, »Struktur«, »Feld« und ähnliche Begriffe lassen zwar eine ganzheitliche *bildhafte Ordnung* erkennen, die aber m.E. zu technisch konstruiert ist, so dass der maßgebliche emotionale

Gehalt unterrepräsentiert bleibt. Gestaltpsychologen könnten zwar bei meiner Patientin mit Recht eine *deformierte Lebensordnung* diagnostizieren. Dann aber stünde an, die berufliche wie soziale *Krise*, die mit *Furcht, Anspannung, Konkurrenz* und *übermäßigem Ehrgeiz* einhergeht, mit der Patientin durchzuarbeiten, was Aufgabe jedes professionellen Psychologen ist.

7.3 Vom Gestaltkreis (wahrnehmen-bewegen) zum Pathos des Leidens und Leibes

Ich möchte daher im Verlauf meiner nächsten Untersuchungen noch Differenzierteres über Gefühle und Emotionen erkunden, da diese im »Ganzen« eine zentrale Rolle spielen. Deshalb fahre ich mit Viktor von Weizsäcker fort, der u.a. mit dem *Gestaltkreis*-Modell den kranken Menschen als Subjekt in den Mittelpunkt stellte. In meinem Beitrag »Grundlagen der HPS« bin ich auf den *Gestaltkreis* (1939) nicht näher eingegangen. Das soll an dieser Stelle nachgeholt werden. Weizsäcker beschäftigte sich eingehend mit dem Zusammenhang von *Wahrnehmen* und *Bewegen*, d.h. dem Erkennen, Fühlen und Empfinden (innerlich »seelisch«) bei Bewegungen entweder des eigenen Körpers oder der Umgebung. Auf die Haut übertragen, stelle ich nochmals die Frage: Wenn Forscher in der Haut somatische Vorgänge in Form von elektrischen Strömen, biochemischen Veränderungen, Bewegungen von Immunzellen usw. registrieren und messen, wie kommt es dann zum subjektiven, psychischen Spüren, Fühlen und Empfinden? In der dualistisch geprägten Naturwissenschaft, die bis heute dominiert, lautet die Antwort: Biochemisch-physikalisch-neuronale Strukturen materieller Natur bringen Psychisches hervor (= epiphänomenal, d.h. als Produkt der allumfassenden Materie) –, ohne allerdings wissenschaftlich korrekter und einleuchtender machen zu können, wie diese Übertragung, Schöpfung und Übersetzung zustande kommen soll.

Viktor von Weizsäcker und seine Mitarbeiter haben von 1933 an in Experimenten nachgewiesen, dass Subjektives und Objektives in einem kreisförmigen Geschehen naturgemäß, d.h. im einfachen Erleben, ungetrennt miteinander verbunden sind. Dazu untersuchten die Forscher u.a. den *Drehschwindel*, der psychisch »subjektiv« von der Versuchsperson als »Schwindel« *gefühlt*, von Beobachtern »objektiv« als Dreh-*Bewegung* an der Versuchsperson an Augen- und ausgleichenden Armbewegungen sichtbar wird sowie mit diversen Apparaten physiologisch gemessen werden kann. Wesentlich daran ist, dass die Betroffenen *zur selben Zeit*, in der sie sich schwindlig fühlen, die Bewegungen z.B. der Umgebung ganz anders *wahrnehmen* als den Schwindel.

Ich möchte diese Gestaltkreis-Erkenntnisse auf das *Tasten* (berühren) und das Tast*gefühl* (»innerlich« berührt werden) übertragen: z.B. berühre ich jemanden. Diese Bewegung kann »objektiv« bis in die kleinsten mikrobiologischen Verästelungen untersucht und selbst im Gehirn an spezifischen Strukturen nachgewiesen werden – aber es bleibt so lange eine Messung, ein Bild oder eine Aufzeichnung, bis das *Empfinden* und *Fühlen des Subjekts* darüber entscheidet, ob es sich beim Tasten um eine zärtliche, suchende oder möglicherweise aggressive Tönung gehandelt hatte. Die Crux beim empfindenden und reflektierenden Subjekt ist allerdings, ob die befragte Person eigene unbewusste Regungen, Abspaltungen und Verdrängungen kennt und sie zu benennen vermag oder nicht (damit habe ich den Bereich des »Geistigen« einbezogen).

7.3.1 Vom Kampf der Wissenschaften im Gestaltkreis

An dieser Stelle tritt der Psychologe in Erscheinung, und der Streit der Fakultäten beginnt. Wer hat Recht, der Neuro-Physiologe, der Seelisches und Geistiges als Produktion des Gehirns dekretiert und »beweist« (Antonio R. Damasio 2007, S. 227) oder der Tiefenpsychologe, der dieses

Kausalitätsdenken als unzureichend bestreitet und in zahlreichen Sitzungen mit dem Patienten Orientierungs- und Leistungskrisen herausarbeitet, die im Zusammenhang mit der somatischen Erkrankung stattfanden? Wie apodiktisch und einseitig ein Teil der aktuellen Wissenschafts-Redaktion vorgeht, demonstriert Bas Kast, der in einer Berliner Tageszeitung schrieb: »Nicht unsere Seele steuert das Gehirn, sondern das Gehirn bringt unsere Seele, mitsamt Ich und ›seinen‹ Gedanken und Gefühlen hervor« (*Der Tagesspiegel*, 31.8.2008). Er argumentiert weiter, dass es nur eine »Welt gibt, die physikalische, und die ist kausal geschlossen«. Der Streit zwischen den Geistes- und Naturwissenschaften ist jedoch bis heute nicht entschieden, wie z.B. meine Auseinandersetzung mit dem Gestaltkreis-Modell von Weizsäcker beweist. Aber hat dieses Ringen um wissenschaftliches Verständnis überhaupt einen Sinn? Ich denke doch, da es letztlich um Fortschritte in der Diagnostik und Therapie von Krankheiten geht.

Deshalb setze ich meine Überlegungen bei meiner Patientin fort. Wenn ich sie am Anfang der Behandlung vor die Alternative gestellt hätte, ob sie gegen ihre Hauterkrankung lieber eine Salbe *oder* eine Aufklärung über die seelisch-emotionalen Zusammenhänge bekommen wolle, wäre ihre Antwort wohl klar ausgefallen: Sie hätte nämlich für das *materielle* Therapeutikum votiert. Denn Materie in jeder Form ist *machtvoller, wirkungsvoller* und *siegreicher*, was jede Gewaltanwendung – bis in die Politik und Geschichte hinein – *hand*fest (mit einem Tastorgan) beweist. Meine wissenschaftlich fundierte Psychosomatik stellt(e) die Patientin jedoch nicht vor dieses Entweder-Oder, sondern bezog den Gestaltkreis mit ein, der aussagt, dass die während des Auftretens der Hauterkrankung nicht gefühlten und empfundenen Krisen und Konflikte keineswegs gegen deren Beteiligung sprachen. Weizsäcker beschreibt, wie physiologisch-biochemische Manifestationen von Krankheiten stellvertretend für Seelisch-Emotionales auftreten *können* (füge ich hinzu). Der Patientin leuchteten diese Zusammenhänge ein. Sie wurde ruhiger und verlor einen Teil ihrer Ängste, was die Abheilung der Hautentzündung gewiss unterstützte.

Ist das beweiskräftig genug? Für die Patientin, wenn die Hautkrankheit verschwand, sicher, für rein naturwissenschaftlich orientierte Ärzte wohl nicht. Meine Ausführungen zum Leiblichen zeigen aber bisher deutlich, dass dualistisch-kausalistisches Denken und deren Methodik nicht ausreichen, um *menschliche Krankheiten* besser behandeln zu können.

Es ändert deshalb wenig, wenn wir z.B. *Gefühle der Zärtlichkeit* als Resultat von Nervenimpulsen nach-(be)weisen, die über die sensiblen Nervenfasern ins Gehirn wandern und dort im limbischen System das Glücksgefühl-Hormon ausschütten. Es entlässt den behandelnden Arzt nicht aus dem Gestaltkreis, den wir einmal durch die »Drehtür« (auch ein Weizsäcker'scher Begriff) in die Sphäre des Seelisch-Emotionalen und in anderer Richtung ins Somatische betreten.

Deshalb ist auch die Frage, ob die Hautkrankheit z.B. bei meiner Patientin von Ehrgeiz, Angst, Anspannung und Überforderung *verursacht* wurde, psychosomatisch unwissenschaftlich gestellt. Im Sinne des Gestaltkreis-Modells müsste ich von einem *Gestalt- und Funktionswandel* sowohl auf dem seelischen wie somatischen Kreis-Abschnitt sprechen. Es ist daher wissenschaftlich sinnvoll, nicht nur den körperlichen Bereich des Kreises bis in die Mikrobiologie hinein zu verfolgen, sondern schon bei der ersten Begegnung mit dem Patienten ihn als *Subjekt mit einem fühlenden Leib* einzubeziehen.

Viktor von Weizsäcker nannte sein letztes Werk *Pathosophie* (1967), worunter er die Lehre vom Leiden verstand. Er ging davon aus, dass unsere Existenz von der Wiege bis zur Bahre kaum jemals etwas aufweist, was wir als gesund bezeichnen können. Denn fast tagtäglich setzt der »unablässige Krieg mit der Krankheit« von neuem ein, wobei Weizsäcker unter Krankheit sämtliche Widerwärtigkeiten des Leibes verstand. Dazu zählte er Schmerz, Schwäche, Schwindel, Übelkeit, aber auch Angst, Gespanntheit und Verstimmungen aller Art; sie gehören in den Bereich des »Pathos«, d.h. der Leidens-Emotionen.

Auf meine Patientin bezogen hieße das: Zum Zeitpunkt des Beginns der Röschenflechte *wollte* sie sich beruflich neu orientieren, war aber im Zweifel darüber, ob sie es *kann*, fürchtete sich auch davor, weil sie darüber hinaus einen Artikel für die Kollegin schreiben *musste*. Was *sollte* und *durfte* sie also tun?

Diese Weizsäcker'schen Kategorien klingen zwar in meiner Anwendung plausibel, aber sie vermögen meine Gedanken und Fragen nicht wirklich zu erhellen. Deshalb halte ich aus der Charakteristik der »pathischen« Kategorien nur fest, dass sie einen emotionalen Kern besitzen, den ich weiter untersuchen möchte.

7.4 Krankheit, Werdenshemmung und Leidenschaften

Der Zusammenhang von Krankheit und Zeit (Werden) ist u.a. vom phänomenologisch orientierten Psychiater Victor Emil v. Gebsattel (1954) aufgegriffen worden. Er beruft sich dabei auf Ludwig Binswanger, Max Scheler und nicht zuletzt auf Viktor v. Weizsäcker, wenn er den Zeitfaktor bei Neurosen und Psychosen mit einbezieht. Gebsattel bezeichnet »die Zeitstruktur des in der Gestaltung seines Werdens entscheidungsgehemmten Menschen« (S. 133) als gemeinsamen Nenner aller Neurosen und Psychosen, der aber m.E. auch für psychosomatische Krankheiten zutrifft.

Die Erkrankung meiner Patientin trat in krisenhaften Knotenpunkten ihrer Existenz auf, was einem Unterbruch des Lebensablaufs gleichkam. Der kontinuierliche Übergang von Vergangenheit über Gegenwart in die Zukunft – das »Werden« im Sinne Gebsattels – war gestört, was sich *leiblich*, sowohl psychisch wie somatisch, äußerte. Auf psychischer »Seite« fielen Angst, Anspannung, Ehrgeiz und Unzufriedenheit auf, während sich Somatisches in der Röschenflechte (ver)»körperte«. Diese Interpretation könnte, in Maßen, sogar physiologisch begründet werden: Auch das Hautorgan ist in zahlreiche Funktions*kreise* (*Kreis*lauf, Immunität, Zellneubildung und Zellabbau, Stoffwechsel) integriert, die *in der Zeit* geschehen und somit aus verständlichen Gründen in Krisen gestört werden können (siehe hierzu das »Stress«-Konzept).

Seit dem Altertum ist überdies bekannt, dass manche Leidenschaften (Affekte) die menschliche Entwicklung negativ beeinträchtigen, da sie Kräfte verzehrend sind. Solange wir in Angst, Anspannung und übermäßigem Ehrgeiz verharren und daran leiden müssen, werden unsere Lebensenergien aufgebraucht und stehen deshalb der Aufrechterhaltung der Balance des Organismus, die Energiezufuhr benötigt, nicht zur Verfügung. Im Affektzustand dominiert der *Körper* mit Herzklopfen, Schwitzen, Zittern oder Ähnlichem, während Geistiges und zartere Gefühle praktisch untergehen.

Meine Patientin befand sich zum Zeitpunkt in mehreren Krisen, die ihr Kraft abforderten. Diese Energie stand den regenerierenden Prozessen sowohl auf physiologischer, vitaler und menschlicher Ebene nicht zur Verfügung. Primär als Dermatologe angesprochen, begann ich deshalb therapeutisch auf der somatischen Ebene: Der Haut*körper* erhielt eine Hautlotion zur Beruhigung. Diese Be-Handlung reichte im Verbund mit Selbstheilungstendenz, Aufklärung und Hinweisen auf aktuelle Stress-Anteile aus, um die PR verschwinden zu lassen.

7.5 Psychotherapeutische Hinweise

Wenn eine Psychotherapie in Frage gekommen wäre, hätte ich versucht, mit dieser Patientin den Bereich der Leistung zu bearbeiten, damit sie ihren Alltag ausgeglichener, ausgewogener und geordneter *gestalten* könnte. In diesem Zusammenhang wären auch Themen wie Vertrauen, Freundschaft, gegenseitige Anerkennung und Wertschätzung durchgesprochen worden. Anders ausgedrückt: Wenn ich meine Arbeit als Therapeut annähernd gut gemacht habe, entwickelt sich ein positiveres Lebensgefühl, das sich in Besinnlichkeit, Sinnlichkeit und Sinnhaftigkeit äußert, Komponenten also, die alle »Schichten« des menschlichen Daseins umfasst.

8 Akne und die Lebenskrise Pubertät

Die *Akne vulgaris* in ihren verschiedenen Ausprägungen ist eine der häufigsten Hautkrankheiten des Jugendalters. Wie so oft bei verbreiteten Krankheiten ohne eindeutig geklärte Ursache und Behandlung haben sich der Volksmund und die Werbung der »Pickelkrankheit« angenommen und dabei eigene Vorurteile und die dazu passenden Behandlungen entwickelt. Um nur einige davon zu nennen: Die Akne sei »unreine Haut«, sichtbar durch die schwarzen »Mitesser«, verursacht durch – je nach gerade vorherrschender Meinung – Fette, Milch, Ei oder Süßigkeiten. Dementsprechend formieren sich die Behandlungs- und Putzkolonnen, in deren Gefolge die Pickel durch Kompressen aufgeweicht, mit Sand oder anderen Partikeln weggeschmirgelt, durch Reinigungsmilch, Gesichtswasser, Desinfektionsmittel ausgetrocknet und jeden Tag mit vollem Einsatz ausgequetscht werden. An inneren Angriffsorten herrscht ebenfalls kein Mangel: Das Blut wird durch Tees gereinigt, die Akne-Konstitution mittels Eigenblut und Darmsanierung »umgestimmt«. Diese Behandlungsmethoden erinnern teilweise an Haus-Putz-Aktivitäten und entbehren nicht einer sadistischen Komponente.

Auch die Ärzte nehmen an diesem kriegsähnlichen Geschehen teil: Sie töten über Monate oder Jahre die Bakterien durch Antibiotika mittels Tabletten oder äußerlicher Anwendungen, unterstützen Schälkuren und lassen die Vitamin-A-*Säure* (Retinoide) in ihren verschiedenen Waffengattungen antreten. Selbst Ärzte, die bei der Akne auch die Psyche einbeziehen, empfehlen eine »aggressive Therapiestrategie« (Fried, Shalita 1992). Es sei hier nicht bestritten, dass viele dieser Behandlungen in fachärztlichen Händen gute Resultate erzielen. Aber oft versagen die Mittel, und die Patienten präsentieren alle Monate oder Jahre wieder ihre Rückfälle. Viele Jugendliche und Erwachsene resignieren nach einigen Behandlungen und berufen sich auf erbliche Belastung, die Menstruation, die Hormone, oder, heute sehr aktuell, auf die verschmutzende und vergiftende Umwelt.

8.1 Zur Pathophysiologie der Akne

Mit dieser Skizzierung unwissenschaftlicher, aber auch schulmedizinischer Ansätze soll die Komplexität und Polyätiologie der Akne-Krankheit hervorgehoben werden. Allerdings hat jahrelange intensive Forschungstätigkeit einige wesentliche Entstehungsmechanismen zutage gefördert, so dass die Behandlungen symptomatische Erfolge zeitigen. Zu den heute anerkannten Ursachen zählt die konstitutionell verstärkte Talgproduktion mit der Neigung zum Verschließen der Poren und damit auch zur Komedonen-, d.h. Mitesser-Entstehung. Der Beginn der Akne in der Pubertät und die häufig zu beobachtende Verstärkung der Erscheinungen um den Menstruationszeitpunkt bestätigen einen gewissen Einfluss der männlichen Hormone (Androgene), die bei der Frau ebenfalls nachweisbar sind. Aber auch die Antiandrogen-Pille erbrachte nicht den erhofften Durchbruch, ist überdies in Verruf geraten und kann bei männlichen Patienten nicht eingesetzt werden.

Die Antibiotika und Desinfektionsmittel verdanken ihren Einsatz den in den Talgdrüsen aufgefundenen Bakterien. In neuester Zeit verlegt sich der Schwerpunkt der Physiologen auf die Entzündungsprozesse, die wiederum mit den hormonellen Veränderungen der Hypophysen-Nebennieren-Achse verknüpft werden. Trotz unbestrittener Erfolge widersteht so manche Akne der Radikal-Therapie und belastet die Betroffenen durch unerwartete Rückfälle. Aus diesen Gründen kann man die Akne ebenfalls zu den »spezifisch menschlichen Krankheiten« zählen, wie Arthur Jores 1956 (*Der Mensch und die Krankheit*) dies für das Asthma, die essentielle Hypertonie, die Ulkuskrankheit und für viele andere beschrieben hat. Kennzeichnend für die menschliche Krankheit ist es, dass sie bei frei in der Natur lebenden Tieren nicht vorkommt und psychische Besonderheiten maßgeblich zu den Symptomen beitragen.

8.2 Beiträge zur Psychosomatik der Akne

Schon seit langem vermutete man Zusammenhänge zwischen Lebenssituation und Akne; im 17. Jahrhundert galt die sexuelle Enthaltsamkeit als Hauptursache. Diese Verbindung von Akne-Erscheinungen mit Störungen des Geschlechtslebens lässt sich bis in unsere Zeit verfolgen. Selbst ein so eingefleischter Skeptiker der Psychogenese-Theorien wie F.A. Whitlock (1976) meint: Es gehöre zum Standardwissen von Schuljungen, dass Masturbation Akne produziere (S. 186), da mehr männliches Hormon ins Blut ausgeschieden werde. Möglicherweise spielten dabei auch Schuldgefühle und emotionale Aufregung eine Rolle, aber von einer Persönlichkeitsstörung könne nicht die Rede sein. Dieser Standpunkt spiegelt die Tendenz wider, bei den Jugendlichen keine vorangehende neurotische Konstellation zu diagnostizieren, sondern zu betonen, dass sie ausschließlich Opfer ihrer Hormonveränderung und der seelischen Belastung durch die Akne wären (Entstellungsreaktion).

Im Gegensatz dazu stehen die Untersuchungen von Wittkower und Russell (1953), die 64 Akne-Patienten nach ihren neurotischen Hauptmerkmalen klassifiziert hatten. Fast die Hälfte (40%) wiesen ängstlich-zwanghafte und sexualfeindliche Charakterzüge auf, während die zweite größere Gruppe (etwa 20%) von den Autoren »Rebellen und Träumer« genannt wurde. Letztere verlängerten das typische Pubertätsverhalten durch provokantes Benehmen und Aussehen bzw. versanken in Weltschmerz, Depression und Weltreformierungs-Ideen. Weitere zehn Prozent galten als »overgrown children«, die man am besten als überbehütete, ängstliche, kränkelnde und jungen- bzw. schulmädchenhafte Personen beschreiben könnte. Mehr als die Hälfte dieser Patienten hatte sich sozial zurückgezogen, lebte allein oder nur in der Familie. Der Rest präsentierte hysterische, depressive, gemischte und nicht klassifizierbare seelische Störungen.

Um dem von der Schulmedizin erhobenen Vorwurf der Unwissenschaftlichkeit zu entgehen, dominieren in den vergangenen Jahren statistische experimentelle Untersuchungen und Befragungen. So kamen Bergler und v. Arnim in einer Studie aus dem Jahre 1991 bei 426 Patienten zu folgender Aufteilung: Die erste Gruppe bestand aus Depressiven, die durch die Akne ausgeprägt emotional belastet wurden, Selbstwertverlust beklagten und das Gefühl einer sozialen Vereinsamung angaben, obwohl sie relativ wenige Aknesymptome aufwiesen. Die zweite Gruppe bestand aus Aktiven, die sich durch die quasi normale Pubertätserscheinung nicht sonderlich krank oder beeinträchtigt fühlten. Sie gingen deshalb auch kaum zum Arzt, sondern bedienten sich »kosmetischer Verschleierungsmanöver«. Eine dritte Gruppe rekrutierte sich aus Gleichgültigen, die sich um den objektiven Befund gar nicht kümmerten.

Oft werden Akne-Patienten in der psychosomatischen Literatur folgendermaßen beschrieben: Sie seien ängstlich, ungeduldig, aggressiv, neigten zu Minderwertigkeitsgefühlen (»schlechtem Selbstbild«), Wut, Ärger, Depression, Leugnung und Bagatellisierung oder Übertreibung der bestehenden Hauterscheinungen, wenig Erzählbereitschaft – eher verstanden als Reaktion auf die Akne-Erscheinungen und weniger als charakterlich vorgegeben. Barbara Grothgar (1991) z.B. kommt in ihrer Dissertation zu dem Schluss, dass viele Akne-Patienten ihre Krankheit

»kognitiv«[1] schlecht bewältigen würden und zählt dazu das Bagatellisieren und Leugnen der Erscheinungen, unzuverlässiges Behandeln, sprachliches Ausweichen und gereiztes Reagieren in Stress-Situationen.

Selbstverständlich wurde diesen Charakterisierungen auch widersprochen, meistens aufgrund von Befragungen bei Akne-Patienten. Merkwürdigerweise kamen diese Autoren nur selten auf den Gedanken, dass die Aussagen der Jugendlichen durch Verdrängung, Projektion und mangelhafte Selbsterkenntnis verfälscht sein könnten. Andererseits bestehen auch zahlreiche Sprach- und Verständigungs-Barrieren, wenn moderne Psychologen ihre neue Ausdrucksweise bevorzugen: So vermeiden sie es beispielsweise, von Leiden durch die Akne zu sprechen und beurteilen stattdessen die Verarbeitungsfähigkeit, das sogenannte »Coping« der Probanden. Sie möchten die Jugendlichen nicht neurotisieren und pathologisieren, was von der Idee her zwar zu begrüßen ist, aber die subjektiven, emotionalen und individuellen Anteil der Erkrankung vernachlässigt. Die Resultate dieser Erhebungen sind sich letztlich jedoch ähnlich, wenn ich z.B. *kognitive* Strukturen mit seelisch-geistiger Erkenntnis übersetze.

In der folgenden Falldarstellung geht es um das Verstehen *eines* Patienten mit Akne, d.h. die Beschreibung seiner individuellen Struktur. Wenn es so etwas wie einen Zusammenhang zwischen Akne und Psyche gibt, dann müsste er paradigmatisch an dieser einen Person aufleuchten.

8.3 Falldarstellung (FD 13)

FD 13: Der Patient kam als 19-Jähriger in meine dermatologische und psychotherapeutische Behandlung, nachdem er innerhalb der vergangenen fünf Jahre mehrere Ärzte ohne Erfolg »ausprobiert« hatte. Zu Beginn präsentierte er ein schweres Krankheitsbild mit allen Formen der Akne, d.h. Cysten, Papeln, Pusteln und Komedonen vor allem im stark geröteten Gesichtsbereich, aber auch auf Brust und Rücken.

Die dermatologische Therapie bestand in einer mild desinfizierenden, schonend schälenden Creme und kosmetischer Beseitigung der Pusteln. Erst mit Einsetzen der Psychotherapie besserte sich das Zustandsbild innerhalb von etwa acht Monaten entscheidend, so dass die Behandlungsfrequenz reduziert werden konnte. In den letzten Monaten traten nur noch wenige Pusteln auf.

Erscheinungsbild und Charakterstruktur: Aus einer verwöhnenden Erziehungssituation stammend, präsentierte der Patient eine nervös-hektische, ungeduldige und konfliktvermeidende Lebenshaltung. Dies machte sich vor allem in der Partnerschaft bemerkbar, in der es ihm Mühe bereitete, kontinuierlich auf ein Miteinander im Gespräch und der Sexualität hinzuwirken. Schwierigkeiten lösten Fluchttendenzen und Rationalisierungen aus, indem sein Interesse an Zärtlichkeit und Sexualität schwand und die Partnerschaft in Frage gestellt wurde.

Seine Kindheitserinnerungen ließen eine deutliche Angstbereitschaft erkennen, die jedoch permanent unterdrückt und durch Überaktivität, oberflächliche Kontakte und hastiges Sprechen übertönt wurde. Ehrgeiz verhinderte das Eingeständnis von Schwäche und geringem männlichen Selbstwertgefühl, so dass anstehende Probleme schnell wieder in Vergessenheit gerieten. Angst vor Ablehnung verhinderten lange Zeit die Wahrnehmung und Äußerung von Ärger und Wut. Er schwankte gefühlsmäßig zwischen Überheblichkeit und Unsicherheit, Naivität und Misstrauen, bevorzugte das Onanieren mehr als Zärtlichkeit und Sexualität, hatte wenig Interesse für Kunst und Literatur und war im Beruflichen überwiegend auf Geld und Prestige ausgerichtet. Basteln, Videos mit Supermännern ansehen und mit Gleichgesinnten plaudern bzw. etwas unternehmen waren seine Vorlieben. Die Ablösung von der Familie war noch nicht vollzogen; in vielen Belangen hing er noch von seinen Eltern ab. Ich diagnostizierte deshalb in intellektueller, emotionaler, sexueller als auch kultureller Hinsicht noch ein partielles Verharren in der Kindheit. Zur Therapie nehme ich am Ende des Artikels (8.7) noch einmal Stellung.

8.4 Zur Psychologie der Pubertät

Schon Sigmund Freud konstatierte im Aufsatz über den *Familienroman der Neurotiker* (1909), dass Pubertierende in der Ablösungsphase »eine der notwendigsten, aber auch schmerzlichsten

[1]Kognitiv: auf Erkenntnis beruhend (Knaurs Fremdwörterlexikon, S. 218).

Leistungen der Entwicklung« erbringen. Er erwähnt vor allem ein neurotisches Symptom, das in den Analysen häufiger anzutreffen war: Die Jugendlichen malten sich in der Phantasie aus, von einem anderen, edleren Vater gezeugt worden zu sein, so dass sie eigentlich einer höhergestellten Familie angehören müssten. Das könnte als Probehandlung in der Imagination, nämlich die Ablösung aus der angestammten Familie, verstanden werden.

Auch Anna Freud beschäftigte sich 1960 mit diesem Thema in *Probleme der Pubertät* und übernahm das psychoanalytische Triebmodell. Ihrer Meinung nach sollen in der Pubertät die inzestuösen Triebe von neuem erwachen und den Ablösungsstrebungen im Wege stehen. Die Jugendlichen werden mit Trauernden oder unglücklich Verliebten verglichen und ihnen große Affektschwankungen, die »Ähnlichkeiten« mit neurotischen und psychotischen Störungen aufweisen, attestiert. Deshalb gehören Rebellion, paranoide Gedanken, Angst, Hypochondrie, Schuldgefühle, abrupte Wechsel von Arroganz und Selbstverachtung, Geselligkeit und Isolation, Askese und Luststreben zum normalen Verlauf der Pubertät. Da Jugendliche in der Psychotherapie die familiäre Situation der Ödipusphase wiederholen würden, seien sie zur Analyse nicht geeignet.

Es ist das Verdienst Alfred Adlers, dieser psychoanalytischen Doktrin vom ödipalen, angeblich triebhaften Inzestgeschehen als erster widersprochen zu haben. Er vermutete dahinter den Wunsch der Jugendlichen nach Fortsetzung der Verwöhnung durch die Mutter, was er allerdings wieder auf seine Weise verabsolutierte, denn er witterte hinter jeder engen Beziehung »neurotische Verzärtelung«. Auch wenn das Trieb-Konzept anthropologisch gesehen nicht haltbar ist, bejahe ich die These Anna Freuds, dass die Krise wesensmäßig zur Pubertät gehört, da Entwicklungsschritte anstehen.

Erik H. Erikson (1970) hat sich vor allem mit der Identitätsfindung beschäftigt. Auf dem Lebensweg durchläuft jeder Mensch soziale Lernschritte, die stets mit Krisen einhergehen. Die Pubertät soll der Integration der erworbenen Fähigkeiten dienen. Wenn sie gelingt, handelt der gereifte Jugendliche kontinuierlicher, eigenständiger, aktiver und selbstbewusster. Misslingt diese Integration, entsteht eine »Identitätsdiffusion«, und der Pubertierende wird unsicher, kann sich schlecht entscheiden, neigt zu Passivität und verliert die Selbstachtung. Erikson betont, dass der menschliche Lernprozess stets über Identifikation mit den Erziehungspersonen erfolgt.

In der Zeit nach dem zweiten Weltkrieg versuchten einige Forscher, *den* charakteristischen Typ des Jugendlichen zu definieren. Dabei tauchen Bezeichnungen wie »skeptische Generation« (Helmut Schelsky), der »Schlurf« (Karl Bednarik 1950) und der »narzisstische Sozialisationstyp« (Thomas Ziehe 1975) auf. Vor dem zweiten Weltkrieg musste sich die Jugend mit gewachsenen Autoritätsstrukturen auseinandersetzen, gegen die sie sich mit Idealen, z.B. Sozialismus, Pazifismus und Humanismus auflehnte. Der skeptische und narzisstische »Schlurf« hingegen pfeift auf die Ideale und genießt die gerade modische Musik, fährt Motorrad oder Sportwagen und konsumiert möglichst alles, was angeboten wird, inklusive Alkohol und Drogen.

Zwingmann und seine Mitautoren (1962) stellten bei den Jugendlichen eine Divergenz von biologischer und psycho-sozialer Reife fest. Während die körperliche Reife durch Reizüberflutung und globale Visualisierung durch die Medien früher als in vergangenen Jahrhunderten eintritt, hinkt das seelische, soziale und kulturelle Erwachsensein hinterher. Diese pubertäre Disharmonie äußert sich in Gefühlen der Minderwertigkeit, Angst, aggressiver Unruhe, Sucht- und Fluchttendenzen. Pubertäts-Probleme erhalten durch soziale und kulturelle Missstände folgenreiche Verstärkung. So können nur wenige Jugendliche gereift der Krise entwachsen. Die Mehrzahl »verflacht und versandet« (Zeller, in: Zwingmann, S. 3) und behält Gefühle des Ressentiments, der Benachteiligung, der Unzufriedenheit und der Isolierung auch später noch bei. Die Entwicklungsanomalien umfassen deshalb das breite Spektrum menschlich-pathologischer Verhaltensweisen. Aktive Jugendliche tendieren zu hastig-nervöser Aggressivität, passive eher zum phlegmatischen

Abwarten. Suizide sind nicht ungewöhnlich. Bei den Selbstmord-Kandidaten wurden schwere Kontaktstörungen diagnostiziert.

Entgegen der eingangs erwähnten Coping-Fähigkeit der Jugendlichen registrierte man 1973 in der psychiatrischen Klinik Wiens (Reiter und Gabriel, in: Strotzka 1973) unter allen Patienten sieben Prozent in der Altersgruppe zwischen 14 und 18 Jahren. Die häufigsten Diagnosen lauteten: reaktive bzw. psychogene Depression mit akuten Krisen und sehr oft Selbstmordversuche.

Die Autoren Häsing, Stubenrauch, Ziehe (1979) benutzten den Begriff des »narzisstischen Sozialisationstyps« für die Beschreibung der Jugendlichen. Sie hatten damit deren Selbstbezogenheit (Narzissmus), die Liebesunfähigkeit und den Mangel an Interesse für Mitmensch und Sozialleben im Blick. Charakteristisch für die Jugendlichen waren Arbeitsstörungen, hohe Ansprüche, Anerkennungssucht, Beziehungsschwierigkeiten, Trennungsangst, Schamgefühl und Größenphantasien. Auch die 68er-Revolte – unter der geistigen Schirmherrschaft von A.S. Neills »antiautoritärer Erziehung« und von Wilhelm Reich – konnte die entstandenen Defizite nicht wettmachen, da zahlreiche Erzieher selbst eine entsprechende Sozialisation verinnerlicht hatten. Der Einsatz für grundlegende sozial-politische Veränderungen hielt daher oft nicht lange vor.

8.5 Darstellung der Pubertät in der Literatur

Künstler haben weitaus intensiver als der Durchschnittsmensch ihr seelisch-geistiges Ohr am Herzschlag der Zeit und fühlen, was die Menschen im Innersten bewegt. Deshalb verweise ich hier auf zwei Werke, die zum einen 1906, *Die Verwirrungen des Zöglings Törleß* von Robert Musil, und zum anderen 1930, *Der Schüler Gerber* von Friedrich Torberg, entstanden waren.

8.5.1 Die Verwirrungen des Zöglings Törleß

Robert Musils Meistererzählung aus dem Jahre 1906 beruht auf eigenen Erfahrungen als Kadett einer Militärerziehungsanstalt der habsburgischen Monarchie. Der junge Törleß, so heißt die Hauptfigur, ist das einzige Hätschelkind eines Hofrates und seiner Frau. In einem Knabeninternat vertrauen sie ihn der Obhut seiner Freunde Beineberg und von Reiting an, die sich bemühen, Törleß ins »wahre« Leben einzuführen und zu verführen. Dies gelingt ihnen umso leichter, als der junge Törleß durch die aufkeimende Geschlechtsreife bis in die Grundfeste seiner Existenz verunsichert ist.

Reiting und Beineberg machen sich dies zunutze und führen Törleß bei einer primitiven, verlebten Prostituierten ein, die alle Besucher durch lasterhafte Reden reizt, beim empfindsamen Törleß aber auch Scham, Ekel und Angst vor dem Alleinsein auslöst. In solchen Augenblicken möchte er nicht erwachsen werden. Selbstreflexion fördert seine Zerrissenheit, Unsicherheit und Widersprüchlichkeit: Mehr noch als Liebe wütet der Hass gegen alle in ihm, denn »das sich unverstanden Fühlen und das die Welt nicht Verstehen« ist die Ursache dieser radikalen Abneigung.

Im Zentrum der Erzählung steht die sadistische Bestrafung eines Mitschülers, Basini, der sich den Peinigern Reiting und Beineberg sklavisch masochistisch unterwirft, um wegen eines von diesen entdeckten Diebstahls nicht bei der Schulleitung verraten zu werden. Basini übernimmt die Rolle des Lustknaben, indem er abwechselnd die beiden Tyrannen masturbatorisch befriedigt. Auch Törleß lässt sich schließlich von Basini verführen und erlebt zum ersten Mal das mitreißende Gefühl der geschlechtlichen Lust, gefolgt allerdings von Scham und Schuldgefühl.

Reiting identifiziert sich mit Napoleon und quält den weichen Knaben Basini grausam. Beineberg sucht sich in den Besitz magischer Kräfte zu bringen und benutzt sein Opfer zu hypnotischen

Experimenten. Als sie misslingen, schlägt er Basini fast zu Tode. Zuletzt gelingt es den beiden sogar, die »Masse« der restlichen Klassenkameraden, aufzuwiegeln. Es beginnt ein gnadenloses Entehren und Prügeln, bis die Schuldirektion durch Basinis Geständnis Kunde davon erhält und ihn aus der Schule entlässt. Törleß war derjenige, der das fortschreitende Elend nicht mit ansehen konnte und ihm zu diesem Schritt geraten hatte. Reiting und Beineberg bleiben unbehelligt, da sie die Tortur als moralische Tat kaschieren; die Lehrer lassen sich täuschen. Törleß offenbart zwar sein Mitläufertum, wird aber nicht verstanden. Er schildert seine »Verwirrung« über Geschehnisse, die ihm bis dahin nicht begegnet waren. In den Quälereien, die ihn außerordentlich erregt hatten, kamen die Dinge zum Vorschein, die in »doppelter Form in unser Leben eingreifen« (S. 142). Damit meint er die Doppelbödigkeit von Lust, Liebe, Macht und Moral.

Törleß erlebt in der Pubertät die Brüchigkeit des Daseins, die fließenden Grenzen und die Entzweiung zwischen Körper und Seele, zwischen Gut und Böse, zwischen Sinnhaftigkeit und Sinnlosigkeit, Sinnlichkeit und Gefühllosigkeit. Die Geschlechtlichkeit hat eine gewaltig aufbrechende Kraft, sie stellt ihn allein und einsam vor eine riesenhafte und beängstigende Welt. Törleß/Musil schreckt vor diesen Verwirrungen und Schmerzen nicht zurück, sondern gibt sich seinen Gefühlen und Affekten hin und empfängt so eine Ahnung seiner ureigensten Identität als Dichter, dem nichts Lebendiges fremd sein sollte.

Große Themen des Lebens, wie Macht, Wahnsinn und Sexus, erwachen in Törleß/Musil und bringen ihn durch die entfachten Leidenschaften an die Schwelle zum Wahnsinn. Mit den sadistischen Tyrannen Reiting, Beineberg, dem willenlosen Sklaven Basini und der erfolgreichen Verführung der Masse der Mitschüler lässt Musil auch den epochalen Wahnsinn des 20. Jahrhunderts mit zwei Weltkriegen, Diktaturen und Massenmord vorausahnen.

Claudia Benthien interpretiert in ihrem Buch *Haut* (1999) ebenfalls die Erzählung von Musil. Ihre Absicht ist es, »Wahrnehmung, Subjektivität und Haut« in Zusammenhang mit Literatur, Künsten und Wissenschaften zu bringen. Sie zitiert zahlreiche Stellen, die den Dichter als einen Meister des leiblichen Spürens und Fühlens zeigt, was sie aber nicht differenzieren kann. Denn Benthien nimmt die Metaphern, d.h. die Gleichnisse, in denen Ähnlichkeiten zwischen Seelischem, Leiblichem und Haut-Körperlichem geschildert werden, für bare Münze. Sie setzt, wie das entsprechende 11. Kapitel auch untertitelt ist, »erotische, emotive und seelische Hautempfindungen« parallel bzw. analog und kommt auf diese Weise zum selben Trugschluss wie Didier Anzieu (1992), der in der Körper-Haut das »Ich« mit unzählig seelisch-geistigen Fähigkeiten lokalisiert und es deshalb *Haut-Ich* nennt. Ein solches Vorgehen ist einem Dichter und Schriftsteller wohl angemessen, aber nicht einer wissenschaftlichen Durchdringung dieser in vielen Aspekten disparaten Bereiche. Im Gegensatz dazu hat z.B. Bärbel Smikalla-Weier in ihrem Buch *Psychotherapie als künstlerische Herausforderung* (2004) eine sorgfältige Differenzierung innerhalb von metaphorischen Gleichungen, Bildern, Symbolen und psychotherapeutischen Deutungen vorgenommen.

8.5.2 Der Schüler Gerber

Der Wiener Schriftsteller Friedrich Torberg schrieb diesen Roman im Jahre 1930. Er wurde ein großer Erfolg. Aus einer Notiz zu Beginn erfährt der Leser, dass während der Erstellung dieses Buches innerhalb einer Woche zehn Schüler Selbstmord verübt hatten! Das ist auch das tragische Schicksal der Hauptfigur, des Gymnasiasten Gerber, der während seines letzten Schuljahres vom sadistischen Lehrer Kupfer, »Gott Kupfer« genannt, derart gequält wird, dass er sich aus dem Fenster stürzt. Die Tragik ist umso größer, als es dem Tyrannen Kupfer nicht gelungen war, Gerber wie viele andere Unliebsame aus der Schule zu ekeln und das Reifezeugnis zu verhindern, denn er besteht das Abitur. Es sind aber noch andere Begebenheiten, die den liebenswerten, aber verwöhnten Gymnasiasten in den Suizid treiben: Sein Vater ist herzkrank und vermittelt dem Sohn, er sei durch die Schulmisere an der Verschlechterung mitschuldig. Darüber hinaus verliebt sich Gerber in die Mitschülerin Lisa, die mit ihm nur flirtet. Und eine Prostituierte öffnet ihm die Augen über die käufliche »Liebe«.

Einfühlsam schildert Torberg den inneren Affektsturm des 19-Jährigen, der Eifersucht, Neid, Kleinheitsgefühl, Hass, Scham und tiefe Verzweiflung durchleidet. Nach dieser Lektüre zerplatzt das Märchen einer glücklichen

Jugendzeit, und man blickt ernüchtert in die Absurdität der Existenz. An der granitenen Härte der Realität zerbrechen die Illusionen der Liebe, die Vorstellungen über die Idealität der Erzieher der Menschheit, der Vater- und Mutterliebe und des eigenen Wertes.

8.6 Fazit

Beide erwähnten Kunstwerke offenbaren die große innere Not der Pubertierenden, die vor Lebensaufgaben, Gewalt und problematischen Beziehungen stehen, welche oft ihre Kräfte zu übersteigen drohen und verständlich machen, warum gerade in solchen Krisen Psychosen ausbrechen können oder Suizide gehäuft auftreten. Das gilt wohl für alle Zeiten, auch wenn über das Ausmaß der jugendlichen Verwahrlosung, Neurose, Psychose, Kriminalität oder optimistischen *Coolness* und moderner weltoffener Flexibilität seit der Antike gestritten wird. Ich werde im Folgenden nicht auf diese Diskussion eingehen, sondern die psychosomatischen Auswirkungen dieser Umbruchphase zu skizzieren versuchen.

Wie immer möchte ich daran erinnern, dass genetische und konstitutionelle Faktoren wie Neigung zum Verschließen und Verhärten der Hautporen (Mitesser-Bildung) den Ausbruch einer Akne begünstigen können. In den »Konzepten für die HPS« habe ich auf die Möglichkeiten des psycho-somatischen und somato-psychischen Zusammenspiels hingewiesen. Diese Theorien erfahren eine Bestätigung u.a. auch durch den namhaften Schizophrenie-Forscher Gaetano Benedetti (1974), der auf die Erfahrungen von Ärzten hinwies, die eine Verringerung von Depression und Schizophrenie festgestellt hatten, sobald somatische Krankheiten auftraten. Wie kommt es aber zu einer solchen »psychischen Entlastung« (Benedetti, S. 104/109)? Eine Schizophrenie-Patientin berichtete, sie fühle sich erst dann als »Selbst«, wenn sie einen Migräne-Anfall erlitt. Daraus leitete Benedetti die These ab, psychosomatische Leiden erzeugten noch einen »letzten Rest Identität«, da das Leiden sie »zu Hause« in den »eigenen Leib« zwang.

Handelt es sich dabei um eine »Stellvertretung« im Sinne von Viktor v. Weizsäcker? Er hätte beim Pubertierenden angenommen, dass dieser sich in seiner Krise für die somatische Krankheit »entscheide«, um dem Erwachsenwerden auszuweichen. Diese Theorie trifft m.E. aber nur für eine beschränkte Anzahl von Patienten zu, nämlich auf die sich selbst malträtierenden, zwanghaft die Pickel ausdrückenden Jugendlichen (z.B. bei der *Acné excoriée des jeunes filles*).

Benedettis Hinweise sind hier umfassender und aussagekräftiger, denn sie sprechen mindestens zwei Themenbereiche an: den Zusammenhang mit den Affekten und die Entfremdung. Wie sehr Leidenschaften den Organismus durcheinander bringen und schwächen können, ist in der Stress-Theorie inzwischen allgemein anerkannt. Das »allgemeine Adaptations-Syndrom« (AAS) sagt aus, dass in der Alarmphase übermäßig viel Stresshormone wie Adrenalin, Kortikoide und Testosteron ausgeschieden werden, wobei vor allem die letzten zwei »komedogen« wirken, d.h. die Mitesser-Bildung und damit die Pickelbildung in der Anpassungs- und Erschöpfungsphase fördern. Durch dieses Konzept wird aber die seelische Erleichterung nicht verständlich.

Wie ist denn Benedettis Aussage über die Identität und das »Sich-zu-Hause-Fühlen« im leidenden Leib zu interpretieren? Wir müssten dann im Gedankengang einen Schritt zurückgehen und das Phänomen der Entfremdung reflektieren. Die Krisen, in denen sich die Pubertierenden befinden, ziehen sich durch alle Daseinsstrukturen (Raum, Zeit, Leistung, Leib) hindurch, wobei hier vor allem das Leibliche interessiert. Wer krank wird, erfährt die Körper-Seele-Spaltung am eigenen Leib; präpubertär funktionierte »alles« in der Regel so gut, dass man als Kind, bis auf relativ seltene Krankheits-Situationen, Selbst-vergessen spielen, denken, fühlen und handeln konnte.

In den Pubertäts-Krisen jedoch werden sich die Jugendlichen selbst fremd, denn sie werden mit unzählig neuen Eindrücken, Ideen und Erlebnissen von innen und außen konfrontiert. Wenn sich der Körper durch die Hormone sehr verändert, erleben sie die Konfrontation und Gegenüberstellung von Körper und Seele (»Ich«), auf die sie sich neu einstellen müssen. Diese Spaltung ist einerseits furchtbar belastend, andererseits ist sie eine Gelegenheit, sich mit unzähligen Lebensfragen auseinandersetzen zu können, was ja auch die genialische Seite der Pubertät ausmacht. Der Aufbruch zu neuen Ufern ist in vielerlei Hinsicht möglich, unter anderem auch das Erkennen der ureigensten Individualität (Identität), die gerade in der Krankheit noch prägnanter auftritt, obwohl natürlich der Blick in den Spiegel primär erschreckt. Aber wie in anderen Lebensbereichen gilt auch hier, dass erst die Auseinandersetzung mit dem anstehenden Problem deren bessere Bewältigung ermöglicht.

8.7 Hinweise zur psychosomatischen Therapie

Mein Patient aus der Falldarstellung (FD 13) veränderte im Laufe der Therapie die anfängliche Abwertungstendenz, das Misstrauen, die Affektunterdrückung und die schwankende Mitarbeit. Dazu war notwendig, dass ich als Therapeut keine Besserwisser-Position einnahm, sondern ihm auf gleichwertiger Gesprächsebene begegnete. Denn er sollte ja nicht mehr wie ein Kind gemaßregelt oder hochgejubelt bzw. sich selbst überlassen werden, sondern an mir als Erwachsenen erfahren, was es heißt, mit Widerspruch und Niederlagen umzugehen und auch in Krisenzeiten zuverlässig seine Arbeit zu versehen: Denn aus verständlichen Gründen war er anfangs keineswegs davon überzeugt, dass meine therapeutischen Vorschläge anschlagen würden; ich musste erst als Arzt bestehen, was sich dann im Nachlassen des Misstrauens bemerkbar machte. Damit sank auch die Anspannung, was wiederum den Organismus in seinen Funktionen ausbalancieren half. Das offene und nicht moralisierende Ansprechen aller maßgeblichen Lebensbereiche, die natürlich in dieser Zeit ziemlich durcheinander geraten waren, ließen ihn ebenfalls Dampf ablassen und akzeptieren, dass er sich sowohl über die Familie, seine Freunde, die Sexualität, seine berufliche Zukunft und sozial-kulturelle Belange geduldig Gedanken machen sollte. Da er sich offen diesen Situationen stellte, klangen die Akne-Symptome ab und wir vereinbarten die Beendigung der psychosomatischen Gespräche.

9 Acné excoriée, Piercing, Tätowierung – vom Zeitgeist und der liebenden Berührung

Ein Strukturmerkmal der geistigen Stufe besteht darin, dass der Mensch, im Gegensatz zum Tier, sich mittels eines geistigen Aktes ex-zentrisch positionieren kann (Helmuth Plessner 1975). Mit der exzentrischen Positionalität sind auch die Voraussetzungen für Selbst-Reflexion und Selbst-Bewusstsein geschaffen, wobei es zur antilogischen Verfassung des Menschen gehört, dass er sich als Ich-Selbst (innen) von »außen« her zuwenden kann. Er erwirbt sich damit aber nicht nur die Möglichkeit der Selbstbeobachtung, sondern auch die Fähigkeit, »die Welt« über-blicken und andere Menschen verstehen zu können. Einen wesentlichen Beitrag für das Verstehen liefern die positiven geistigen Gefühle, auf die ich abschließend noch eingehen werde.

Die Re-Flexion kann sich jedoch auch negativ äußern, nämlich als Gegnerschaft gegen sich selbst im Sinne einer Auto-Destruktion (ADK) oder im Hass gegen Andere. Dazu habe ich im Beitrag über die »Autodestruktiven Hautkrankheiten« Stellung bezogen. Ein Beispiel aus der Hautpsychosomatik soll diese Gedankengänge ergänzen:

9.1 Acné excoriée des jeunes filles

Früher fiel diese Hauterkrankung hauptsächlich bei pubertierenden Mädchen (*jeunes filles* = junge Mädchen) auf. Das akneartige Erscheinungsbild kommt dadurch zustande, dass die Betroffenen vor dem Spiegel ihre oft geringfügigen Erscheinungen solange wegkratzen (= *exkorier*) und ausquetschen, bis Wunden, Beulen und schließlich Narben entstehen. Im Zentrum dieses Geschehens stehen Aggressionen, d.h. negative Emotionen, die gegen sich selbst gerichtet und am eigenen Körper ausagiert werden.

Muss ich also die Theorie revidieren, Seelisch-Geistiges könnte das Organische kausal nicht beeinflussen? Insofern nicht, als ich das »Führende« und »Leitende« des Geistigen als Möglichkeit verstehe, die unteren Schichten in seinen Dienst stellen zu können. Geist kann sich die Materie zu Diensten machen und damit sowohl Gutes als auch Schlechtes bzw. Böses bewirken. Auf die Akne exkoriée-Patienten bezogen heißt das: Sie »nutzen« diese Möglichkeit, indem sie ihre selbstabwertenden Affekte (Selbsthass) mit Hilfe der körperlichen Manipulationen an sich »auslassen« – »schlecht« in medizinischem, keineswegs »böse« in moralistischem Sinn.

Die Selbstschädigung ist wiederum leiblich nachvollziehbar, denn es ist ja noch immer das Individuum als leibliche Ganzheit, das sich außerhalb in einen anders gearteten Raum positioniert, sich selbst zum Objekt macht und an sich herum manipuliert. Das bedeutet zusätzlich: Wenn ich mir »geistig« wie einem leblosen Ding-Objekt gegenüberstehe, kann ich mir beweisen, dass ich ein handlungsfähiges, mächtiges und freies Subjekt bin – zumindest für Momente. Diese kurzfristige Selbst-Aufwertung hält allerdings nicht lange vor, so dass es zur »zwanghaften« Selbstbeschädigung kommt. Ich habe im Beitrag über die »Autodestruktionskrankheiten« (ADK) am Beispiel des autobiographischen Romans *Ich hab dir nie einen Rosengarten versprochen* (Hannah Green 1978) einen solch gearteten Extremfall der Selbstzerstörung beschrieben.

9.2 Kosmetik, Tätowierungen, Piercing

Diese vorhergehenden Ausführungen lassen es zu, einen kurzen Bogen zu den modernen Erscheinungen der Kosmetik, der Tätowierungen und des Piercings zu schlagen. Dabei kann die ganze Skala des Geistigen vom Positiven bis zum Negativen durchbuchstabiert werden, wenn wir überlegen, in welchem Geist bzw. aus welcher geistigen Gesinnung heraus sich jemand zum Objekt macht. Natürlich sind weder ein dezentes make up (eigentlich: sich höher machen) noch das kosmetische »Aufbrezeln« anlässlich einer Feier psychopathologisch, geschweige denn Ausdruck einer »geistigen« Störung. Problematischer wird es erst, wenn sich jemand mit kosmetischen Mitteln die Haut verdirbt und die Ratschläge des Dermatologen nicht annehmen kann. Denn in der Regel raten auch meine somatisch orientierten Kollegen und Kolleginnen zu schonenden, d.h. sinnvollen Reinigungsmitteln und Feuchtigkeitscremes und natürlich auch zu maßvollen UV-Bräunungen der Haut. Dann stellt es sich bald heraus, ob es sich bei den Patienten um geistig integrierte Personen handelt, welche den geistigen Inhalt der Ratschläge (Sinn und Maß) verstehen und den alternativen Vorschlägen nachkommen können oder nicht (siehe meine Ausführungen z.B. zur »Perioralen Dermatitis«).

In allen Kulturen hat der objektive Geist, der sich in Sitten und Gebräuchen niederschlägt, unterschiedliche Riten des Sich-Schmückens zur Folge, entweder sichtbar an der Kleidung oder an den Bemalungen und/oder Tätowierungen des Körper-Objektes »Haut«. Auch hier geht die Skala vom künstlerisch Spielerischen über das Narzisstische bis hin zur aggressiv-destruktiven Drohgebärde, was sich z.B. in Kriegsbemalungen niederschlägt. Sobald die Körperhaut zur Darstellung eines eintätowierten Symbols für eine Clan-, Clique- oder Bandenzugehörigkeit benutzt wird, kann damit Ungeist resp. Böses, d.h. antisoziale, diskriminierende oder kriminelle Gesinnung transportiert werden.

9.2.1 Tätowierungen, Piercing und der Zeitgeist

Extrembeispiele für einen negativen objektiven Zeitgeist sind die Tätowierungen zur Zeit des Nationalsozialismus. Diese menschenverachtende und -vernichtende Weltanschauung zeigte ihren bösen »Geist« sowohl auf der Seite der SS-Offiziere, die sich ihr Elite-»Denken« in die Achselhaut eintätowieren ließen, als auch auf der Seite ihrer Opfer, der KZ-Insassen, welche wie Schlacht-Vieh gebrandmarkt wurden. Zur kriminellen Gesinnung der fanatischen Nazis, die zu Recht als wahnsinnig bezeichnet werden darf, passten natürlich auch beliebte Tätowierungs-Muster wie wilde Tiere, Waffen oder Totenköpfe, welche die Träger narzisstisch aufwerten sollten. Ich brauche nicht zu betonen, dass der aktuelle Rechtsradikalismus diese fatale Tradition fortsetzt.

Somit ist es überaus sinnvoll, sowohl bei Tätowierungen als auch beim Piercing eine individuelle und soziale Diagnose zu stellen. Eintätowierte Blumen, Ornamente oder Ähnliches verweisen natürlich auf eine weitaus harmlosere Gesinnung bzw. Weltanschauung. Zahlreiche Jugendliche gehen relativ spielerisch damit um und zeigen damit *coolness*, zum »Beweis« ihrer Eigenständigkeit, Unabhängigkeit und »Stärke«. Manche möchten auch schlicht mehr gesehen, beachtet und anerkannt werden, und wieder andere benutzen ihre *Tatoos* als provokatorische Gesten gegenüber Eltern und der Gesellschaft. Das Beein-»drucken« durch diese Demonstrationen ist dann gewiss nicht sozial-gefährlich, kann aber durch die darin mitschwingende Unvernunft, d.h. geistige Desorientierung, Schäden an der Haut bewirken: Entzündungen, Narben, Infektionen und Allergien.

Die auffallend weite Verbreitung von Piercing und Tätowierungen, die nur noch mit aufwändigen Methoden zu entfernen sind, lassen doch eine zum Pathologischen neigende Diagnose des modernen Zeitgeistes stellen: Charakteristisch ist nämlich die Aufspaltung des Leibes, d.h. das Einüben von Praktiken, in denen der moderne Mensch seinen Körper zum Objekt macht. Dieses Training der Distanzierung, vermittelt dem Einzelnen das Gefühl, frei über sich selbst verfügen zu können. Vorbild dafür ist die Technik, die dem Prinzip der Perfektion huldigt, was einerseits ein Segen, andererseits auch ein Fluch ist, wie die Zerstörung der Natur und die Ausbeutung der Ressourcen usw. beweisen. Das »Objektivieren« zieht sich durch alle Lebensäußerungen hindurch, am radikalsten verkörpert durch die Naturwissenschaften. Max Scheler nannte sie deshalb auch Herrschaftswissenschaften, die ein Gegengewicht durch die verstehenden Geisteswissenschaften benötigen. In *Die Wissensformen und die Gesellschaft* (Scheler 1980, S. 205) weist der Alternativ-Begriff für »Herrschaftswissen«, nämlich »Leistungs-Wissen« auch darauf hin, dass der leibentfremdete Perfektionismus zu den weit verbreiteten Leistungskrisen prädisponiert, die sich psychosomatisch (korrekter: geistig-psychisch-somatisch) äußern. Dazu zählen u.a. die epidemisch verbreiteten muskulären Verspannungen (Kontrakturen), die wesentlich an Rückenschmerzen und Lumbalgien beteiligt sind (Dieter Wyss 1987). Etwas überspitzt formuliert könnte ich auch sagen: Der technische Zeitgeist gebärdet sich wie ein allmächtiger Alleskönner, d.h. als Gott – ohne positive Gefühle.

9.3 Von den therapeutischen Möglichkeiten des positiven Geistes und der geistig-liebenden Berührung

Jeder Therapeut lernt, mittels seiner geistigen Fähigkeiten die Grenzen des geografischen und physikalischen Raumes zu überschreiten und aus einem Wechsel von Distanz und Annäherung mit dem Patienten zusammen dessen Leben, Leiden und »Leiben« zu thematisieren. Damit ist bereits ein wichtiger Schritt zur ordnenden Orientierung geschehen, denn psychosomatische Krankheiten treten fast gesetzmäßig in Orientierungs- und/oder Leistungskrisen auf. In einer beispielhaften therapeutischen Beziehung, die das Gegenüber als Partner respektiert, werden Schwächen, Ängste und Aggressionen sowie Sackgassen der Existenz angesprochen. Aus der geistigen Distanz[1], die eine neue Interpretation ermöglicht, verlieren Panik und Verzweiflung ihre deprimierende Wucht und ihren zerstörerischen Einfluss. Geistige Prozesse sind in der Lage, das Leben zu ordnen, indem sie Sinn und Bedeutung von Angst, Panik, Einsamkeit und Aggression im individuellen Erleben verstehbar machen: An die Stelle von Abspaltung, »Unbewusstem« und Aufsplitterung tritt eine schrittweise, jedoch nie vollendete persönliche Ganzwerdung.

In Abwandlung eines Zitates von Nicolai Hartmann möchte ich abschließend den möglichen emotional-ethischen Gehalt von Berührung zusammenfassen. In der Einleitung zu seiner *Ethik* (1925/1935, S. 12) schreibt er unter der Überschrift »Vom Vorbeigehen« über den »liebenden Blick«, dass sich auf dem Lebensweg unzählige Menschen treffen und dabei ansehen. Jedoch »sehen« sie einander selten im ethischen Sinn, d.h. mit einem »teilhabenden«, »wertfühlenden« und »liebenden Blick«. Der Philosoph deckt die Tragik des Menschengeschicks an einem leiblichen Vorgang wie dem Blick auf, wenn er schreibt, dass im Grunde genommen jeder Mensch sehnsüchtig darauf wartet, vom Anderen ebenfalls mit einem liebenden Blick angesehen zu werden und doch selbst »im Vorbeigehen« auch die anderen warten lässt, »ein jeder allein mit dem geheimen Leid seiner Einsamkeit« (S. 13).

Die Übertragung auf das liebende Berühren fällt relativ leicht, wenn ich noch einmal darauf verweise, dass der Blick wie die Berührung leibliche Regungen sind, die Seelisches, Emotionales und Geistiges synästhetisch, d.h. in allen Sinnen, vermitteln (Waldenfels 2000). Ich möchte allerdings in den abschließenden Hinweisen vermeiden, in ein abgehobenes Pathos (»Liebe« als Therapeutikum) zu verfallen. Deshalb werde ich versuchen, möglichst wirklichkeitsgetreu die Möglichkeiten der geistigen Einflussnahme in der Tastsinn-Entwicklung des Kindes aufzuzeigen. Meinem Konzept gemäß beziehe ich mich auf das Kommunikationsmodell (D. Wyss), das in allen

[1]Antilogisch in emotionaler Nähe (siehe D. Wyss in »Konzepte für die HPS«).

»Schichten« der menschlichen Existenz die stets gefährdete Funktions-Balance des Organismus, die wir als »gesund« empfinden, aufrecht erhält.

9.3.1 Die »liebende Berührung« und die geistige Entwicklung des Kindes durch Kommunikation

Ein Kind erkundet von sich aus die Welt, fasst alles an, betastet es und entdeckt in diesem Austausch, dass unzählige Dinge und Menschen positive und negative Qualitäten aufweisen: Warmes, Weiches, Geschmeidiges und Ähnliches kommuniziert Angenehmes, Förderndes, Schützendes und Zärtliches, während Kaltes, Hartes, Spitzes, Schweres und Unnachgiebiges den Widerstand, das Verletzende und Abweisende vermitteln. Wenn Eltern solche Grunderfahrungen des Kindes zulassen, setzt die erschließend-verstehende Auseinandersetzung mit »der Welt« ein. Idealiter gehen die Erzieher als Vorbilder voraus und achten darauf, dass Kinder in diesen unabweislichen Krisen vor größeren Gefahren geschützt werden. Schutz und Fürsorge äußern sich auch in Förderung, Forderung und Bestätigung, so dass Kinder ihren stets gefährdeten Selbstwert aufbauen und verteidigen können. Selbstbehauptung ist das Resultat von Anerkennung, Wertschätzung und Liebe der Eltern, aber nicht eingleisig, sondern im Kommunikationsprozess korreliert mit wertschätzender Anerkennung der Anderen, primär Fremden. Das ist der Zeitpunkt, wo Kinder anfangen, Freundschaften zu schließen, Freude daran finden, anderen zu helfen, sie zu beschenken und vor allem, Krisen altersgemäß zu bewältigen.

In dieses Entwicklungsgeschehen ist Geistiges mannigfach integriert: Sobald ein Kind beginnt, verstehend zu kommunizieren, nicht mehr nur um sich selbst kreist und Freundschaften eingeht, ist die geistige Integrationsebene erreicht. Geistiges im o.g. Sinne entfaltet schützende organismische Wirkung nicht auf direktem Wege, sondern durch aufbauende und beruhigende Prozesse. Es ist gut nachvollziehbar, dass Kinder und Erwachsene, die solch seelisch-geistige Entwicklungen durchlaufen haben und permanent von neuem integrieren, eine stabilere und robustere Gesundheit besitzen, die sich z.B. in einer relativ guten Immunität äußert. Wenn Krisen auftauchen, sei es in der Schule, in Beruf oder Partnerschaft, können psychosomatische Erkrankungen ausgelöst werden. Ist der Therapeut zu geistigen Gefühlen fähig, indem er u.a. Respekt, Vertrauen, Achtung und Solidarität vermittelt, wird er zur Entspannung, Balancierung und Beruhigung beitragen. Dann bewährt sich, ähnlich wie in der Beziehung zu den Eltern, die Fähigkeit, sich mit »nichtenden« Faktoren der Existenz auseinandersetzen zu können. Zärtliche und liebende Berührung in diesem geistigen Sinne (nicht körperlich-sexuell!) darf deshalb im Medikamentenschrank eines psychosomatisch tätigen Arztes oder Therapeuten nicht fehlen.

10 Psoriasis – von Panzer, Wunde und Narzissmus

Die Schuppenflechte, lateinisch *Psoriasis vulgaris*, hat ihren Namen bereits in der Antike erhalten. Griechisch bedeutet *psora* soviel wie »Abschilferung der Haut« wie bei einer Räude bzw. einer Krätze. Die typischen Kennzeichen sind rote Flecken, vor allem an den Ellbogen, Knien, der Kreuzbeinregion und der Kopfhaut, die mit weißen Schuppen bedeckt sind. Diese ungleich großen Schuppenherde können sich über den ganzen Körper ausbreiten. In etwa 5% der Fälle werden auch die Gelenke in die Entzündung involviert, so dass ein Rheuma-ähnliches Krankheitsbild entsteht. Statistische Erhebungen sprechen von 1–3% Befall der Bevölkerung (Ortiz-Urda 2003), was annähernd zwei Millionen Menschen in Deutschland betrifft.

Auch die Psoriasis ist eine Krankheit, die multifaktoriell bedingt ist. Familiäre Häufungen bestätigen die genetische Disposition, d.h. eine Bereitschaft zur Krankheit, die aber erst ausbricht, wenn andere Auslöser mit ins Spiel kommen. Als solche sind schon seit langem Infektionen, Operationen und Unfälle bekannt. Die Forschung beschäftigte sich eine Weile intensiv mit der Gen-Theorie, wie man unschwer an den zahlreichen Publikationen erkennen kann. 1995 wurde das Psoriasis-Gen im sogenannten HLA-System vermutet. Inzwischen (M. Sticherling 2006/7) sind auch benachbarte Gene, Psor 1–9 genannt, darin involviert, die aber auch bei anderen entzündlichen Erkrankungen verändert sind, so dass sie kaum mehr als Psorasis-spezifisch bezeichnet werden können.

Die Schuppenflechten-Flecken entstehen durch eine übermäßige und beschleunigte Produktion von Hautzellen, die sich überlagern und z.B. auf der Kopfhaut zu dicken Krusten führen. Wenn man abschabt, was relativ leicht geht, werden Blutpunkte sichtbar und man erkennt die zweite Komponente der Psoriasis, nämlich die Entzündung mit erweiterten Blutgefäßen und Schwellung (Ödem). Seit Jahrzehnten ist man sich in der Interpretation uneins: Die einen plädieren mehr für eine Stoffwechselerkrankung auf genetischer Basis (Fehlsteuerung der Schuppenproduktion), während die anderen mehr in Richtung einer Autoimmunkrankheit tendieren, die aufgrund einer Allergie gegen die eigenen Hautzellen entstanden sein könnte. Es wurden auch tatsächlich Überschneidungen mit dem Lupus erythematodes (Schmetterlingsflechte) und der Vitiligo (Weißflecken-»Seuche«) gefunden. In den letzten Jahren wurde sie eher als immunologisch-entzündliche Erkrankung eingestuft (Schön et al. 2005, Wilsmann-Theis 2006).

Die zahlreichen Forschungen haben zu Medikamenten geführt, die hauptsächlich gegen die immunologisch-entzündlichen Anteile der Psoriasis besser wirken. Es handelt sich dabei um die sog. Biologics bzw. Biologica (Salgo, Thaçi 2007), die ihren Namen ihrer Herstellung verdanken, denn sie werden in Tieren als Antikörper erzeugt und danach technisch derart verändert, dass der Mensch sie verträgt. Offensichtlich sind es mehrere fehlgeleitete Prozesse, die das Erscheinungsbild einer Psoriasis prägen. Demgemäß liegt es nahe, nach einem übergeordneten Ursprung zu suchen. Hierbei sollte die Psychosomatik einen wesentlichen Beitrag leisten können.

10.1 Zur Psychosomatik der Psoriasis

Eine persische Schrift aus dem 8. Jahrhundert n. Chr. (*Chahar Maqala*) berichtet von der psychotherapeutischen Behandlung einer Psoriasis. Die Schuppenflechte heilte erst, als der betreffende junge Mann den spannungsgeladenen Konflikt mit seinem Vater gelöst hatte. Inzwischen gibt es unzählige Arbeiten, die seelische Ursachen für den Ausbruch dieser Krankheit geltend machen. Bei vielen Patienten geht dem Ausbruch der Psoriasis eine seelische Traumatisierung voraus, z.B. ein Todesfall oder ein anderer Schicksalsschlag. Diese Trauma-Auslöse-Theorie entstammt der psychoanalytischen Konversionshypothese, die postuliert, dass sich Affekte wie Ängste, Trauer, Depression und Aggression durch Trieb-Verdrängung in körperliche Symptome verwandeln (somatisieren) könnten. Auf körperlicher Ebene entspricht das »Köbner«-Phänomen der seelischen Traumatisierung: Wenn man die Haut verletzt, entsteht an dieser Stelle ein neuer Psoriasis-Herd. Eindrücklich schildert bereits O. Bunnemann (1922), wie er bei einem Patienten, der die Psoriasis durch grauenhafte Kriegserlebnisse bekommen hatte, mittels Hypnose die Hauterscheinungen verschwinden *und* neu erscheinen lassen konnte.

Stellvertretend für viele Untersuchungen, die auch langanhaltende *Stress*-Faktoren für die Psoriasis-Auslösung und ihr Weiterbestehen anführen, erwähne ich F. Schröpl, der 1982 folgende Liste aufstellte: Berufliche Belastung 42%, Kummer 37%, beruflicher Ärger 35%, Streit 21%, übermäßiger Alkoholkonsum 21%, Angst 19%, Verlust Angehöriger 19%. Als begrüßenswerte Folge dieser Erkenntnisse registriert man heute zahlreiche »Anti-Streß-Programme« in der Psoriasis-Behandlung (Huckenbeck-Gödecker 1992).

Affekte sind auch diejenigen Emotionen, die den Organismus durch vegetative Vorgänge im Kreislauf, der Muskulatur und der Atmung destabilisieren. Lange Zeit wurde deshalb versucht, eine psycho-physiologische Kausalverkettung zwischen Affekt und Psoriasis herzustellen. Das Biofeedback, in dem z.B. die Hauttemperatur durch Suggestion verringert wird, setzt diese Forschungsrichtung fort. Die Ergebnisse sind, wie so oft bei den suggestiven Methoden, launisch in ihren Erfolgen.

Es existieren auch tiefenpsychologische Untersuchungen zu diesem Thema. Eric Wittkower konnte 1946 bei 86 biographisch untersuchten Patienten keine spezifische Persönlichkeitsstruktur erkennen. Er, wie auch andere Tiefenpsychologen, sind sich jedoch darin einig, dass die Psoriasis-Patienten neurotische Symptome aufweisen würden bzw. »affektiv anormal« (Erich Stern 1955) wären.

Der Psychoanalytiker P.G. Vogel analysierte 1976 einen 23-jährigen Psoriatiker. Die Hautkrankheit war in einer konfliktreichen Partnerschaft aufgetreten. Der Patient sei, so der Autor, in die Säuglingszeit regrediert, in der er seine »schizoide Wut« an der Mutter nicht »ableiten bzw. erden« konnte, da sie ihn, so eine Kindheitserinnerung, lange alleingelassen habe. In der schwierigen Partnerschaft wiederholte sich diese Wut und hätte damit zur Auslösung der Psoriasis beigetragen.

In Zusammenarbeit mit H.G. Rechenberger entwickelte Ilse Rechenberger ihre Thesen zur *Psychodynamik des Psoriasis-Kranken* (1982). Sie ging von den Resultaten einer Test-Studie aus, die den Psoriatikern Stabilität, Kontaktfreudigkeit, Aktivität und Selbstsicherheit attestiert hatte. Deshalb bekam die Schuppenflechte auch den Beinamen »morbus fortiorum«, d.h. Krankheit der Starken. Einer ihrer Patienten fand, dass seine Krankheit im Chitinpanzer der Maikäfer zutreffend symbolisiert werde. Jedoch handle es sich bei diesem schützenden Panzer, so die Autorin, um eine Reaktionsbildung, um eine Flucht nach vorne, d.h. eine »Abwehr des Abgewehrten«. Die Verletzlichkeit komme zum Vorschein, wenn man den Panzer abkratze. Dabei schmerze die Wunde seelisch wie körperlich. Ihre Psoriasis-Patienten neigten zu narzisstisch überhöhtem Selbstwertgefühl und hysterisch exhibitionistischem Verhalten.

V. Niemeyer (2004) verweist auch auf eine psychoanalytische Deutung von S. Stephanos (1983), der bei einem Psoriasis-Patienten ambivalente Gefühle gegenüber der (omnipotenten) Mutter hervorgehoben hatte. Zuneigung und Aggression würden dabei auf die kranken Hautstellen projiziert, die als eigenständige böse Objekte zwischen Innen und Außen fungieren und die

»Materialisierung der Angewiesenheit« auf die Mutter repräsentieren. Die Psoriasis sei ein Problem der erotisch geprägten, ausweglosen Verschmelzung und zugleich der aggressiv gehemmten, verzweifelten Abgrenzung.

Die psychoanalytischen Interpretationen scheinen etwas Spezifisches für die Psoriasis-Erkrankten auszusagen. Bei genauerer Betrachtung handelt es sich dabei jedoch um unspezifische Konflikt-Situationen, die auch als »Nähe-Distanz-« bzw. »Abgrenzungs«-Probleme nicht nur bei Hautkranken eine wesentliche Rolle spielen.

Zahlreiche Autoren, vor allem in den letzten Jahren, glauben nicht, dass die Patienten schon vor ihrer Krankheit neurotisch waren. Sie sehen in der Entstellung (K. Bosse) und der Ablehnung der Kranken als Aussätzige die Hauptursachen für die Stigmatisierungsgefühle. Der Hautkranke fühle sich von der Umgebung abgewertet, verachtet, ausgegrenzt und reagiere deshalb mit Angst, Depression, Empfindlichkeit, Resignation und sozialem Rückzug, aber auch mit Projektionen, Misstrauen, Verdrängung und Maskierung seiner Krankheit. Dieser Theorie zufolge müssen in der Therapie vor allem die reaktiven Stress-Symptome behandelt werden. Eine Änderung der Persönlichkeit sei nicht erforderlich.

10.2 Falldarstellung (FD 14)

Ich werde im Folgenden eine Patientin vorstellen, die neben der Hautbehandlung regelmäßig zu psychotherapeutischen Gesprächen in meine Praxis kam. Die 32-jährige Frau, sechs Jahre jünger als ihre Schwester, litt unter ihrer Schuppenflechte seit elf Jahren. Die Hauterscheinungen traten auf, als sie kurz nach einer Trennung mit einem Mann zusammenzog, der eine unruhige und abenteuerliche Lebensweise pflegte. Nach fünf der Biographie gewidmeten Sitzungen besprach ich mit der Patientin eine Lebensstilanalyse, die ich hier gekürzt in direkter Rede wiedergebe. Dabei handelt es sich um eine inzwischen überholte individualpsychologische Interpretation, wie ich sie vor 10 Jahren (1998) erstellte. Im Anschluss daran werde ich einige diagnostische und therapeutische Erweiterungen einbringen.

Die Analyse, die ich Ihnen hier nach wenigen Sitzungen vortrage, muss als Hypothese aufgefasst werden, die erst im Verlauf einer Psychotherapie ihren Wahrheitsgehalt »beweisen« kann. Falls sie an einigen Punkten nicht zutreffen sollte, werden wir an der Korrektur gemeinsam arbeiten. Ich werde Ihnen die individualpsychologische Interpretation nach Alfred Adler vortragen, da sie relativ leicht zu verstehen ist. Adler hat die neurotischen, d.h. die »nervösen« Symptome, auf der Linie von Minderwertigkeitsgefühlen und Größenstreben angesiedelt. Sie entstehen, wenn der Mensch nicht ausreichend Gemeinschaftsgefühl entwickeln konnte. Falls die Psoriasis neben ihrer körperlich-vererbten Ursache *auch* psychischen Einflüssen unterliegt – und dafür sprechen inzwischen viele Befunde – gelten für sie dieselben Neurose-Konstellationen.

Wir werden in den zentralen Lebensbereichen der *Arbeit, Liebe* und *Gemeinschaft* danach suchen, was Ihnen Schwierigkeiten bereitet oder den Erlebnissen auf die Spur kommen, die Sie aus Ihrem Bewusstsein *verdrängt* haben. Denn das ist die wichtige Erkenntnis Sigmund Freuds, des Begründers der Tiefenpsychologie, dass die unbewussten und verdrängten Emotionen am meisten Unheil anrichten.

Zuerst interpretieren wir Ihre *Kindheitserinnerungen*. In ihnen wird eine starke Familienbezogenheit deutlich. Zum einen geht es darin um eine Art Familienfest und zum anderen um eine gemeinsame Reise. Ihre liebste Kinderlektüre handelt von einer Puppen-Mutter, die mit ihren Kindern einkaufen geht, sie anzieht, zum Arzt geht usw. Wir hören also von einer verhältnismäßig heilen, vergnüglichen und schönen »Puppen-Welt«, die sich auf die Familie begrenzt.

Eine zusätzliche Quelle von Informationen sind die *Träume*. Hier hören wir von Alb- und *Angst*träumen; Sie befinden sich in unterirdischen Gängen, aus denen Sie keinen Ausgang finden. Hier zeigt sich ein Widerspruch zwischen oberflächlich heiler Welt mit Puppen, Reisen und Schmusen (beim Familienfest) und einer tieferen angsterfüllten »Unterwelt«. In beiden Welten wohnt ein schwaches Ich.

Charakter und Lebensstil eines Menschen zeigen sich am deutlichsten in Schwellen- bzw. Bewährungs-Situationen. Als Beispiel nehmen wir die Pubertät: In dieser Zeit starb Ihr Vater aufgrund seines Alkoholproblems. Sie schämten sich und wollten es mir anfangs gar nicht erzählen. Als Sie dieses Geheimnis preisgaben, flossen Tränen, und Sie waren erstaunt, wie es Ihnen noch soviel Probleme bereiten konnte. Damit wurde Ihnen deutlich, dass Verschlossenheit und Verdrängung von Emotionen ungute Vorgänge sind. In dieser Zeit gingen Sie von der Schule aus Lustlosigkeit ab und begannen eine Berufsausbildung. Möglicherweise wurden Sie aber auch durch die neuen Anforderungen abgeschreckt.

Als nächste Bewährungssituation greife ich Geburt und Erziehung Ihres nunmehr vierjährigen Sohnes heraus. Mit ihm ergeben sich momentan die meisten Konflikte: Er ist vor allem Ihnen gegenüber trotzig, weint viel und macht abends vor dem Einschlafen ein solches Theater, dass Sie ab und zu »die Nerven verloren haben«, d.h. wütend und laut geworden sind. Ich registriere solche Affekte ohne jeglichen Vorwurf und ohne Schuldzuweisungen, denn wir haben als Eltern alle keine Ausbildung bzw. Erfahrung. Die Tiefenpsychologie geht davon aus, dass Ihr Kind spürt, was in Ihnen emotional vorgeht und es deshalb sinnlos ist, »Vernunft« oder »Besserung« eintrichtern zu wollen. Wir erziehen mit unserem Charakter und nicht mit guten Vorsätzen. Sie können also an Ihrem Sohn quasi ablesen, welche Affekte, d.h. Gemütswallungen in Ihnen toben.

Um diese Affekte, z.B. Wut, Ärger, Ungeduld und Angst, geht es hauptsächlich in der Therapie, denn sie sind es, die zwischen Ihnen beiden die Kommunikation erschweren und Körperliches wie Seelisches aufwühlen. Vor allem die Haut ist ein empfindlicher Austragungsort von *Kampf* und *Angst*. Oberflächlich schien bei Ihnen zuerst alles in Ordnung zu sein. Als wir jedoch einige Themen ansprachen, brachen sich die Emotionen durch Ihre Verschlossenheit wie durch Ihre Haut-Verdickung hindurch Bahn und offenbarten Ihr verletzliches, schwaches Ich.

Wenn es Ihnen in einer Psychotherapie allmählich gelingt, aus der Verclinchung mit Ihrem Sohn auszusteigen, wird auch er ruhiger und kooperativer. Dieses Ziel ist allerdings nicht leicht oder mit guten Ratschlägen zu erreichen. Nach Alfred Adler ist in allen neurotischen und psychosomatischen Symptomen ein gemeinsamer Nenner, nämlich ein *mangelhaft entwickeltes Gemeinschaftsgefühl* zu entdecken. Sie können Gemeinschaftsgefühl durch Mitarbeit in der Ehe, der Kindererziehung, dem Beruf und der Psychotherapie erwerben, so dass Ihr Ich umfänglicher, stärker und damit auch glücklicher wird.

Nach einem Jahr Psychotherapie konnte die Patientin die Konflikte mit ihrem Sohn gut meistern und sich wieder mit ihm gemeinsam des Lebens erfreuen. Auch in den anderen Bereichen, Ehe und Beruf, hatte sie beachtliche Fortschritte erzielt. Die Hauterscheinungen waren zwar nicht verschwunden, aber deutlich besser geworden, so dass die Patientin größtenteils mit einer milden kortisonfreien Mischsalbe auskam.

Kritik an der Individualpsychologie: Ich habe die frühere Interpretation hier eingefügt, um daran meine Konzepterweiterung zu verdeutlichen. Die individualpsychologischen Deutungen waren und sind an vielen Stellen einseitig und unzureichend: 1) Nicht alle Krisen sind auf eine Neurose, d.h. im Sinne Adlers auf einen kranken »nervösen« Charakter zurückzuführen, der aus einem Minderwertigkeitskomplex nach Überlegenheit und Macht giert. Das war auch bei meiner Patientin nicht der Fall. Ich hatte sie allerdings nicht in eine solche therapeutische Falle gedrängt. 2) Die Kindheitserinnerungen sind nicht immer, wie Adler behauptete, ein Stenogramm des Lebensstils. In meiner Deutung der heilen »Puppen«-Welt steckt Adlers Vorurteil, dass ein relativ intaktes Familienleben mit zufrieden spielenden Kindern ausschließlich auf Verwöhnung zurückzuführen sei, der *er* (Adler) als »besserer« Vater in seiner Therapie ein Ende bereiten wollte. 3) Die Betonung des »schwachen Ichs« ist, wie die Neurosen-Diagnose, unangemessen stigmatisierend und fördert die Abhängigkeit vom Therapeuten. Das Postulieren eines unzureichenden Gemeinschaftsgefühls schlägt in dieselbe Kerbe. Glücklicherweise drängte ich die Patientin in den nachfolgenden Sitzungen nicht in diese Richtung, sonst hätte sich keine Besserung ergeben. 4) Die einleitend von mir erwähnte Großgruppentherapie (J. Rattner), die aus der Individualpsychologie hervorging, war einige Jahre richtungsweisend für mich. In deren Rahmen wurden alle »Affekte« als falsch und zerstörerisch verteufelt, denn das anzusteuernde Ziel war eine heile, affektfreie und gegen Kritik abgeschottete therapeutische Gruppenwelt. Auch hier versuchte ich nicht, die Patientin in diesem Sinne umzuerziehen.

10.3 John Updike – Psoriasis, eine narzisstische psychosomatische Erkrankung?

Der amerikanische Schriftsteller John Updike (1932–2009) hat über seine Schuppenflechte in mehreren Texten berichtet, zuletzt in seiner autobiographischen Schrift *Selbst-Bewußtsein* (SB 1995) aus dem Jahre 1989.

10.3.1 Der Zentaur

Schon in einem seiner frühen Bestseller-Romane, *Der Zentaur* (Z, 1962/1966), beschreibt er den fünfzehnjährigen Peter, der mit einer »Erniedrigung« und einem »Fluch«, d.h. der Psoriasis, vom Schicksal geschlagen ist. Im Folgenden werde ich mich möglichst nur auf die Angaben beschränken, die Updike in seiner Autobiographie bestätigt und meine erweiterte Interpretation größtenteils ohne Bezug auf die frühere einbringen. Peter war u.a. allergisch gegen Schokolade, Chips, Zucker, Backfett, nervliche Erregungen, Trockenheit, Einengung, gemäßigtes Klima – eigentlich gegen »das Leben überhaupt« (Z, S. 61).

Der Zentaur ist Peters Vater, Lehrer des Städtchens, der von den Schülern grausam gequält wird. Seine Geschichte und sein Tod werden mit dem Mythos des Zentauren Chiron verknüpft, einem Unsterblichen, der halb Mensch, halb Pferd war. Der Vater ist zwar ein ausgezeichneter, großzügiger und hilfsbereiter Lehrer, wird aber von Peter verachtet. Die Mutter stellt den Vater ebenfalls als Mitleid erweckenden Schwächling hin und streitet viel mit ihm. Sie bevorzugt offensichtlich Peter, der wie ein kleiner Gott auftritt, mit dem Fuß gegenüber der Mutter aufstampft und den Vater zurechtweist.

Die Psoriasis dient auch als Vorwand, nicht schwimmen lernen zu müssen. Außerdem hebt sie ihn auch in anderer Hinsicht aus der Masse heraus, denn nur er, seine Mutter und der Arzt haben diese Krankheit. Als er seine schuppige Haut zum ersten Mal einem Mädchen präsentiert, erwartet er ein furchtbares Drama. Aber nichts geschieht, und Peter ist bass erstaunt. Der 15-Jährige träumt davon, ein so großer Maler wie Vermeer zu werden. Das primitive Leben in der Kleinstadt kann ihm nicht genügen. Größenphantasien entwickelt er vor allem, wenn er krank im Bett liegt. Darüber hinaus gelingt es ihm, beim lange hinausgezögerten Aufstehen vor der Schule die Aufmerksamkeit aller, auch die des Großvaters, auf sich zu lenken und Streitereien zwischen den Eltern auszulösen.

Zwischen die ausgedehnten Schilderungen des Aufstehens, dem Streit ums Frühstück, den dramatischen Fahrten zur »Hassfabrik«, wie er die Schule nennt, den Arztbesuchen und den Schulintrigen mischt sich häufig eine wollüstige, mit sexuellen Phantasien durchsetzte Stimmung.

10.3.2 »Selbst-Bewusstsein« – Autobiographisches

John Updike wuchs in der Provinzstadt Shillington auf, studierte in Harvard und anderen bekannten Hochschulen Bildende Kunst und Journalismus und errang sich ersten Ruhm als Erzähler und Redaktionsmitglied einer renommierten Zeitung, dem *New Yorker*. Er verfasste zahlreiche Romane, die hohe Auflagen erzielten, u.a. *Ehepaare*, *Hasenherz*, *Rabbit* und den *Zentaur*.

Updike erinnert sich in *Selbst-Bewußtsein* (1989) an viele Begebenheiten aus Kindheit und Jugend. John ist das einzige Kind einer Familie, die aus Vater, Mutter und Großeltern bestand. Die Mutter war eine ehemalige Schönheit, die ein Studium zwar beendet hatte, danach aber zu Hause blieb und ihrem einzigen Sohn den Zugang zur Kunst verschaffen möchte. Schon als 6-Jähriger durfte John den Malunterricht des bekanntesten Künstlers des Ortes genießen. Die Mutter wird vom Sohn idealisiert und kaum kritisiert, obwohl sie häufig cholerisch und aggressiv reagierte und dominant war. Sie schrieb Romane, die kein Verlag haben wollte und photographierte leidenschaftlich. Auch sie litt an einer Psoriasis. Beide behandelten die Hautkrankheit seit Johns sechstem Lebensjahr mit einem übelriechenden glitschigen Teerprodukt, das wie Eiter aussah, und setzten sich gemeinsam den Sonnenstrahlen aus. Dies waren damals die einzigen Therapie-Möglichkeiten.

Sein Vater war, wie im Buch *Der Zentaur*, ein stadtbekannter Lehrer; John hatte die Demütigungen selbst erlebt, da er mehrere Jahre ebenfalls in die Klasse seines Vaters ging. John entwickelte eine starke Abneigung gegen die Art und den Beruf seines Vaters und schwor sich, eines Tages an denen Rache zu üben, die seinen Vater so schlecht bezahlt und behandelt hatten und der Kleinstadt zu beweisen, welche Fähigkeiten in ihm steckten. Schon früh regte sich in ihm der Wunsch, Karriere zu machen. Im Rückblick ist er stolz darauf, berühmt geworden zu sein. Familientradition stand hoch im Kurs; zeitlebens zitiert Updike die üblichen Weisheiten, die ihm seit früher Kindheit eingeflößt wurden, so z.B. »spare in der Zeit, dann hast du in der Not«, oder: »Für nichts kriegst du nichts« usw.

In der Familie wurde viel gestritten; Dramen waren an der Tagesordnung. Er übte sich einerseits in kindlichen Posen und benahm sich andererseits »scheu und unbeholfen«. Harmlose infantil-sadistische Vergehen bereiten ihm noch als Erwachsener Schuldgefühle. Diese vergrößerten sich durch das Masturbieren und seine Flucht in Phantasien und Träume.

10.3.3 »Im Krieg mit meiner Haut«

So betitelte Updike das zweite Kapitel in *Selbst-Bewusstsein*. Die Schuppenflechte spielt in Updikes Leben eine große Rolle. Er richtete Wohnort und Arbeitsort nach den Möglichkeiten ein, die damals beste Behandlung zu bekommen, nämlich die Sonne. Dreiviertel des Jahres lag er stundenlang in der Sonne, um schon im Frühjahr die über den Winter wieder aufgetauchte Psoriasis zu vertreiben. Dabei nahm er jahrelang Sonnenbrände und schwere UV-Strahlen-Schäden (Verlust der Elastizität, Bildung von *Aktinischen Keratosen*[1]) in Kauf. Als die UV-Bestrahlung mit dem Strahlen-Verstärker Psoralen (PUVA) in Boston versucht wurde, ließ er sich sofort in dieses Therapie-Programm einbinden und konnte so einige Jahre die Psoriasis unterdrücken.

Dann jedoch erlebte er von neuem – wie auch nach der USA- und Karibik-Sonne –, dass die Haut die Strahlen nicht mehr durchließ und eine schwere Entzündung auftrat. Mit Kortison und einem Zytostatikum, dem Methotrexat, gelang es schließlich den Ärzten, die Psoriasis so gut zu kontrollieren, dass in den vergangenen Jahren nicht mehr davon die Rede war.

Er bezeichnet die Auseinandersetzung mit der Psoriasis als Krieg. Er hasst seine kranke Haut und hasst die Natur, die ihm derartiges angetan hat, obwohl er zugibt, sowohl in der Kindheit als auch im Erwachsenenalter relativ selten seiner Haut wegen gekränkt worden zu sein. »Natürlich« gab es auch Situationen, in denen er sich ausgegrenzt fühlte. Obwohl seine Mutter die Psoriasis nur ein »Handicap« nennt und weder Freundinnen noch Ehefrauen ihn deswegen mieden, fühlt er sich als »Aussätziger« und als »Monster«. Die Hautkrankheit sei auch der Grund gewesen, warum er ein »Narziss« geworden sei. Er hätte sich stets in allen spiegelnden Flächen beobachten und kontrollieren müssen.

Mit etwa 42 Jahren verlässt er seine Frau und die vier Kinder und versucht, mit seiner Geliebten eine neue Partnerschaft aufzubauen, was aber misslingt. Innerhalb eines Jahres kommt es zu einem schweren Rückfall der Psoriasis, und er vermutet, dass seine »Schuld« einen »metabolischen Aufruhr« verursacht hatte (SB, S. 99). Über die spätere Wiederverheiratung ist nichts zu erfahren.

10.3.4 Andere Symptome und Updikes Weltanschauung

Updike spricht in den Erinnerungen ausführlich und offen über seine übrigen Symptome. Dazu zählten Stottern und Würgen, so dass er manchmal Speisen nicht schlucken konnte, sodann eine

[1] Aktinische Keratosen sind Hautverdickungen bzw. -krusten vor allem in ultra-violetten Strahlen exponierten Regionen, die man beobachten muss, da sie in seltenen Fällen entarten können.

krankhafte Angst vor Spinnen und Insekten, Heuschnupfen und ein schweres Asthma, das ihn jahrelang quälte. Im Zusammenhang mit dem Asthma erwähnt er auch eine Klaustrophobie (Angst vor geschlossenen Räumen), die begann, als ein Schauspieler in einem Radio-Hörspiel eine Person, die in einer Röhre erstickte, derart gut nachahmte, dass John ebenfalls in Angst und Atemnot geriet.

Einen großen Raum nimmt auch seine Rechtfertigung ein, warum er »keine Taube« sei und sich in der Zeit des Vietnam-Krieges (1965–1972) auf die Seite der Regierung gestellt hatte. Er ist konservativ, wählt aber die Demokraten und achtet als Christ die Autorität. Krieg ist für ihn ein Naturphänomen.

10.3.5 Selbstinterpretation und psychosomatische Deutung

Updike nennt seine Selbstdarstellung unaufrichtig und betont, er sei ein zutiefst »defekter« Mensch (SB, S. 69). Er glaubt, der Psoriasis seine ganze Karriere verdanken zu müssen und sieht in der übermäßigen Hautzellenproduktion seine Produktivität wie auch seine Unverletzlichkeit gegenüber seinen Kritikern symbolisiert. Von ihnen übernimmt und akzeptiert er willig die Urteile, er wäre eitel, egozentrisch, distanziert, rachsüchtig und unbarmherzig und natürlich schamlos. Denn er schockierte z.B. mit Aussagen wie: Masturbation und Gebet würden dasselbe erreichen, nämlich das Selbst zu vergessen. In seinem berühmten Roman *Ehepaare* (1969) wechseln im »Pillenparadies« Tarbox die Paare ihre Partner recht schnell bei der nächsten Party und rufen nach sexuell freizügigen Szenen Gott an, damit er sie aus ihrer momentanen Not befreien möge. Gerade derart paradoxe und »sündhafte« Passagen trugen viel zu seinem Ruhm bei. Deshalb hält er seine Schriftstellerei partiell für ein schmutziges und schäbiges Geschäft (SB, S. 300).

Einerseits war John Mutters Liebling, andererseits übernahm er von ihr und »den Updikes« die Bürde der Delegation, die ihm auftrug, ein großer Künstler, Rächer des Vaters und Kritiker der Spießbürger-Gesellschaft zu werden, was ihm in vielerlei Hinsicht gelang. Als Einzelkind stand er permanent unter Beobachtung, wurde gemaßregelt, gegängelt und von Eltern und Großeltern kontrolliert. Kein Wunder, dass sein eingeengter Lebens-Raum sich leiblich in Klaustrophobie, Ängsten, Phobien, Stottern und Asthma äußerte und er sich zeitweise im Haus oder Bett verkrochen und versteckt hat; da war er für Momente dem Zugriff der Erwachsenen entzogen.

Darüber hinaus haben ihm die Erzieher ein, psychoanalytisch gesprochen, zutiefst rigides Über-Ich beschert: Was der erwachsene Schriftsteller an zum Teil unverschämten Aussagen akzeptiert, ist übermäßig selbstkritisch und moralistisch selbst-diffamierend. Aus dem von allen Seiten bedrängten Jungen wurde ein skrupel- und schuldbehafteter Erwachsener, der sich für defekt, monsterhaft, maßlos, schäbig, egozentrisch, narzisstisch usw. hielt und dies öffentlich zugibt, d.h. gleichsam beichtet. Auch seine erfolgreichen Kompensationen erhalten dadurch ein unmoralisches Siegel aufgedrückt, wenn er z.B. seine Leistung als Schriftsteller unaufrichtig, Tarnung, Verstellung und schmutziges Geschäft nennt und als narzisstisch-eitle Folge seiner Psoriasis abwertet.

10.3.6 Psoriasis: eine narzisstische Krankheit? Entfremdung und Kompensation

Stimmt denn nun Updikes eigene Diagnose, dass er ein Narziss sei (SB, S. 64)? Wenn man seinen Ausführungen in *Selbst-Bewusstsein* folgt, könnte man fast daran glauben, da er sich einige Male eitel, großspurig und stolz nennt. Allerdings macht schon der Nachsatz: wenn man sich einen Narziss vorstellen würde, dem »nicht gefiel, was er sah«, stutzig, denn einem echten Narzissten würde das nicht einfallen. Deshalb bezeichne ich seine Selbsteinschätzung an diesem Punkt eher als unbewusst bzw. verdrängt, geprägt von seinem überkritischen und hypermoralischen Über-Ich.

Eine andere Selbstdeutung (S. 102) trifft eher zu: Zwischen der Haut und ihm herrschte ein Dualismus, der wie ein Motor wirke. Hier drückt er aus, was Plügge (1967) als »Haben und Gehabtwerden« (siehe »Haut, Körper, Leib und Seele«) beschrieben hat: Updike wurde durch die Psoriasis auf sich geworfen; er hatte sie und sie hatte ihn. Er erlebte seine Haut als etwas Fremdes, was er unbedingt loswerden wollte; deshalb befand er sich in ständigem Krieg mit ihr und wurde permanent dazu aufgestachelt, wenn er sich im Spiegel beschaute.

Jetzt wird auch verständlicher, warum die Psoriasis öfter als Krankheit der Starken (*morbus fortiorum*) bezeichnet wird, was Updike übrigens ebenfalls in seinem Buch erwähnt (SB S. 102): Von Kindesbeinen an war er zur Auseinandersetzung mit seiner Krankheit gezwungen, er musste Wege finden, damit fertig zu werden, d.h. Strategien entwickeln, um dieses Leid kompensieren und bewältigen zu können. In diesem Sinne stimmt es teilweise, dass sich seine erstaunliche schriftstellerische Produktivität in seiner übermäßig schuppenden Haut spiegle. Allerdings mit der Einschränkung, dass die Analogie zwischen der Hautzellen- und Bücher-Produktion bei Updike zwar zutrifft, aber nicht als spezifische Erklärung für die Schuppenflechte gelten darf. Denn kompensatorische Verhaltensweisen in Form von Ehrgeiz, Nervosität, Anspannung und Hektik treffen für Millionen Menschen zu, ohne ihre Haut in Form einer Psoriasis parallel mitreagieren zu lassen. An dieser Stelle verweise ich auf meine Ausführungen zum Parallelismus in »Grundlagen« und »Konzepte für die HPS«.

10.3.7 Sexualität

Die sexuellen Freizügigkeiten seiner Romanfiguren bescherten ihm einen zwiespältigen Ruhm. Diese Nähe zur Pornographie scheint im Widerspruch zu seiner Erziehung zu stehen, die aus John einen braven, religiösen und moralisch integren Bürger der USA machen wollte. Diesen Ansprüchen ist er größtenteils gerecht geworden: Er war ein folgsamer Schüler (SB, S. 28), der konventionell heiratete, vier Kinder zeugte, für die er normal-verantwortlich sorgte und der an die christliche Religion und die Aufrichtigkeit der USA-Regierung glaubte.

Diese Orientierungen waren zweifellos auch erforderlich, um den stark verunsicherten Jungen zu stabilisieren. Ich erinnere hierbei nur an die zahlreichen mächtigen Einflüsse, die auf John als Einzelkind einwirkten. Schon früh kompensierte er seine Krisen durch die Phantasie und »natürlich« auch durch die sexuelle Lust, die er beim Masturbieren kennen gelernt hatte. Im Rahmen seiner streng religiösen Erziehung (sein Vater war in der lutherisch-evangelischen Gemeinde aktiv) erhielt dieser Bereich eine sündhafte Note. Dagegen rebellierte er, wie so viele seiner Generation, und schrieb im Sinne einer Reaktionsbildung gegen diese sexuelle Unterdrückung an, d.h. er veröffentlichte Szenen in seinen Büchern, die seiner aufgeputschten Phantasie entstammten und große Kreise der Gesellschaft ansprachen und noch immer ansprechen.

10.4 Fazit und Therapie

Wie bei anderen psychosomatischen Erkrankungen treffen unspezifisch auslösende und verschlechternde Faktoren auch bei der Schuppenflechte zu. Deshalb kommt es zu Schüben, wenn der Organismus durch Übergewicht, Alkohol und Rauchen übermäßig belastet wird und vermehrt Stoffwechselerkrankungen wie Diabetes mellitus, Hypertonie und Hyperlipidämie (Fettstoffwechselstörung) mit der Schuppenflechte assoziiert sind.

Auf diesen Erfahrungen und Untersuchungen beruhen auch die Erfolge der Naturheilkunde (M. Augustin 2002), die Diät, Gewichtsabnahme, Heilfasten, Bewegungs- und sog. »Ordnungstherapien« einsetzt. Darunter wird der Ansatz an den vegetativ gesteuerten Funktionen wie Wärmehaushalt, Stuhlgang, Schlaf, Atmung und Menstruation (A. und R. Brenke 2007) verstanden. Denn bei fast allen chronischen Erkrankungen sind eine oder mehrere dieser Funktionen gestört.

Ich möchte hier den Begriff der »Ordnung« aufgreifen, um den Zusammenhang zwischen psychosomatischen und somato-psychischen Krankheiten noch einmal zu vertiefen. Aus dem »Leib-Konzept« wird verständlich, dass eine Psoriasis oft *auch* mit Stoffwechselerkrankungen, Antigen-Antikörper-Reaktionen (immunologischen), gefäßentzündlichen Prozessen usw. angetroffen werden kann. Denn es handelt sich bei ihr um einen Übergang vom »Funktionsleib« zum »Gestaltleib« (Dieter Wyss), in welchem die in Gesundheit antagonistisch ablaufenden Prozesse auf die Seite der Krankheit verschoben sind: Anstelle der sich ausgleichenden Abstoßung und Neuproduktion von Hautzellen ist die einseitige, 10-fach zu schnelle Überproduktion getreten. Da der Organismus insgesamt millionenfach vernetzt ist, entgleist »natürlich« auch oft die innere »Ordnung«. Deshalb sollte die Therapie ebenfalls an zahlreichen Stellen (an)greifen (siehe »Konzepte für die HPS«).

Wer meine Ausführungen allerdings ausschließlich nach naturwissenschaftlichen Kriterien, also nach Gesetzen, Ursachen, Wirkungen und Verknüpfungen abfragen würde, könnte hier keine allgemeingültigen Fakten zur Psychosomatik der Psoriasis extrapolieren. Es lag mir jedoch mehr daran, über diesen methodischen Ansatz hinaus zu einer anthropologisch-integrativen Tiefenpsychologie vorzudringen. Ich versuchte dabei in einen hermeneutischen Zirkel einzutreten, der die Betroffenen in ihrer Lebenswelt zeigt, gelungene oder fehlgeleitete Kompensationen einbezieht sowie übertriebene bzw. unterentwickelte Emotionen berücksichtigt. Wenn es dabei gelungen ist, einen leibhaftigen Menschen in seinen zahlreichen Weltverflochtenheiten, Reflexionen, Gefühlen und Gestalten zu beschreiben – wie Wilhelm Dilthey (1894/1957) dies im Gegensatz zum »Erklären« forderte –, verstehen wir auch mehr von seiner Erkrankung. Dabei urteile ich nicht unbeteiligt analysierend von einem neutralen Standpunkt aus, sondern bringe eigene Werte und Maßstäbe ein. Ein derart subjektives Vorgehen scheint zwar unschärfer und vorläufiger zu sein, kommt aber der Wirklichkeit näher, da es den Menschen als Einheit erfasst und nicht primär unabhängige Teile wie Triebe, Reflexe, Impulse, Gehirnzentren usw. zu einem Mosaik zusammensetzen muss. Denn auch für das Erfassen eines Mosaiks ist ein beobachtendes Subjekt erforderlich, das im Ganzen des Menschen z.B. die Affekte versteht, die in bestimmten Gehirnteilen neurophysiologisch »nachweisbar« sind.

11 Warzen – von Heilern, Suggestion und der Geschichte der Psychosomatik

FD 16: Eines Tages kam ein zehnjähriger Junge mit Warzen (*Verrucae vulgares*) an der Fußsohle zur Behandlung. Seine Mutter berichtete, dass sie schon seit einem Jahr alle Warzenmittel ausprobiert hätten – die Warzen rührten sich jedoch nicht. Ich fragte den Jungen, ob er die langsamere Methode mit dem wöchentlichen Abtragen in der Praxis oder die schnelle Beseitigung mit einem Instrument haben wolle, was allerdings, wegen der örtlichen Betäubung, etwas schmerzhaft wäre. Er entschied sich für die heroische Lösung und erhielt einen Termin für das Wegbrennen mit dem Elektro-Kauter. Doch dazu kam es nicht. Nach einer Woche präsentierte er mir stolz die Fußsohle, an der nur noch kleine Dellen daran erinnerten, dass dort vorher Warzen existiert hatten.

Ein Wunder? Ganz gewiss nicht; dieser Warzenschwund ist seit vielen Jahrhunderten bekannt, z.B. auch nach dem sogenannten »Besprechen«. Die Virusforschung (Nasemann/Wassilew 1980) hat herausgefunden, dass es dem Organismus eines Tages meistens gelingt, die warzenproduzierenden Viren aus der großen Gruppe der Papillom-Viren (HPV) zu inaktivieren, wonach die harten Knötchen abgestoßen werden. Aus der gleichen Viren-Familie stammen übrigens auch die Erreger der Feigwarzen, der *Condylomata acuminata*, die vor allem im Genital- und Analbereich kleine spitze – lateinisch *acumen* – Hügel bilden. Die einfachen Warzen-Viren bevölkern vorwiegend Kinderhände und -Füße, und eine noch harmlosere Variante, die Erreger der flachen *Verrucae planae juveniles*, das Gesicht. Nur die Feigwarzen können, glücklicherweise selten, im Verbund mit einem Krebs auftreten; die übrigen belästigen vor allem durch ihr Aussehen und die Ausbreitungs-Tendenz. Die therapeutischen Eingriffe gegen Warzen sollten aus diesen Gründen und der eingangs erwähnten Spontanheilung vorsichtig und behutsam sein. Bevor ich nun den psychischen Zusammenhängen nachgehe, möchte ich eine kleine Rückschau halten.

11.1 Zur Frühgeschichte der Warzen

Charon, der die Toten für einen Obolus per Schiff in die Unterwelt transportierte, präsentiert auf den griechischen Vasen ein Gesicht, das wahrscheinlich von Warzen übersät ist. Der griechisch-römische Militärarzt Pedanios Dioskurides beschreibt in seiner *Materia medica* vor etwa 2000 Jahren, wie er seinerzeit die Warzen behandelte: Bei Neumond bestreiche man jede Warze mit je einer Erbse, binde diese in ein Leinentuch und werfe das Paket hinter sich. Der Mond übt seit alters her eine wichtige Funktion in der Warzenbehandlung aus, nämlich diejenige des Wachsens und Abnehmens. In dieser »Sympathie-Theorie« (Schipperges 1979) fühle und wirke das Weltall im Einklang mit den Menschen; deshalb sprach man den zunehmenden Mond im Mittelalter folgendermaßen an: »Was ich ansehe, das wachse«, berührte dann die Warzen und fügte hinzu: »Was ich anrühre, das nehme ab!«

Nach der Meinung des Medizinhistorikers Schipperges war die Warze ein Lieblingskind der Volksmedizin, über deren Herkunft man sich recht präzise Gedanken machte. Die Viren waren damals noch nicht bekannt. Deshalb konnten die Menschen von einer Ansteckung in unserem Sinne nicht sprechen. Für den mittelalterlichen, d.h. abergläubischen Menschen, gingen die Warzen unsichtbar, also magisch, auf die Menschen über: Wasser, von dem Hühner getrunken haben, bewirkte Warzen, ebenso die Stelle, wo sich vorher ein Pferd gewälzt hatte, wenn man diesen Ort betrat usf. Noch schlimmer erging es den Verlobten, wenn sie beide am Hochzeitstag

Warzen in die Ehe mitbrachten; man prophezeite ihnen einen gemeinsamen Tod. Wenn ich im Folgenden eine kleine Anzahl alter Behandlungsvorschläge aufliste, mögen sowohl der Laie als auch der Fachmann staunen, welche Zauber-Mittel bis zum heutigen Tag eingesetzt wurden. Der Einfachheit halber stelle ich verschiedene »Rezepte« vor, mache aber gleichzeitig darauf aufmerksam, dass für Risiken und Nebenwirkungen keine Haftung übernommen wird.

Bestreiche mit den Innenseiten eines aufgeschnittenen Apfels die Warzen, füge die Hälften aneinander und vergrabe ihn; die Warzen vermodern mit dem Apfel. Denselben Effekt erzielst Du mit dem Berühren der Warzen mit einer Totenhand, die im Sarg verbleibt, oder einem Stück Speck, das Du – so der Brauch am schweizerischen Bielersee – ohne Bezahlung aus einer Metzgerei mitgehen lässt und wie den Apfel in die Erde versenkst. Du musst aber nicht unbedingt die Hand eines Toten berühren. Es genügt, wenn Du einen Faden über die Warzen führst, ihn anschließend knotest und in einen Sarg legst. Wie der Leichnam, so zerfallen auch Deine Warzen. Gute Erfolge erzielt das Regenwasser auf dem Friedhof, der Speichel vom Vieh, Menstrualblut und, last but not least, Weihwasser.

Folgende Heilpflanzen bzw. Substanzen wurden aufgeführt oder in Warzensalben gemischt: Wolfsmilch, Seidelbast, Schöllkraut, Hahnenfuß, Zwiebelsaft, Schnittbohnenblätter, Hauswurz, geschabte Kreide, schwarze Seife und Sauerampferblätter usw. Tauben- oder Maulwurfsblut, der Schaum frischen Pferdeurins seien wirksam und über die Warzen sollten u.a. auch Schnecken, Heuschrecken oder Warzenkäfer usf. kriechen.

Moderne Mixturen enthalten soviel Säuren und Ätzmittel, dass beim Einreiben unbedingt ein Fingerling benutzt werden sollte. Den meisten Patienten sind Warzentinkturen, das Einfrieren mit flüssigem Stickstoff, das Wegbrennen mit dem Elektrokauter, das Abtragen mit der Schere und die Laser-Therapie, bekannt. Es war übrigens der berühmte Genfer Dermatologe J. Jadassohn, der 1895 die Infektiosität der Warzen bewies, indem er durch einen »Warzenbrei« bei einem vorher Warzenfreien die Gebilde übertragen konnte.

Diese noch lückenhafte Darstellung uralter und moderner Behandlungsmethoden sollte die Widersprüchlichkeit, den Aberglauben und die Schwierigkeiten verdeutlichen, die bei dieser harmlosen Hautkrankheit zum Tragen kommen. Es leuchtet ein, dass bei unbekannten Ursachen alle mitreden und mitbehandeln möchten, vor allem dann, wenn kein besonderes Risiko besteht, und die Warzen tatsächlich von alleine verschwinden können. Die angeführten Behandlungen widersprechen jeglicher rationaler Wirkung; denn woran mag es wohl liegen, dass das Regenwasser vom Friedhof Warzen zerstört, während Wasser, an dem sich Hühner gelabt hatten, den Menschen Warzen anhext? Dagegen wandte man ein, dass vielleicht alles nur Zufall war, und die Warzen ohnehin von alleine verschwunden wären. Diesem Argument widerspricht aber, im Vergleich zu den Behandlungen, die weitaus geringere Anzahl Spontanheilungen. Mittlerweile ist man darin übereingekommen, in diesen so divergierenden und teilweise abstrusen Rezepten einen gemeinsamen Wirkfaktor zu erkennen, nämlich die *Suggestion*.

11.2 Warzen lassen sich hypnotisieren

Es haben sich nicht nur Quacksalber und der Volksmund an der Warzentherapie versucht. Bruno Bloch (1878–1933), ehemals Professor und Chef der Dermatologie in Zürich, studierte 1927 mit fünf Ärzten während zweieinhalb Jahren Tausende von Warzen (*vulgares* und *planae juveniles*) an über 200 Patienten. Um eine vergleichbare wissenschaftliche Ausgangsbasis zu haben, entwarf er für alle Warzen-Patienten folgende Standard-Therapie: Er ließ den Patienten die Augen verbinden, die Hände auf einen vibrierenden Apparat legen, mit dem man auch schwache elektrische Ströme applizieren konnte, danach die Warzen mit einer medikamentös unwirksamen Farblösung (blau, rot oder grün) betupfen und hielt sie an, die Farbe möglichst lange nicht abzuwaschen. Danach sollten sich die Patienten in regelmäßigen Abständen wieder vorstellen.

Die Erfolge waren respektabel: 44 Prozent der vulgären (meist an den Händen) respektive 88 Prozent der juvenilen Warzen (am häufigsten im Gesicht und auf den Handrücken) verschwanden spurlos innerhalb von durchschnittlich zwei bis acht, seltener in 12 Wochen. Dabei muss man bedenken, dass die Patienten bereits monate- bis jahrelang wirkungslose Behandlungen hinter sich gebracht hatten, die nicht selten schmerzhaft gewesen waren. Für Bloch bestand kein Zweifel, dass bei diesen Heilungen ein suggestiver Faktor eine Rolle gespielt haben musste. Aber was war darin wirksam?

Bloch schloss aus jahrelangen Erfahrungen, dass zwei Bedingungen für den Effekt der Suggestion erfüllt sein müssten: Der Hypnotiseur sollte an die Wirksamkeit seiner Methode glauben, und der Patient sich in einem »ausgeprägten affektiven Zustand«, nämlich der Verlegenheit, befinden. Die Erfolge mit völlig wirkungslosen Mitteln veranlassten Bloch, bei seinen Therapien nur noch harmlose Farbstoffe einzusetzen. Die Suggestions-Behandlungen ließen sich jedoch nicht auf einen Nenner, z.B. Erschrecken, Scham, Ekel oder autoritäres bzw. beruhigend-versprechendes Verhalten des Hypnotiseurs bringen. Selbst das Verleugnen und Ablehnen einer suggestiven Wirkung z.B. durch einen warzenbehafteten Arzt verhinderte nicht deren Abheilung in der Hypnose.

Es zeigten sich bei den Experimenten unzählige Widersprüche. Auffallend schnell und effektiv wirkte die Suggestion nur bei Kindern: 100 Prozent der planen und 60 Prozent der vulgären Warzen verschwanden. Bloch glaubte schließlich, die Ursache der Abheilung in den *Affekten* zu sehen, die durch die Suggestion ausgelöst wurden. Er argumentierte stress-physiologisch und neuropsychologisch: Angst, Erregung, Furcht usw. könnten über die Nervenbahnen des vegetativen Nervensystems das labile Gleichgewicht zwischen normalem und pathologischem Gewebe dementsprechend beeinflussen.

Letztlich blieben aber zahlreiche Fragen unbeantwortet, wovon ich eine fundamentale hier aufgreifen möchte: Was geschieht eigentlich in einer suggestiven Behandlung? Um dies zu klären, schließe ich hier einen kleinen Exkurs über das Gebiet der Hypnose an, in der die Suggestion eine große Rolle spielt. Nach W. Hehlmanns *Wörterbuch der Psychologie* (1974, S. 517) wird Suggestion als beabsichtigtes Hervorrufen »bestimmter« Gedanken, Empfindungen, Handlungen und körperlichen Erscheinungen bei sich selbst oder anderen definiert.

Der Begriff Hypnose beinhaltet das griechische Wort »Schlaf« und wurde zum ersten Mal von Braid 1843 benutzt. Damit wird angedeutet, dass in den verschiedenen Hypnose-Techniken ein schlafähnlicher Zustand herbeigeführt wird, in dem weniger Hemmungen und Kritik den Anordnungen, Befehlen oder Selbstinstruktionen entgegenwirken.

11.2.1 Von den Schamanen über den Mesmerismus zur Hypnose

Was heute Ärzte und »Besprecher« tun, wurde früher durch Medizinmänner, Schamanen, Exorzisten und »Hexenärzte« ausgeführt. Seit Jerome D. Franks umfassender Darstellung dieser Therapien aus dem Jahre 1961 (1981) hat sich der Name »Heiler« in der Fachwelt eingebürgert. In seinem Buch beschreibt er die verschiedensten Vorläufer der modernen Psychotherapien und vergleicht sie miteinander. Er stellt fest, dass sowohl in den Krankheitsaustreibungen der primitiven Völker durch die Schamanen als auch in den religiösen Wunderheilungen und in den Psychotherapien ähnliche Wirkungsweisen mehr oder weniger erfolgreich sind.

Um die eingangs erwähnten »Rezepturen« und Blochs Experimente nicht einfach als Schabernack und Hirngespinste hinzustellen, schlage ich in den folgenden Abschnitten vor, mit fiktiven Warzenpatienten sog. primitive Heiler unter der kundigen Führung von J.D. Frank und Henry F. Ellenberger (1973) zu besuchen. Auch Ellenberger unternahm 1973 eine umfassende Reise zu den Ahnherren der Tiefenpsychologie, die der *Entdeckung des Unbewußten* durch ihre Erfahrungen den Weg gebahnt hatten. Mit den Heilern sind aber auch Vorläufer der Psychosomatik gemeint, da es damals noch keine getrennte Behandlung von Körper und Seele gab.

11.2.2 Seelenverlust

Als ich mit meinem ersten Warzenpatienten bei den peruanischen Medizinmännern erschien, fanden sie, dass er, wie fast alle Kranken, von der »Susto«-Krankheit befallen war. Ihm sei von Geistern in Situationen des Erschreckens – was »Susto« übersetzt bedeutet – die Seele geraubt worden. Der Medizinmann veranstaltete eine beeindruckend lange, von Musik und Tanz begleitete Zeremonie, in deren Verlauf furchteinflößende Masken und Figuren auftauchten. Auf diese Weise beschwor er die Geister, die Seele zurückzugeben. Zum Abschluss wurden die Warzen mit etwas entsetzlich Stinkendem eingerieben. Mein Patient ließ alles ohne Klagen über sich ergehen. Zu seiner großen Freude begannen die Warzen schon auf der Heimreise abzufallen.

Ein der Seele beraubter Mensch ist in dieser Situation Ich-geschwächt und ängstlich, unterwirft sich den inszenierten Maßnahmen, selbst wenn diese ihn erschrecken. Die heilsame Wirkung entfaltet sich unbewusst und unkontrolliert. Andererseits stellt der Heiler durch die ganze Zeremonie und die Berührung der Warzen eine vertrauensvolle Beziehung zum Patienten her, so dass dieser sich unterstützt fühlt und weniger leidet. Darüber hinaus kommt eine Erschütterung des Patienten zustande, die ihm die Chance eröffnet, sich neu zu orientieren und Hoffnung und Mut zu entwickeln.

11.2.3 Symbolische Krankheitsbeseitigung

Mit einem anderen Patienten besuchte ich den Schamanen der Kwakiutl-Indianer (Boas 1930), der mir seine Geheimnisse verriet. In einer vierjährigen harten Ausbildung lernte er den Umgang mit den Geistern, die Krankheiten und ihre Behandlung sowie auch Ohnmachten, Zittern, Zucken und das Ausspucken von blutigen Krankheitsobjekten zu simulieren. Letztere symbolisieren die vom Medizinmann aus dem Körper des Patienten entfernte Krankheit.

Als wir am Behandlungstag bei den Indianern ankamen, geleiteten uns die prächtig bemalten und geschmückten Dorfbewohner zu einer Hütte, aus der bereits feierlich Musik und Gesang ertönte. Der Schamane erwartete die Prozession und nahm meinen Patienten persönlich in Empfang. In der Mitte des Versammlungs- und Behandlungsortes erlebten die singenden und sich wiegenden Teilnehmer, wie der Heiler an einem glimmenden Feuer Rauch erzeugte, der aromatisch duftend durch den Raum zog. Nach vielen Anrufungen, Tänzen und ohrenbetäubender Musik nahm er einen noch rauchenden Holzstab aus der Glut und presste ihn unter beschwörenden Formeln auf eine dicke Warze meines Patienten. Der üblicherweise recht Schmerzempfindliche zuckte mit keiner Wimper, sondern starrte wie gebannt auf den Schamanen, der plötzlich einen blutigen Kiesel ausspuckte. Danach wurden die übrigen Warzen mit einer Flüssigkeit berührt und die Behandlung war zu Ende. Tatsächlich verschwanden die Warzen innerhalb weniger Tage. Im nachfolgenden Gespräch gab der Schamane zu, dass es sich bei den meisten Anwendungen um Tricks handelte. Er war jedoch in vielen Fällen deshalb so erfolgreich, weil er selbst und die Patienten an seine heilenden Kräfte glaubten.

Noch heute ist die Methode der Entfernung der sog. »Mutterwarze« durch Kauter, Vereisung oder Abkratzen ab und zu wirksam, wenn der Patient mit der Beseitigung des einen Krankheitsobjektes auch für die restliche Vertilgung Hoffnung schöpft.

11.2.4 Besessenheit und Exorzismus

Aber ganz so weit hätten wir gar nicht zu reisen brauchen. Noch bis vor etwa 150 Jahren war es in Europa üblich, Krankheiten als Ausdruck einer Besessenheit von Geistern zu verstehen und diese zu exorzieren, d.h. auszutreiben. Der pietistische Pastor J.C. Blumhardt (1805–1880) beispielsweise, den ich auf Anraten Ellenbergers konsultierte, begann stundenlang mit meinem

Patienten zu fasten und zu beten, bis beide in Ekstase und Krise gerieten. Dem Exorzisten gelang es in zahlreichen Sitzungen, diejenigen Dämonen und Geister zu beschwören, die für die Warzen verantwortlich waren, um sie alsdann mit heiligen Worten aus dem Körper zu verbannen; die Warzen wichen tatsächlich.

Wie beim vorigen Beispiel könnte es sein, dass mit den vertriebenen »bösen« Warzengeistern die verlorene »gute« Seele des Patienten gerettet wurde –, und Pastor Blumhardt für die Kirche in der sogenannten »Erwecker«-Bewegung eine neue »Seele« hinzugewonnen hatte. Auch bei dieser Behandlung fällt auf, dass sich Exorzist und Patient vor dem Heilungsprozess in einen Zustand der Erregung, Erwartung und Krise hinein steigerten.

11.2.5 Beichte

Selbstverständlich musste mein Patient vor dieser Behandlung beichten. Er berichtete verschämt, er hätte sich in der letzten Zeit öfters »befleckt« – ein früher gebräuchlicher Ausdruck für das Onanieren. Mit der Beichte erwarb er sich die Absolution, d.h. die Befreiung von seinen Sünden durch den Pastor und damit durch Gott persönlich.

Das erinnert auffallend an ein Beispiel von Bloch: Er erwähnt einen Architekten, der durch einen Warzenbesprecher in der Straßenbahn Zürichs in aller Öffentlichkeit »behandelt« wurde, was wohl einem Exorzismus ziemlich nahe kommt. Alle konnten mit ansehen, welche abscheulichen Dinge dieser Mann an den Händen aufzuweisen hatte; vielleicht, so dachten einige, war er ja schuld an seiner Krankheit und sollte dafür büßen.

11.2.6 Wunscherfüllung

Es sind jedoch nicht nur beschämende oder erschreckende Erfahrungen, die zur Heilung beitragen. In vielen Behandlungen steht der Patient im Mittelpunkt des Geschehens und soll das Gefühl bekommen, er werde von allen, inklusive Geistern und Gott, beachtet und intensiv unterstützt. Eine Warzenbehandlung durch den Heiler im weißen Kittel, mit Farbe oder imponierendem Apparat, regt die jedem Menschen innewohnenden Wunschvorstellungen sehr viel mehr an, als wenn man nur ein paar farblose Tropfen zu Hause aufträgt.

Wie ich oben beschrieb, soll ein Warzenbehafteter die ungeliebten Objekte via Holz oder Schnur jemand anderem übertragen dürfen: Es fällt auf, dass der Kranke, zwar auf »höheren« Befehl, aber dennoch egozentrisch denkt, nach dem Motto: »Möge meine Krankheit nicht mir, sondern einem anderen schaden!« Demgemäß könnten auch solche Wunscherfüllungen zur eigenen Stärkung beitragen …

11.2.7 Die Wallfahrt

Für meine nächste Reise konnte ich den berühmten Romancier Émile Zola gewinnen. Er hatte 1891 den Wallfahrtsort Lourdes besucht und daraufhin drei Jahre lang Material für seinen gleichlautenden Roman (1991) gesammelt, den er 1894 veröffentlichte. Die Fahrt mit meinem etwa 50-jährigen Warzenpatienten, der auch an einem schlecht heilenden Unterschenkelgeschwür (*Ulcus cruris*) litt, gestaltete sich bereits zu einem einzigartigen Gruppenerlebnis, da viele Kranke aus Erzählungen und Berichten von den mitreisenden Pilgern erfuhren, dass in Lourdes schon vielfach Wunder geschehen wären. An Ort und Stelle nahmen wir an den Gottesdiensten in der Basilika teil und pilgerten auch zur Grotte der Bernadette Soubirous. Durch diese Höhle floss noch immer das Wasser, das überall gesammelt, verkauft und bei allen Krankheiten angewendet wurde. In der Grotte, in der Bernadette 1857 der heiligen Jungfrau Maria begegnet sein soll, geschah folgendes:

Das ganze Volk, vor Verzückung wie im Fieber rasend, strömte herein und tobte wie ein Sturzbach durch den Kerzenglanz, warf Blumensträuße und Briefe vor der Heiligen Jungfrau nieder und küsste den Felsen, den die glühenden Lippen von Millionen glatt poliert hatten. Der Glaube hatte alle Fesseln gesprengt, er war zur gewaltigen Macht geworden, der nichts mehr Einhalt gebieten konnte (Zola, S. 360).

Mein Patient beteiligte sich als gläubiger Katholik mehrere Tage lang an den Prozessionen, betete und sang mit den Pilgern und Kranken, wusch seine Warzen und sein Geschwür mit dem gesegneten Wasser. Nach wenigen Tagen setzte die Genesung ein, das Geschwür begann sich zu schließen, und die Warzen verschwanden.

Zola bestätigte, mein Patient weise Ähnlichkeiten mit dem von ihm aufgezeichneten Fall F. Macary auf, der durch eine Flasche Wasser aus Lourdes von seinem »Krampfadergeschwür mit erheblichem Eiterausfluß« (Zola, S. 72) befreit wurde. Als ich dem Schriftsteller erklärte, die Schulmedizin würde heute solche *Ulcera* ebenfalls durch Umschläge und entstauende Gymnastik – noch besser durch Kompressionsverbände – zum Zuheilen bringen, löste dies bei Zola begeisterte Zustimmung aus. Denn er war der Meinung, dass die Wunder durch Kräfte der Natur zustande kämen, vor allem bei solchen Fällen, in denen sich seelische Traumen durch ein körperliches Symptom, z.B. Krämpfe oder Lähmungen, Ausdruck verschafften.

Eine jahrelang Gelähmte – Marie de Guersaint, eine der Hauptpersonen des Romans –, die auf dem Höhepunkt der religiösen Ekstase plötzlich wieder gehen konnte, musste auf ihre Heilung erst durch innere Erschütterungen (S. 370) vorbereitet werden: Sie sollte sich von ihrer »falschen Krankheitsvorstellung lösen« und den festen Willen zur Geneseung aufbringen.

Erich Marx, der den Roman Zolas einfühlsam kommentiert hatte, war in der abschließenden Besprechung der Meinung, dass die Kranken bereits auf der Reise pausenlos auf das Wunder eingestimmt wurden, in Lourdes autogenes Training absolvierten und schließlich in einer »ansteckenden Massenpychose« (S. 562) ihre gesamten angestauten seelischen Energien auf ihre Gesundung richteten. Er vergleicht die Heilung mit dem Geschehen beim Hypnotiseur, der durch seinen Willen Krämpfe lösen und gelähmte Muskeln wieder aktiv machen kann, wie dies Jean-Martin Charcot etwa zur gleichen Zeit in Paris demonstrierte. Doch davon später, da wir vorher noch etwas Einblick in die Vorgeschichte der Hypnose gewinnen müssen.

11.2.8 Heilung durch den Magnetismus

Eines Tages ersuchte mich ein Patient, ihm zu erklären, wie diese Wunderheilungen zustande kämen, da er nicht an Magie, Geister und Wunder glaube. Ich erzählte ihm, dass eben seine Frage im Zeitalter der Aufklärung vor der Französischen Revolution von 1789 durch die Enzyklopädisten, z.B. Diderot und D'Alembert, diskutiert wurde, als man das Leben und die Welt anhand von Naturgesetzen und durch Vernunft neu interpretieren wollte. Einer dieser Aufklärer war der Arzt Franz Anton Mesmer (1734–1815), der vor der Französischen Revolution bis zur Ära der Hypnose Ende des 19. Jahrhunderts die weltweite Bewegung des Mesmerismus und Magnetismus ausgelöst hatte. Wir besuchten also den umstrittenen Begründer dieser Therapie-Form, mit der er in Paris die größten Triumphe feiern konnte.

Mesmer erklärte uns, wie es ihm gelang, unerklärliche Heilkräfte als unsichtbares Fluidum zuerst mit Magneten im Körper zu sammeln, um anschließend verschiedenste Krankheiten, auch Warzen, zu vertreiben. Später konzentrierte er diesen Magnetismus in einer Art Behälter, *baquet* genannt, und ließ Gruppen von Patienten daran teilnehmen, die sich mit Eisenstangen und Seil damit in Berührung brachten. Wenn bei diesen Sitzungen Krisen sich durch Stöhnen ankündigten oder Krämpfe auftraten, heilten zahlreiche Krankheiten aus.

Einer seiner Schüler, der Marquis A.-M.-J. de Puységur (1751–1825), leitete die Heilkräfte über magnetisierte Bäume in die Körper der Patienten, so dass sie in eine Art Halbbewußtsein versanken, in dem sie selbst Krankheitsursachen und Therapie erfuhren. Entgegen der Theorie des Meisters brauchten hierbei keine Krisen mehr aufzutreten. Mein Patient bevorzugte diese Methode und wickelte ein Seilende, das von der berühmten Ulme in der Nähe des »majestätischen Schlosses der Puységurs« (Ellenberger, S. 115) hing, um seine Warzen, die alsbald verschwanden. Man nahm nunmehr an, dass nicht mehr Geister und Dämonen vertrieben werden mussten, sondern der Patient in einen somnambulen (schlafwandlerischen) Zustand versinken sollte, damit Heilung erfolgte. In dieser schlafähnlichen Verfassung gelang es sogar, Menschen ohne Betäubung zu operieren. So führte ein Arzt namens Récamier im Jahre 1821 eine chirurgische Operation unter »magnetischer Anästhesie«, also unter Hypnose, durch (Ellenberger, S. 169). Der Engländer Braid gab dieser Methode schließlich den Namen Hypnotismus (1843), was, wie schon erwähnt, im Griechischen Schlaf bedeutet.

11.2.9 Hypnose und Suggestion

Um einen meiner noch ungläubigen Warzenpatienten in die richtige Stimmung zu bringen, besuchte ich mit ihm – unter Führung des schwedischen Arztes Axel Munthe (1857–1949), der gerade bei Charcot als Assistent tätig war – die Vorlesung des weltberühmten Neurologen J.-M. Charcot in der Salpêtrière in Paris. Charcot hatte in dieser Klinik hysterische Frauen untersucht und herausgefunden, dass er ihre Symptome, z.B. Lähmungen, Zuckungen und Krämpfe, in Hypnose verschwinden oder wieder auftreten lassen konnte. In seinen Vorlesungen versammelten sich neben angehenden Ärzten, Schriftstellern und Schauspielern auch die elegante Halbwelt (Munthe 1986, S. 210), die sich vor allem an die aufregenden Wunder der Hypnose nicht entgehen lassen wollten.

Die vorgeführten »hysterischen« Frauen, oft jahrelang verwahrte arme Geschöpfe, wurden von Charcot in die verschiedenen Stadien der Hypnose (Lethargie, Katalepsie, Somnambulismus) gebracht und folgten seinen Suggestionen: Einige aßen mit Behagen ein Stück Kohle, wenn ihnen suggeriert wurde, es sei Schokolade oder aber sie bellten, wenn man ihnen sagte, sie seien Hunde (Munthe, S. 214). Wie sich bald herausstellte, wurden die Frauen von den Assistenten so präpariert, dass sie noch nach Jahren gegen ein kleines Entgelt die von Charcot gewünschten Stadien der Hypnose reproduzieren konnten (Szasz 1975). Auch mein Patient durchschaute nach unseren Aufklärungen die Schwindeleien und Irrtümer Charcots und bestand deshalb darauf, die echte Hypnose kennen zu lernen. Deshalb fuhren wir mit ihm nach Nancy, wo A. A. Liébault und vor allem Hippolyte Bernheim (1840–1919) ihre Schule gegründet hatten.

Bekanntlich hat noch Sigmund Freud, der einige Monate (1885/86) bei Charcot gearbeitet und auch bei Bernheim in Nancy gelernt hatte, bei seinen hysterischen Patientinnen mit Hypnose begonnen, es aber dann unterlassen, als er bemerkte, dass seine suggestiven Kräfte nicht ausreichten, die Patienten in schlafähnliche Entspannung zu bringen. Überdies mochte der Begründer der Tiefenpsychologie diese Methode nicht besonders, da sie, nicht zu Unrecht, mit Scharlatanerie und Hokuspokus in Verbindung gebracht wurde.

11.3 Hypnose in der Literatur und auf dem Jahrmarkt

Zahlreiche Dichter beschäftigten sich mit Magnetismus und Hypnotismus und rankten ihre Erzählungen um deren geheimnisvolle Kräfte. Beispielsweise gerät das *Käthchen von Heilbronn*

(Heinrich von Kleist) in einen somnambulen Zustand, und E.T.A. Hoffmann berichtet in vielen seiner Werke von Besessenheit, magischer Beeinflussung und Doppelgängertum. Ellenberger erwähnt u.a. auch E.A. Poe, Gustave Flaubert und Balzac, die sich mit dem Magnetismus befasst hatten. Guy de Maupassant war ein eifriger Besucher der Vorlesungen von Charcot; Axel Munthe liefert in seiner Autobiographie *Das Buch von San Michele* eindrückliche Charakterstudien des problematischen Dichters sowie des »Cäsars der Salpêtrière«, wie Charcot genannt wurde. Einige Magnetiseure verfassten auch Biographien über ihr abenteuerliches Leben, in dem sie schildern, wie sie in öffentlichen Veranstaltungen ihre Medien und das Publikum hypnotisierten und allerlei Kunststücke mit ihnen vollführten.

Die Hypnose geriet in wissenschaftlichen Kreisen immer mehr in Misskredit, da von manipulierten und verführten Hypnotisierten *und* Hypnotiseuren, Schwindeleien, Kontakten mit früherem Leben, kaum mehr aufzuweckenden Personen und übersinnlichen Erscheinungen die Rede war. Man war sich noch nicht klar darüber, *was* denn in den Menschen vor sich ging, wenn sie sich z.B. Nadeln durch den Arm stecken ließen, ohne Schmerzen anzuzeigen, und ohne sich nachher daran zu erinnern. Zur Zeit des großen französischen Pioniers der Tiefenpsychologie, Pierre Janet (1859–1947), bezeichnete man die Hypnose sogar als *folie à deux*, d.h. Verrücktheit zu zweit, die sich allerdings, wie die Erfahrung zeigte, zu einer Massensuggestion ausweiten ließ. Ein Psychiater namens Paul Regnard schrieb 1887 ein Buch über die Massenpsychosen der vergangenen Jahrhunderte und prognostizierte dem 20. Jahrhundert einen »Wahnsinn des Massakers, des Irrsinns von Blut und Zerstörung« (Ellenberger, S. 448).

Diese Vorgeschichte macht verständlich, warum ich meine Warzen-Patienten nicht hypnotisiere. Wenn überhaupt, sollte die »Suggestion« in der Medizin so nüchtern gehandhabt werden, wie es die folgenden Experimente in der *Placebo*-Forschung demonstrieren.

11.4 Die hypnotische Wirkung des Placebos

Placebo, was wörtlich übersetzt »ich gefalle« bedeutet, sieht äußerlich wie ein Medikament, d.h. wie eine Tablette, ein Zäpfchen oder eine Injektionsflüssigkeit aus, besteht aber aus Mehl, destilliertem Wasser oder Zucker. Genau wie Bloch, verwendete z.B. auch T.X. Barber (1961) bei seinen Experimenten mit Warzen einen inaktiven Farbstoff, mit dem er sie bemalte. Den Patienten vermittelte er überzeugend, dass die Warzen weg sein werden, wenn sich die Farbe abgetragen habe. Verglichen mit chirurgischer Entfernung, Kauterisation usw. war die Placebo-Behandlung, statistisch untermauert, ebenso erfolgreich. Wem Warzen als Heilungs-Objekte zu banal erscheinen, möge eine Studie von F.A. Volgyesi (1954) goutieren: Patienten mit blutenden Magen-Geschwüren (*Ulcera ventriculi*) erhielten vom Arzt eine Injektion destillierten Wassers mit der Versicherung, »dies sei ein neues Medikament, das sie heilen werde«. 70 Prozent zeigten ausgezeichnete Resultate, die ein Jahr lang anhielten, während nur 25 Prozent einer Kontrollgruppe eine Remission aufwiesen, wenn sie die gleiche Spritze von einer Krankenschwester erhielten, die ihnen mitteilte, »es handle sich um ein zu Versuchszwecken verordnetes Experiment von unbestimmter Wirksamkeit«.

Die modernen Experimente beweisen, dass für die Suggestion keine Aufsehen erregenden Schlafzustände, Krisen, Schrecken oder Prozessionen vonnöten sind. Seit Anfang dieses Jahrhunderts nun haben die Tiefenpsychologen, allen voran der zu Unrecht fast vergessene Pierre Janet und Sigmund Freud, unbewusste seelisch-geistige Kräfte für die Hypnose-Heilungen verantwortlich gemacht und begonnen, sie zu erforschen. Der Philosoph Henri Bergson erklärte bereits 1901 (in: Ellenberger, S. 448), dass die Hauptaufgabe der Psychologie des 20. Jahrhunderts darin bestehe, das Unbewusste zu erforschen. Dabei würden zweifellos ebenso bedeutende Entdeckungen wie in den Naturwissenschaften gemacht.

11.5 Von der Hypnose zur Tiefenpsychologie. Die Kräfte des Unbewussten und die Übertragung

In den vorangegangenen Abschnitten habe ich herausgearbeitet, mit welchen unterschiedlichen Formen der Suggestion die Patienten darauf vorbereitet wurden, heilsame Kräfte zu empfangen oder selbst zu entwickeln. Freud ging nun dazu über, auf der Couch die Patienten *sprechen* zu lassen und erfuhr so von ihren unbewussten Phantasien und verdrängten Problemen. Anstatt Hypnose und Suggestion einzusetzen, baute er auf eine vertrauensvolle Arzt-Patienten-Beziehung, in der dieselben Heilkräfte wie in den dramatischen Situationen der Schamanen und Prozessionen übertragen wurden.

Allerdings beschränkte sich Freud auf die neurotischen Symptome seiner Patienten und überließ das Feld der körperlichen Beeinflussung den Pionieren der Psychosomatik, z.B. Franz Alexander und Viktor von Weizsäcker (siehe »Grundlagen der HPS«). Erschwerend kam die Konkurrenz unter den psychologischen Schulen dazu. Schon der Streit zwischen Charcot und Bernheim hatte gegen Ende des 19. Jahrhunderts bewirkt, dass viele Erfolge der konkurrierenden gegnerischen »Schulen« diffamiert, zerpflückt oder verschwiegen wurden. Liébault z.B. hatte zahllose Patienten mit Neuralgien, Rheumatismus, Gicht, Dysmenorrhoe (Periodenschmerzen) auf hypnotischem Wege heilen können (Ellenberger, S. 170). Leider verleitete die einfache Handhabung der Hypnose-Methode auch Scharlatane dazu, sie unüberlegt und überall einzusetzen, was zu einer wahren Inflation der Anwendung führte.

11.6 Der Ertrag für die Psychosomatik und die Warzentherapie

Ich möchte meinen Ausflug in den Bereich der Hypnose und Suggestion damit beenden, dass ich aus den verschiedenen Methoden eine Art Destillat für die Psychosomatik erstelle. An erster Stelle erscheint bei allen Behandlungen die Beziehung zwischen Patient und Heiler grundlegend zu sein. Wenn zwischen den Protagonisten ein guter Rapport – so lautet die Bezeichnung in den suggestiven Verfahren – entsteht, kann die Heilung gelingen. Der Therapeut selbst muss eine positive Ausstrahlung besitzen, die er »überträgt«.

Aber was wird denn übertragen? Sind es Sinnesreize oder seelisch-geistige Prozesse? Die alte Theorie der Hypnose besagte, dass der Hypnotiseur mit besonderer, innerlich-magischer Macht ausgestattet sei, so dass er seinen »Geist« dem Patienten von »außen« her aufzwingen könne. Mittlerweile haben aber die Studien über die zahlreichen Variationen der Suggestion ein differenzierteres Bild ergeben (R. Lohmann und M. Herrmann 1998), das über den Körper-Seele-Dualismus hinausreicht und sich dem Leib-Konzept angenähert hat. Demzufolge handelt es sich bei der Suggestion ebenfalls um einen leiblichen Vorgang, in dem die Körpergrenzen wie im Alltag überschritten (transzendiert) werden. Durch diese Theorie wird verständlich, wie emotionale, leibliche und geistig-seelische Vorgänge in der Suggestion ineinander liegen können, indem zwei Leiber mehr oder weniger miteinander *verschmelzen*. Dieses Phänomen ist jedem hingebungsvoll Liebenden bekannt und ebenso jeder Mutter, die z.B. aus tiefem Schlaf aufwacht, wenn ihr Säugling stöhnt, obwohl die Sinnesorgane sonst von anderen Lauten in der Nacht quasi »abgeschaltet« sind, d.h. die Mutter nicht aufwecken.

Wie können aber Sinnesorgane von außen (fast) nichts mehr aufnehmen und doch noch funktionieren? Das geschieht eigentlich jede Nacht: Das Körperliche in Form der vegetativsomatischen Vorgänge ist vom Leiblichen dergestalt abgekoppelt, dass die seelisch-geistigen Funktionen, die in die Welt hinausreichen, nur noch rudimentär vorhanden sind: Wir hören, sehen, riechen, tasten im Schlaf nur noch eingeschränkt.

Das benutzt z.B. das *Autogene Training*, indem es durch suggestive Übungen die Außenwahrnehmung ins »Innere« zurückholt und das Leibliche fast ausschließlich auf das Körperliche konzentriert und reduziert. Die erste Grund-Übung ist die *Schwere*. Sie gelingt, wenn die Aufmerksamkeit auf die eigenen Extremitäten gerichtet wird, so dass die Leibesinseln (H. Schmitz) gespürt werden. Sobald die Schwere eintritt, gehen die Muskeln vom aktiven Spannungszustand, den wir im Alltag transzendieren und nicht spüren, in Entspannung über; dann fühlen wir das Gewicht des Körperlichen, d.h. die Schwerkraft und werden allmählich müde. Die zweite Übung betrifft die *Wärme*: Die in der Aktivität verengten Blutgefäße können durch die autosuggestive Übung weiter gestellt werden, was wiederum unser Wohlbefinden und unsere Entspannung fördert.

Auf die Warzen bezogen, könnte bei der suggestiven Behandlung Ähnliches vor sich gehen. Es sind ja vor allem Kinder, die zur Behandlung kommen. Sie sind diejenigen, die am meisten Angst haben. H. Schmitz hat die Angst (und den Schmerz) als leibliche Regungen mit der Enge in Verbindung gebracht, die sich körperlich natürlich in Form von zusammengezogener, angespannter Muskulatur, unruhiger Atmung und peripher engen Blutgefäßen zeigt bzw. äußert. Wer in einer Warzenbehandlung den Patienten suggestiv positiv beeinflussen kann, wird die Angst-Enge der Betroffenen verringern, was leiblich-körperlich mit der Lockerung der Muskulatur und Besserung der Durchblutung einhergeht. Wenn sich dazu noch Hoffnung, Vertrauen, Zuversicht auf Abheilung und Mut gesellen, ist eigentlich alles schon dafür vorbereitet, dass »psycho-neuro-immunologisch« die Warzen abgestoßen werden können. Diese Theorie stimmt auch mit der Erfahrung überein, dass starker Warzenbefall vor allem in Regionen erfolgt, die aufgrund von dickerer Haut schlecht durchblutet oder zu feucht sind, nämlich Fußsohlen und Handinnenflächen – übrigens auch Orte, wo der *Angstschweiß* somatisch in Erscheinung tritt.

12 Autodestruktive Hautkrankheiten und Prurigo simplex subacuta

Im Folgenden werde ich auf Krankheiten eingehen, die in einigen Lehrbüchern unter Hauterkrankungen »primär psychischer Genese« aufgeführt werden, da es sich um psychische bzw. psychiatrische Störungen handelt, welche den Körper, und da vor allem die Haut, als Austragungsort benutzen. Deshalb werden sie auch »Körpermissbrauchs-Syndrome« genannt, weil die Patienten an ihrer eigenen Haut Spannungen, Affekte und Albträume abreagieren. Es hat sich eingebürgert (Plassmann 1998), vier Krankheits-Entitäten abzugrenzen:

- Die **offenen Selbstbeschädigungen**, bei denen eindeutig ist, dass die Betroffenen sich selbst Schnitt-, Schlag-, Verätzungs- oder Brandwunden zufügen;
- die **Artefakt-Krankheit** (*factitious disease*), die, wie der Name sagt, »artefiziell«, d.h. künstlich erzeugt werden, der Urheber aber ver- bzw. geleugnet wird;
- das **Münchhausen-Syndrom**, das durch heimliches Manipulieren oder Erfinden von körperlichen oder psychischen Symptomen charakterisiert ist und schließlich das ihm verwandte
- **Münchhausen-by-proxy-Syndrom**, das Erfinden oder heimliche Manipulieren von körperlichen Störungen bei den eigenen Kindern durch die Mutter (deshalb »proxy«, d.h. nah), mit Täuschung des Arztes über die Störungsursachen.

Ich beginne einleitend mit einer Krankheit, die in der dermatologischen Praxis häufiger vorkommt, um an ihr einige Charakteristika der autodestruktiven Krankheiten (ADK) sowie ihre diagnostischen und therapeutischen Schwierigkeiten aufzuzeigen.

12.1 Prurigo simplex subacuta – die Juckreiz-Knötchenkrankheit

Da bei dieser Erkrankung, fortan PSS genannt, der Juckreiz (= *pruritus* an bestimmten knötchenartigen Stellen) dominant ist, wird sie von mehreren Autoren (z.B. Gieler, Niemeier, Brosig 2001) nicht unter die Autodestruktions-Krankheiten gezählt. Dennoch gehört sie m.E. dazu, weil sie typische Seiten der ADK zeigt, unter anderem ein genau definiertes Kratzbild, nämlich kreisrunde Wunden mit oder ohne Krusten, die nur gezielt durch eine bohrende Bewegung erzeugt werden können, darüber hinaus die Therapieresistenz, welche sich in häufigen Arztwechseln äußert und schließlich die Unerklärlichkeit des dramatischen Juckreizes. Aufgrund der nicht verheimlichten Urheberschaft kann die PSS somit zu den »offenen Selbstbeschädigungen« gezählt werden.

Falldarstellung (FD 17.0): Es stellt sich eine schlanke, depressiv wirkende 57-jährige Frau bei mir in der Praxis vor, die tiefe, kreisförmige Kratzstellen im Sinne einer PSS an Armen, dem Rücken und den Beinen aufweist. Bei den ersten Besuchen signalisiert sie, dass sie keine tiefer gehenden Gespräche führen möchte, die aufregende Dinge aufrühren könnten. Im Vordergrund steht der quälende Juckreiz, den sie beredt als furchtbar und nicht auszuhalten schildert. Er beginnt bereits morgens vor dem Aufstehen, zieht sich über den Tag hin und wird auf der Nachhause-Fahrt so schlimm, dass sie sich kaum zurückhalten kann, in der Öffentlichkeit zu kratzen. Die Kratzwunden wurden unterschiedlich und teilweise mit Schmerzen verbunden behandelt, ohne jedoch Rezidive verhindern zu können. In Zukunft werde sie sich deshalb, so teilt sie mir mit, gegen derartig quälende Maßnahmen sträuben. Die Krankheit existierte seit etwa zweieinhalb Jahren. Sie verstehe nicht, warum die Erscheinungen mit etwas Seelischem, wie man ihr mitteilte, zusammenhängen sollen, da sie damals von ihren größten Sorgen befreit war.

Biographisches: Die Hautkrankheit brach einige Jahre nach dem Tod der Mutter, die sie neben ihrem Beruf pflegen musste, aus. Davor war bereits der Vater gestorben, was sie ebenfalls nicht sonderlich belastet hatte. Über ihre Geschwister wusste sie wenig Gutes zu berichten. Die zwei Jahre ältere Schwester würde sie all die Jahre bevormunden und dränge ihr stets ihre Meinung auf. Der Zwillingsbruder hatte vor kurzem geheiratet; mit der neuen Schwägerin komme sie schlecht aus. Alle würden in diese Ehe hineinreden. Dieser Bruder war der bewunderte Star der Familie. Er durfte Abitur machen und galt als besonders klug.

Ehen: Die Patientin ließ sich erst spät auf Intimität mit einem Mann ein. Mit 20 Jahren heiratete sie und ermöglichte ihrem ersten Gatten das Studium, indem sie arbeitete und den Haushalt besorgte. Danach verdiente er viel Geld, sie kauften ein Haus und sie fühlte sich, mit Ausnahme eines unerfüllten Kinderwunsches, zufrieden. Nach 10 Jahren Ehe kam es jedoch zum ersten Seitensprung ihres Mannes. Durch Eingreifen ihrer Eltern gab er diese Beziehung auf. Als ihr Mann nach 20 Jahren Ehe noch einmal eine außereheliche Beziehung einging, trennte sie sich von ihm und ließ sich scheiden, da sie annahm, dass er bereits mehrere Seitensprünge begangen hatte. Sie bekam zwar eine Abfindung und Unterhalt, ihrer Meinung nach aber zu wenig und fühlte sich abermals betrogen. Die Unterstützung wurde hinfällig, als sie sich in einen 10 Jahre jüngeren Ausländer verliebte, mit dem sie fünf Jahre zusammenlebte und den sie nach drei Jahren heiratete. Sie zog mit ihm ins Ausland. Dort entwickelte ihr zweiter Ehemann einen Eifersuchtswahn, der darin gipfelte, dass er sie in der Wohnung einschloss und brutal verprügelte. Es gelang ihr, in die deutsche Botschaft und dann zurück nach Deutschland zu flüchten. Die Ehe wurde etwa sieben Jahre vor Ausbruch der Hauterscheinungen geschieden. Er lief ihr zwar noch zwei Jahre hinterher und beteuerte, er liebe sie und sie solle doch zu ihm zurückkehren, aber sie blieb bei ihrer Entscheidung. Als sie vor zwei Jahren in eine kleinere Wohnung umzog, gab sie ihm weder ihre Telefonnummer noch ihre neue Adresse preis, so dass er sie nicht mehr belästigen (*stalking* in modernem Jargon) konnte. Sie schwor sich, keine Beziehung zu einem Mann mehr aufzunehmen; eine Zeitlang versagte ihr in Anwesenheit von Männern sogar die Sprache.

Kindheitserinnerungen: In zwei Kindheitserinnerungen wird die Pat. geschlagen: Das eine Mal, etwa mit 5 Jahren, nahm sie heimlich Butter. Etwa im selben Alter holte sie ein Kleid aus der Reinigung, beschmutzte es auf dem Rückweg und hängte es in den Schrank, ohne es der Mutter zu beichten. Beide Male wurde sie mit dem Gürtel furchtbar verdroschen.

Arbeit: Sie ist seit vielen Jahren als Bürokraft tätig. Dort fühlt sie sich als billige Arbeitskraft ausgenutzt, da ihr die Überstunden nicht bezahlt werden. Ihr Chef neigt zu Wutanfällen, wogegen sie machtlos ist, aber mit der Chefin kommt sie gut aus. Sie wird von den Kolleginnen anerkannt und gelobt. Allerdings hat sie in letzter Zeit öfter das Gefühl, in Stress-Situationen die Arbeit nicht schaffen zu können.

Therapie: Nachdem in gegenseitigem Einverständnis eine Psychotherapie bei der Krankenkasse beantragt und bewilligt wurde, brach die Pat. ohne Begründung und Nachgespräch die Behandlung ab.

12.1.1 Interpretation

Obwohl die psychosomatische Therapie nicht zustande kam und es sich in gewissem Sinn um einen Misserfolg handelte, ist der Fall aufschlussreich. Als ich die Zusammenhänge mit Kolleginnen und Kollegen diskutierte, vermuteten einige von ihnen, dass die Pat. wahrscheinlich in der Kindheit sexuell missbraucht worden sei. Dieser Meinung schloss ich mich noch vor einigen Jahren an und lieferte auch mehrere Argumente für ein dazu passendes masochistisches Opferverhalten: Schläge in der Kindheit, Ausbeutung im Beruf, Seitensprünge des ersten Gatten und Misshandlungen durch den zweiten Mann sowie therapeutische Quälereien. Darüber hinaus brach sie die Behandlung ab, als die Möglichkeit bestand, dass frühe Traumen in der Psychotherapie aufgedeckt werden könnten.

Inzwischen bin ich zu einer anderen Auffassung gelangt, da mehrere wesentliche Kriterien offener Selbstbeschädigung, die bei missbrauchten Opfern auftreten, nicht erfüllt sind. Dazu zählt das Alter der Patientin, denn in der Regel handelt es sich um Selbstverletzungen relativ kurzfristig nach dem Missbrauch, also meistens in der Pubertät. Es fehlen auch Anhaltspunkte für frühere Begleiterkrankungen und psychische Auffälligkeiten, die bei ADK häufig auftreten. Völlig untypisch ist auch, dass sie alle Schuld bei den Männern sucht. »Echte« Autodestruktionskranke fühlen sich selber schuldig und hassen sich dafür. Allerdings trifft ein Kriterium zu: Sie verschwieg wahrscheinlich zahlreiche Dinge, wie z.B. die Gründe, warum ihr erster Mann fremd ging, wie sich das Eheleben abspielte, wie die Beziehung zu ihren Eltern war usw. Natürlich hoffte ich, diese Zusammenhänge in der Psychotherapie aufdecken zu können.

Das Verschweigen könnte deshalb auch andere Gründe als sexuell traumatische Erfahrungen aus der Kindheit gehabt haben. Ich vermute: Sie wollte ihren eigentlichen Wunsch nicht preisgeben, nämlich, durch ihre Erkrankung Rente zu bekommen. Da ich dieses Thema nicht ansprach, schloss sie mit Recht daraus, dass ich hierfür keine Psychotherapie beantragt hätte. Denn wer eine Rente bekommen möchte, darf den Grund dafür nicht verlieren, nämlich die Hautkrankheit; also hätte auch eine Therapie nicht helfen können bzw. dürfen.

FD 17.1: Für das verschwiegene Rentenbegehren sprechen noch mehr Details, die ich hier nur in Bezug auf die ADK thematisiere. Wer sich in dieses Gebiet vertiefen möchte, wird fündig z.B. bei E.W. Straus in dessen Aufsatz über die *Rentenneurose* (1930). Da ich die Charakteristika der ADK abschließend noch zusammenfassen werde, verweise ich bei dieser Patientin nur stichwortartig auf einige Punkte: das Verschweigen; das Benutzen des Körpers als Mittel, um etwas zu erreichen; die damit verbundene Entfremdung; Hass und Rache, wahrscheinlich auch Schuldgefühle und Scham.

Abgesehen vom Krankheitsgewinn durch das verheimlichte Rentenbegehren sind zusätzlich psychosomatische Anteile im *Juckreiz* der Patientin auszumachen: So stand sie beruflich permanent unter Spannung, fühlte sich dort ausgenutzt und missbraucht und hatte auf diese Weise genügend Juckreiz-Potential angesammelt, das sich beim Nachhausefahren entlud. Im Übrigen war auch die Arbeits-Situation dazu angetan, einen Rentenwunsch in ihr reifen zu lassen. Möglicherweise war dieser Wunsch noch verdeckt und verdrängt bzw. unbewusst, so dass sie ihn zur Zeit der Behandlung in der Praxis nicht äußern konnte. Spannung, Juckreiz, Wut und Hass fanden in der Selbstschädigung ihren Ausdruck und entlasteten sie für kurze Zeit. Der beginnende Heilungsprozess führte an den Wunden allerdings wieder zu Juckreiz, so dass sich der Kratz-Teufelskreis verselbständigte.

Ich habe diese Patientin einleitend ausgewählt, um einige Merkmale der Selbstbeschädigung aufzuzeigen, unter anderem die Aggressivität bzw. Destruktivität, die sie gegen die Eltern, die Schwester, ihren Zwillingsbruder und die Männer nicht äußern konnte, sondern gegen sich selbst richtete. Wenn meine Vermutung in Bezug auf den verdrängten Rentenwunsch stimmt, hatte sie darüber hinaus Schuldgefühle, die ebenfalls in die Selbstverletzungen mündeten.

12.2 Offene Selbstbeschädigung

In den vergangenen Jahren sind derart viele Interviews, Untersuchungen und Selbstberichte darüber erfolgt, dass man sogar von einer Art Zeitkrankheit sprechen könnte. Das ist u.a. im Buch Dark Angel: *Anders Leben. Selbstverletzendes Verhalten* (2004), in der »Gothic«-Szene oder im Internet (www.Blutwahn.de, Glasklinge.com usw.) nachvollziehbar. Beginnen möchte ich mit den Aussagen einer 22-Jährigen, die River Tucker 2007 befragt hatte:

FD 18: Sie beschrieb, wie sie mit 13 Jahren wegen einer Magersucht (*Anorexia nervosa*) in eine psychiatrische Klinik kam und dort sah, wie Jugendliche sich mit Rasierklingen die Haut »aufschlitzten«. Dann begann sie selbst damit, um, wie sie sagte, die Aggressionen gegen den eigenen Körper los zu werden. Vorher schon schlug sie sich gegen den Kopf, die Brust und hämmerte mit dem Kopf gegen die Wand. Scherben- und Rasierklingen-Verletzungen passten zu ihrer Selbsteinschätzung, die sie folgendermaßen formulierte: »Ich bin schuldig, ich bin scheiße«, da sie nicht ihrem Idealbild entsprach. Sie wäre nämlich gerne klein, dünn, klug und sportlich gewesen. Sie engagierte sich in der Antifa (antifaschistischen Bewegung), diskutierte gerne über Politik und den Staat und ließ sich früher auch bei Demonstrationen von der Polizei verprügeln (ebenfalls Ausdruck der Selbstschädigung, wie sie vor allem durch männliche Jugendliche provoziert wird). Sie hatte stets das Gefühl, ihrem Vater nicht zu genügen, weil sie schwach und ängstlich war, während er sie »tough« haben wollte. Sie meinte, mit 14 sei sie »schon zu erwachsen« gewesen, was sie zwar nicht detailliert erläuterte, aber vermutlich mit der sexuellen Reife zusammenhing, denn sie wurde sexuell missbraucht. Dieses Trauma konnte sie erst spät in der Psychotherapie erzählen. Allerdings wollte sie nicht weiter in ihre Vergangenheit dringen, aus Angst, »etwas herauszufinden, was sie gar nicht wissen will«. Das Sich-selbst-Schlagen und die Selbstverletzungen hätten ihr zwar geholfen, den inneren Druck abzubauen, aber sie verdeckten den eigentlichen Sinn: ihre Hilfeschreie. All dies geschah aus Verzweiflung, gehörte aber manchmal zum fast lustvollen Ritual, so wie Zähneputzen zum »üblichen Handlungsrepertoire«.

12.3 Psychodynamik der Selbst(be)schädigung

Zentral für das Geschehen ist die *Selbstabwertung*, die, wie die junge Frau es drastisch formuliert hat, sich als Exkrement klassifiziert. Die Gründe dafür liegen auf der Hand, denn viele Betroffene werden seit frühester Kindheit beschimpft, kritisiert, abgelehnt, missachtet und in diesem Gefolge auch körperlich misshandelt. Gewalt im sexuellen Bereich vervielfacht die Abwertung, da sie den intimsten Liebesbeweis ins Gegenteil und Perverse verkehrt; anstatt ein Subjekt anzuerkennen und wertzuschätzen, konsumieren Vergewaltiger ihre Opfer wie Verbrauchs-Objekte, die hernach in den Müll kommen. Und so behandeln die Betroffenen auch später ihren Körper, indem sie ihn als Ding-Material benutzen und missbrauchen.

Charakteristisch ist auch der Beginn der Erkrankung in der Pubertät, wenn derart zahlreiche neue Eindrücke, Anforderungen und Aufgaben auf die Jugendlichen einstürmen, dass ihre ohnehin instabile leibliche, d.h. körperlich-seelisch-geistige Organisation außer Kontrolle gerät. Dann lassen sie sich unter anderem auch von Ideologien verführen, die ihnen einen gewissen Halt geben oder/und sie in ihrem Protest gegen das Establishment und das Spießige unterstützen. Die 13-Jährige z.B. agierte ihre Probleme zu Beginn an ihrem Gewicht aus, indem sie, ebenfalls zeit- und Idol-gemäß, ihren Körper zum Hungern zwang. Danach schloss sie sich den Selbstverletzenden an, mit denen sie sich besser identifizieren konnte als mit den sog. Normalen, die in der Regel kein Verständnis für ihre Aktionen aufbringen können. Die Mischung aus Verzweiflung und »lustvollem Ritual« hat hier ebenfalls ihre Wurzeln, denn einerseits befinden sich die Betroffenen in dramatischen Orientierungskrisen, andererseits finden ihre angestauten Wut- und Hassemotionen eine (kurzfristige) Erleichterung in den Selbstverletzungen, die sie wie ein Ritual, d.h. gewohnheitsmäßig scheinbar »im Griff haben«.

12.4 Münchhausen-Syndrom, Artefakt oder hysterisch-offene Selbstbeschädigung?

Um die Vielfalt und Komplexität der ADK noch praxisnäher aufzuzeigen, möchte ich im Folgenden von einer 16-jährigen Patientin berichten, die in meiner Balintgruppe[1] vorgestellt wurde. Dabei wurden u.a. die im Untertitel angeführten Fragen gestellt, denn die 16-Jährige zeigte eindrücklich den Übergang und die Vermischung von Münchhausen-Syndrom, Artefakten und mehr oder weniger offenen Selbstbeschädigungen.

FD 19.0: Die 16-Jährige hatte zum Zeitpunkt der Verlegung von einer Intensivstation in die Jugendpsychiatrie bereits etwa 40 stationäre Aufenthalte hinter sich, wo sie unter anderem wegen Krampfanfällen, totalem Haarausfall (*Alopecia totalis*), Bleivergiftung, Nieren- und Darmkoliken, Asthma-Anfällen, Gehirntumor und Meningitis, meist als notärztliche Einweisung, aufgenommen worden war. Zum ersten Mal (!) wurde sie aufgrund von fehlenden somatischen pathologischen Befunden in die psychiatrische Klinik eingewiesen.

[1] In Balintgruppen findet eine besondere Art Supervision von Psychologen, Ärzten, Sozialarbeitern usw. statt. Diese Gruppen werden nach ihrem Gründer, Michael Balint (1896–1970), benannt.

Der aufnehmenden Ärztin kam sie noch nicht wie eine junge Frau, sondern wie eine 14-Jährige vor, die freundlich lächelte und bereitwillig antwortete, solange es nicht um persönliche oder psychische Angelegenheiten ging. Bei solchen Fragen bekam sie Flecken im Gesicht, wich den Fragen aus oder meinte, das wisse sie nicht.

In den anderen Kliniken blieb sie meistens mehrere Wochen. Unzählige, teilweise den Organismus sehr belastende und eingreifende (zu Recht »invasiv« genannte) Untersuchungen mit modernsten Methoden hatten keine krankhaften Veränderungen ergeben. Als diese Resultate in der Jugendpsychiatrie eingetroffen waren, und die Ärztin den Eltern und dem Mädchen eröffnete, keine zusätzlichen, von ihnen dringlich gewünschten Untersuchungen mehr zu machen, brach die 16-Jährige in Tränen aus, schrie wie von Sinnen, dass sie es hier nicht mehr aushalte und sofort nach Hause wolle. Die Vorstellung in der Balintgruppe fand zu diesem Zeitpunkt statt, so dass anfangs nicht mehr Daten als im Folgenden erläutert zur Verfügung standen.

Eltern: Der Vater schlief beim Aufnahmegespräch im Sitzen ein. Die adipöse Mutter war seit vielen Jahren in psychiatrischer Behandlung, wobei eine »Borderline«-Störung diagnostiziert wurde, was sie selbst aber zurückwies; sie hätte nur eine Depression. Auch schien sie über den Verlauf der Behandlungen, die massenhaften Untersuchungen und ständigen Aufregungen nicht sonderlich belastet. Das einzige, was sie und ihr Mann wollten, war Hilfe für die Tochter, damit sie wieder nach Hause kommen könne. Sie bemühten sich, einen guten Eindruck zu hinterlassen, da ihnen wohl klar war, dass nach so vielen Rückfällen ihre Erziehungskompetenz in Frage gestellt und die Tochter ihrem Einfluss, z.B. durch eine therapeutische Wohngemeinschaft, entzogen werden könnte. Dieser Schritt wurde nach der psychiatrischen Diagnostik letztendlich auch eingeleitet, aber, wie sich nach einigen Wochen herausstellte, dann doch hinausgezögert, weil sie kurz nach der Entlassung wieder in eine Hautklinik ging, die sie aufgrund unerklärlicher juckender und eitriger Wunden weiter behandelte. – Der bisherige Verlauf legt die Vermutung nahe, dass es sich um eine infektiöse Überlagerung von selbst zugefügten Hauterscheinungen, wie bei meiner ersten Patientin mit der *Prurigo simplex subacuta*, handelte.

Beginn der Erkrankung: Die Tochter begann ihre Krankenhaus-»Karriere« mit 14 Jahren, als sie in der Schule vor Physikprüfungen stand, vor denen sie große Angst hatte. Da bekam sie zum ersten Mal Krampf-Anfälle und brach zusammen, so dass sie in eine Klinik mit dem Verdacht auf eine später nicht bestätigte Epilepsie eingeliefert werden musste.

Auch ohne Kenntnis des weiteren Verlaufs war es interessant, auf die in der Balintgruppe gestellten Fragen und Diskussions-Beiträge einzugehen. So wurde deutlich, dass bereits die 14-Jährige in einer Phase drohender Niederlagen – sicher in der Schule, möglicherweise aber auch im Liebes- und Beziehungsbereich – in Krankheiten zu flüchten begann, indem sie epileptische Anfälle »bekam«. Danach traten Asthma-Anfälle, Koliken und unter anderem auch ein totaler Haarausfall auf, bei dem sie derart glaubhaft versicherte, durch Blei in Malstiften oder Ähnlichem vergiftet worden zu sein, dass sie daraufhin sehr gründlich untersucht wurde. Wiederum lautete das Resultat: kein krankhafter Befund. Mit größter Wahrscheinlichkeit handelte es sich dabei um die »Artefakt«-Krankheit »Trichotillomanie«, d.h. das zwanghafte Ausreißen der eigenen Haare.

Die häufigen Krankenhauswechsel und das Erfinden von ominösen Begleitumständen sind Charakteristika des »Münchhausen-Syndroms«, wie Richard Asher es 1951 beschrieben hatte (er lieh sich den Namen vom legendären Lügen-Baron von Münchhausen). Da dieses Krankheitsbild, wie auch das »Münchhausen-by-proxy-Syndrom«, detailliert in wissenschaftlichen Arbeiten (z.B. Annegret Eckhardt-Henn 2001) beschrieben worden ist, unterlasse ich hier eine Wiederholung. In fast allen ADK-Biographien häufen sich in früher Kindheit chaotische und deprimierende Erfahrungen mit kranken, gewalttätigen, missbrauchenden, abwesenden, vernachlässigenden oder alkohol-abhängigen Eltern, und es kommt zu schwerwiegenden Trennungen, Aufwachsen im Waisenhaus oder bei ablehnenden Stiefmüttern oder -vätern. Es ist daher nicht verwunderlich, dass sich bei den Kindern dann Verhaltensauffälligkeiten häufen, die von Rückzug und Einzelgängertum bis zu Delinquenz, Antisozialität und Aggressivität gegen sich und Andere reichen.

Da zahlreiche autodestruktive Patienten mit medizinischem Personal zu tun hatten, entwickeln manche eine pathologische Beziehung zum Arzt, was z.B. Plassman (1998) als typisch für

Münchhausen-Syndrome ansieht: Die Betroffenen sind zwar einerseits auf den Arzt fixiert und von ihm abhängig, andererseits beschwindeln oder belügen sie ihn, indem sie ihm etwas »hysterisch« vorspielen oder aber Ursachen für ihre Symptome erfinden. Eingehende Untersuchungen ergaben, dass diese Patienten ihre frustrierend negativen Erfahrungen und Emotionen hauptsächlich auf »narzisstisch-hysterische« Weise zu kompensieren trachten: Böse und schlechte Eltern werden durch Ärzte ersetzt, die sich eine Zeitlang um das kranke Kind Sorgen machen und es nach Kräften unterstützen. Nicht selten versuchen sie selbst, einen Pflegeberuf zu erlernen, was sich dann insbesondere beim Münchhausen-by-proxy-Syndrom fatal auswirkt, da diese medizinisch geschulten Mütter an ihren Kindern künstlich, also »artefiziell«, Krankheiten erzeugen. Da bei meiner Balint-Gruppen-Patientin diese Münchhausen-Variante nicht in Frage kam, möchte ich darauf nicht weiter eingehen. Interessierte verweise ich auf den Fernseh-Film *Schattenkinder* (2007/8), der dieses Syndrom differenziert und lebensnah darstellt.

FD 19.1: Aus den wenigen Angaben, die uns in der Balintgruppe zur Verfügung standen, konnte zumindest abgeleitet werden, dass die Eltern selbst minimalen pädagogischen Anforderungen nicht genügten, denn die Mutter stand z.B. seit Jahren aufgrund einer psychiatrischen Erkrankung unter Medikamenten-Einfluss, und der Vater schlief sogar bei der Einweisung seiner Tochter ein. Weil beide praktisch abwesend waren, suchte die Tochter in gewisser Weise medizinische Eltern in den verschiedenen Krankenhäusern, die sich mit allen Regeln der Kunst um sie kümmern mussten – gewiss auch ein »narzisstischer Gewinn«. Da aber diese neuen Eltern-Kind-Beziehungen auf einer Schwindelei bzw. Lüge aufbauten, konnten sie nicht lange bestehen bleiben; also war der nächste Rückfall mit einer anderen Erkrankung nur eine Frage der Zeit, und der Verlauf natürlich abhängig von den diagnostischen sowie therapeutischen Fähigkeiten dieser neuen Behandler.

12.5 Zusammenfassung und Interpretation mittels des Leib-Seele-Konzeptes

In diesem Abschnitt möchte ich die bei meinen Falldarstellungen deutlich gewordenen Anteile zusammenfassen, mit anderen Zeugnissen selbstverletzender Personen dokumentieren und sie mit Hilfe meines Leib-Seele-Konzeptes erläutern.

- **Angst, Enge, Schmerz** und **Körper**: Am Ursprung des Geschehens stehen unzweifelhaft Lebensangst, Panik, Verzweiflung und Ohnmacht, selbst dann, wenn diese Emotionen »narzisstisch-hysterisch« z.B. in erfundenen Geschichten oder in der »Gothic-Szene« kompensiert werden. So schreibt z.B. Diamond of Tears in (Dark Angel: *Anders Leben* 2004, S. 72f) von einer lähmenden Angst, die ihr die Kehle zuschnürt. Sie versucht, ihr »verhasstes Selbstbildnis« mit allen Mitteln zu verbergen.

  Der Phänomenologe Herrmann Schmitz (siehe in »Konzepte für die HPS«) hat in seinem *System der Philosophie* (1965) Angst und Schmerz als fundamentale *leiblich-ganzheitliche* Erfahrungen beschrieben, die wir üblicherweise entweder auf die Seite des Seelischen (Angst) oder des Körperlichen (beim physischen Schmerz) einordnen. Charakteristisch daran ist das Erleben der »Gegenwart«, wie Schmitz dies nennt, die sich in der *Enge des Leibes* aufdringlich manifestiert und durch das o.g. Zitat, das von fesseln, erdrücken und einschnüren spricht, vollauf bestätigt wird. Solche Lebens-Situationen sind gerade bei den ADK-Patienten allzu oft und meistens in frühester Kindheit eingetreten.

  In Angst und Schmerz sind mehrere Komponenten eingeschmolzen, d.h. die Betroffenen erleben neben dem »Hier« und »Jetzt« (Raum und Zeit der gegenwärtigen Situation) das »Ich« und das »Dasein«: Es besteht für den Leidenden kein Zweifel darüber, dass er selbst es ist, der Angst, Schmerz und noch zahlreiche andere bedrückend engende Emotionen wie Scham, Demütigung, Resignation und Trauer erlebt. Die zuletzt genannten Differenzierungen gelingen allerdings erst, wenn der Betroffene sich aus dieser »primitiven Gegenwart« einigermaßen »emanzipiert« hat, was z.B. eine Therapie bewirken kann bzw. sollte.

- **Tod, Wut** und **Hass**: Die Dramatik des Geschehens steht mit dem Tod in Verbindung: Wer sich so in die Enge getrieben fühlt, spürt Todesangst, aus der mit *aller Gewalt* ein Ausweg gesucht wird. Dazu stehen den ohnmächtig Leidenden zuerst nur altbekannte Muster zur Verfügung, nämlich Aggression, Wut und Hass, die sie destruktiv gegen sich selber richten.
- **Dissoziation**: Dazu ist allerdings eine *Dissoziation* erforderlich, die für den Menschen charakteristisch ist. Mit dissoziieren ist »abspalten, trennen, auflösen und zerfallen« (Knaurs *Fremdwörter-Lexikon* 1980) gemeint. Das bedeutet im Leib-Körper-Seele-Konzept, dass unsere Ganzheit in verschiedene »Komponenten« zerfallen bzw. in die Zerrissenheit unserer Existenz gezwungen werden kann. Im Schmerz z.B. ist diese Spaltung ein-dringlich realisiert: Auf der einen Seite das schmerzende Körper-Organ, auf der anderen Seite das Ich-Selbst, das manchmal sogar fähig ist, sich von den eigenen Schmerzen zu distanzieren. Das ist bei den Sich-selbst-Verletzenden eine Überlebensstrategie, denn sie mussten, um durch die frühkindlich erlittene Qual nicht ganz vernichtet zu werden, ihr fühlendes Ich-Selbst vom schmerzenden Körper ausschließen und retten, vergleichbar einem Fakir, der auf einem Nagelbrett liegend seine Schmerzempfindungen überwindet. Solange diese Spaltung in Körper und seelisch-geistiges »Ich« noch im Leib als umfassender Totalität stattfindet, könnte sie sogar die Widersprüchlichkeit der »exzentrischen Positionalität«, wie Helmuth Plessner (1928/1975) dies genannt hat, verständlich machen: Denn ich kann mich zwar durch diese Distanzierung »geistig« von meinem Körper entfernen, erlebe mich aber dennoch im Zentrum als »Ich« bzw. »Selbst« des Leibes, der nicht an den Körpergrenzen endet.
- **Entfremdung**: Obwohl manche sich selbst Verletzende ein »richtiges Bilderbuchleben« mit Partner, Beruf, Geld und körperlicher Gesundheit führen, fühlen sie sich funktionalisiert, leer, tot und wie »Zuschauer« ihrer selbst (Dark Angel, S. 100). Ihre Entfremdung ist ebenfalls auf Missbrauch, Verlust sehr geliebter Menschen, Einsamkeit und Hass zurückzuführen. In solchen Situationen wurden sie zu »etwas« gemacht, was ihrem eigentlichen Menschsein fremd war. Diesem unfasslichen und unbegreiflichen »Ich« gegenüber schien der körperlich erzeugte Schmerz wie das wahre und echte Selbst, dessen sie sich zwanghaft immer wieder versichern müssen. Deshalb wird der Schmerz als Erleichterung empfunden, der zeigt, dass sie noch lebendig sind.
- **Der Leib-Körper als Richter, Henker und Büßer**: Die ADK verdeutlichen darüber hinaus die Fähigkeit des Menschen, mehrere »Iche«, Rollen oder Personen in sich vereinen zu können. Insbesondere die *Borderline*-Forschung bei ADK (Kernberg, Dulz, Sachsse 2000/2001) hat in diesem Zusammenhang eine Fülle von psychodynamischen Faktoren herausgearbeitet. So wird u.a. von »internalisierten, insuffizienten oder hochambivalenten Mutterobjekten« (S. 356), von »Täter-Introjekten« und »narzisstischen Regulationen« (S. 362) gesprochen, die ein labiles Gleichgewicht aufrecht erhalten. Ob diese Theorien stimmen, mag dahingestellt bleiben. Tragisch ist aber in jedem Fall, dass viele Selbstverletzende an sich selbst wiederholen, was Sadisten, Alkoholiker, Perverse und unfähige Erzieher an

ihnen verbrochen haben. Sie sind gleichzeitig Opfer und Täter, also widersinnig Richter, Henker und Büßer in einem (im *Handbuch der Borderline-Störungen* von Kernberg, Dulz und Sachsse wird dann z.B. über »multiple Persönlichkeitsstörung, Dissoziation und/oder Spaltung« diskutiert). Einerseits handelt »in« den ADK der Richter, der das i.d.R. vernichtende Urteil »schlecht, böse, faul, unfähig, Müll, Exkrement« über sich fällt, andererseits der »Henker«, der die Strafe durch Schnitte, Schläge und Verbrennungen ausführt, damit der Büßende wenigstens für kurze Zeit für die scheinbaren Untaten sühnt – während die wahren Bösewichte oft weiter unbehelligt durch das Leben wüten. Zahlreiche Selbstverletzende drücken dies auch so aus, dass sie sich gut fühlen, sobald Blut fließt, denn – und das ist ein Ergebnis ihrer Psychotherapie – sie haben ihre Strafe erhalten. Die Wunden sind das sichtbare Mal für ihre Sühne.

- **Das Böse, das Schwarze und der Tod**: Die höchste Strafe für das »Böse« ist der Tod. Deshalb hören viele Selbstverletzende nicht auf, bis sie an ihren Wunden zugrunde gehen. Sie leben und fühlen sich wie in einem tiefen Abgrund, der charakteristisch schwarz und mit dem Nichts und dem Tod verwandt ist. Die »Gothic-Szene« mit ihrer Vorliebe für schwarze Farbe, Kreuze und Friedhöfe, sind der sinngemäße Ausdruck dafür (gewiss gibt es auch in der »Szene« zahlreiche Unterschiede; ich habe nur den hier interessierenden Teilaspekt hervorgehoben). Und erwiesenermaßen kann die Teilnahme an einer solchen Gemeinschaft bei manchen therapeutisch positiv wirken, da sich Gleichgesinnte besser verstehen und Krisen in Solidarität besser gemeistert werden können.

- **Widersprüchlichkeit des Schmerzes**: Sich selbst verletzende Menschen fühlen Widersprüchliches. Die einen betonen, dass sie sich wohl wehtun, gleichzeitig aber die gespürte Lebendigkeit begrüßen. Andere dagegen fühlen den Schmerz erst danach. So schneidet sich z.B. Annabel Lee (Dark Angel, S. 107) manchmal, um dem Gefühl der »völligen Taubheit« ihres Körpers und der Leere zu begegnen, meistens jedoch, um der Wut und dem Hass auf sich und auf »alles in der Welt« ein Ventil zu geben. Die Verletzungen finden in einer Art Trance statt, die den Körper-Schmerz übergeht. Erst die hinterher sichtbaren Wunden und Narben lassen die Seele schmerzen und »schreien« (S. 104).

- **Freiheit**: Die Betonung der Freiheit ist charakteristisch für zahlreiche ADK: Sie sind nämlich die Einzigen, die ihnen (noch und wieder) wehtun dürfen. Die traumatischen Erlebnisse der Kindheit gingen mit eigener Abhängigkeit und Gebundenheit einher, weil es sich ja um Eltern oder andere Beziehungspersonen handelte, die Gewalt ausübten. Deshalb wird verständlicher, warum die Selbst-Verletzung als Akt der Freiheit empfunden wird, da die früher ohnmächtigen Objekte in den aktuellen Situationen als Subjekt handeln. Die Befreiung wirkt allerdings nur kurzfristig, da sie sich selbst im Körper wieder zum Objekt degradieren und die zentralen Lebensprobleme nicht bewältigt sind. Der Versuch, mit eigener aggressiver Aktivität der eingeschlossenen, eingeengten und bedrängten Seele Luft zu verschaffen, ist also über kurz oder lang zum Scheitern verurteilt.

- **Sucht**: Das Sich-selbst-Verletzen geschieht in einer Art Trance bzw. einem emotionalen Notzustand, d.h. weder geplant noch in klarer Überlegung, auch wenn manche ein Ritual daraus machen. Deshalb tauchen stets dieselben ohnmächtigen Gefühle, Erinnerungen, Ängste und Aggressionen wieder auf und rufen nach Entlastung. Auf diese Weise sind die Betroffenen in einem Teufelskreis gefangen, der einer Sucht vergleichbar ist.

12.6 *Ich hab dir nie einen Rosengarten versprochen* – eine gelungene Therapie

Die beschriebene Komplexität und die frühe, d.h. fundamentale Verankerung von autodestruktivem Verhalten machen verständlich, dass Therapie nicht einfach zu bewerkstelligen ist. Sie müsste an diesen Fundamenten ansetzen, d.h. Erfahrungen und Erlebnisse vermitteln, welche den Körper wieder als wertvoll und liebenswert in den Leib integrieren könnten. Das entspräche dann einer den *Sinn der Sinne* (Straus 1936/1956) umfassenden »Körper-Therapie«, die leibliche Grunderfahrungen wie Tasten, Riechen, Schmecken, Sehen und Hören von der Basis her »kultiviert«. Das würde bedeuten, dass gut riechende, wohlklingende, schön anzuschauende und Wohlgefühl vermittelnde Tast-Objekte ins Leibliche übergehen und damit »Seele« und »Geist« erheben, erhellen, weiten und stärken. Das gelingt natürlich nicht durch noch so kluge Gespräche oder wohlgemeinte Ratschläge, wie es manche tiefenpsychologischen Schulen praktizieren und lehren (siehe meine Kritik zur Großgruppen-Therapie u.a. in »Psoriasis«).

Welchen Umfang eine solch umfassende Therapie hat und welche Persönlichkeiten hierfür erforderlich sind, soll im Folgenden der »Bericht einer Heilung« verdeutlichen, der weltweit Resonanz gefunden hat. Es handelt sich dabei um das Buch *Ich hab dir nie einen Rosengarten versprochen* (1978) von Hannah Green (Pseudonym für Joanne Greenberg), die darin ihre vier Jahre dauernde Schizophrenie-Behandlung in der Klinik und bei der berühmten Psychiaterin Frieda Fromm-Reichmann beschreibt.

FD 20.0: Kurze Inhaltsangabe: Im *Rosengarten* geht es um den Leidensweg des jüdischen Mädchens Deborah Blau, die mit 16 Jahren in die psychiatrische Klinik eingewiesen wird, nachdem sie einen Selbstmordversuch durch Aufschneiden der Pulsadern unternommen hatte. Sie erhält die Diagnose *Schizophrenie* und wird zusammen mit den schwierigsten Patienten stationär behandelt, bekommt aber auch Einzel-Sitzungen bei der Psychiaterin Frau Dr. Fried. Auf der Station herrschten furchtbare Zustände, welche die verwöhnte und empfindliche Deborah zuerst in noch tieferes Chaos stürzten, so dass es lange dauerte, bis sie Vertrauen zur Ärztin fasste und ihre (schizophrene = abgespaltene) Wahnwelt »Yr«, in die sie sich zurückgezogen hatte, allmählich aufgeben konnte. Als die Ärztin einmal in Urlaub fuhr, begann sich Deborah zu zerfleischen, indem sie sich Löcher in die Arme brannte und die Wunden eitern ließ. Auch demolierte sie einige Türen und Fenster, bis sie mit Medikamenten und »Kaltpackungen« (nass-kalte Tücher, in die sie gewickelt wurde) wieder zur Besinnung gebracht wurde. Nach einigen Wochen konnte sie mit der Ärztin die Gespräche fortsetzen.

Im Folgenden konzentriere ich mich biographisch nur auf die Zusammenhänge mit der zuletzt erwähnten autodestruktiven Phase. Deborah-Joanne führte ihre schlimmsten Gewalterfahrungen auf zwei Operationen und den Antisemitismus zurück. Mit fünf Jahren wurde sie aufgrund eines Harnröhren-Tumors zweimal operiert. Die Operation verlief zwar technisch einwandfrei, aber sie selbst wurde dabei unmenschlich behandelt: Der Arzt und die Krankenschwestern belogen sie, indem sie nichts von den Schmerzen erzählten, die auf sie zukamen. Sie bagatellisierten ihre Erlebnisse, die sich zeitlebens als Hölle in sie einbrannten. Auch die USA-Antisemiten grölten zur Zeit der Nazi-Diktatur dieselben Hasstiraden wie Hitler und Konsorten gegen die Juden und veranstalteten Hetzjagden, und Deborah erinnerte sich unter anderem, wie ihr Elternhaus beschmiert wurde und tote, stinkende Ratten neben der Morgenzeitung gelegen hatten (S. 88).

Neben der üblichen psychiatrischen Behandlung mit Medikamenten und »Packungen« (einer Art Kälte-Schock-Therapie) begann Deborah die Gespräche mit der Ärztin, sobald sie ansprechbar war und Rückfälle zwischenzeitlich überwunden hatte. Erst in der letzten Phase konnte sie auch an der Beschäftigungs-Therapie teilnehmen. Zu Beginn musste die Psychiaterin mit dem Einverständnis ihrer Patientin in deren Geheimwelt eintreten und deren mystische Sprache, Begegnungen mit Göttern und dem »Chorus«, Gedanken und Gefühle nach- und miterleben. Gemeinsam, d.h. in echtem, authentischem und einfühlendem Zwiegespräch, verstanden beide allmählich, welche Katastrophen-Erfahrungen zu Projektionen, Halluzinationen, Isolierung, Geheimsprache und anderen schizophrenen Verhaltensweisen geführt hatten. Das Ansprechen der inneren Hölle

Deborahs musste notgedrungen zu Ausbrüchen von Angst, Wut, Hass und Aggressionen gegen die Welt führen, sonst wäre die Psychose nicht zu überwinden gewesen.

Es dauerte vier Jahre, bis Deborah-Joanne anfing, die Außenwelt neu (er)kennen, erspüren und erfühlen zu lernen. In der Beschäftigungstherapie öffneten sich ihre Sinne, indem sie die natürlichen Materialien der Welt sah, schmeckte, hörte und ertastete. Dadurch erfasste sie den Sinn des Zeichnens, Malens, Modellierens, Singens, Schreibens und vieler anderer lebenswerter »Dinge«. Joanne Greenberg schildert mit bewundernswerter Einfühlung, wie solidarisch z.B. auch Mitpatientinnen (sog. »unheilbare« Psychotikerinnen) sie im Lernen von Fremdsprachen unterstützten, ihr die Bürokratie »draußen« erklärten, gute Literatur empfahlen und das Gefühl vermittelten, sie sei »beinahe gut« (S. 191). Dieser Quantensprung in ihrer Selbsteinschätzung – sozusagen die »Eroberung des Gefühls« – gelang, als sie durch Anteilnahme und leibliche Nähe den Anfall einer Mit-Leidenden verhindern konnte. Sie fühlte sich zwar darin bestätigt, dass die Menschen im Alltag oft verlogen und aggressiv sind, musste aber auch akzeptieren, dass sie, wie die Psychiaterin ihr sagte, nirgends einen »Rosengarten« (wohl dem Hit »I never promised you a rosegarden« entlehnt) erwarten durfte. Leben bedeutete Kampf und Auseinandersetzung, denen sie sich schließlich stellen wollte. Aus der Klinik heraus begann sie mit Abendkursen und überwand auch Rückfälle, die sie für kurze Zeit wieder in ihrer Entwicklung hemmten. Auch mit ihrer erwachenden Geschlechtlichkeit musste sie sich auseinandersetzen, damit sie von ihr nicht überwältigt wurde.

Als sie sich nach einer Frustration noch einmal mit einer Zigarette verbrennen »wollte«, zuckte sie vor der Hitze zurück. Jetzt aber wusste sie, dass sie in der »normalen« Welt angekommen war, denn: »es tat weh« (S. 220). Darüber konnte sie anschließend mit ihrer Ärztin sogar lachen. Natürlich rekurrierte sie in ihren Ängsten manchmal noch auf ihre zweite, schizophrene Welt. Dann vermittelte ihr die Psychiaterin, sie müsse die doppelte Bindung aufgeben, sonst könne sie die Welt mit all ihren Vorzügen nicht wirklich ergreifen. Das hat Joanne Greenberg wohl auch getan, denn sie studierte in Washington, London und Colorado, heiratete, bekam zwei Kinder und wurde eine anerkannte Schriftstellerin, die mehrere Romane und Erzählbände verfasste.

12.7 Diagnose und therapeutische Konsequenzen für die ADK am Beispiel von Deborah Blau (FD 20)

FD 20.1: Abschließend möchte ich Diagnose und Therapie Deborahs in Anlehnung an das Konzept von Dieter Wyss zusammenfassen und mit den autodestruktiven Hautkrankheiten in Verbindung bringen. Im annähernd gesunden »Funktionsleib« sind leiblich-körperlich-seelisch-geistige Vorgänge in- und miteinander vernetzt und halten antilogische und antinomische Gegensätze, die »normale« Krisen hervorrufen, einigermaßen im Gleichgewicht. Frühkindliche Traumatisierungen (ver)»nichten« die dynamische Balance des Leibes, so dass Krisen ins Scheitern (Wyss 1987) übergehen, was dem Auftreten von Krankheiten gleichkommt. »Im« kranken Leib sind die Funktionen dissoziativ auseinandergefallen und können als somatische, psychosomatische oder »rein« psychische Krankheiten diagnostiziert werden. Deshalb kommt es z.B. auch zur Einordnung der autodestruktiven Erscheinungen in die *Borderline*-Störungen, wie im voluminösen und umfassenden Sammelwerk von O.F. Kernberg, B. Dulz und U. Sachsse (2001).

Bei der 16-jährigen Deborah drückten sich die traumatisch-nichtenden Erfahrungen in der schizophrenen Krankheit aus. Gescheitert war der »Funktionsleib« in fast allen Daseinsstrukturen, hauptsächlich aber im Raum, in dem Ordnung und Orientierung psychotisch-schizophren durcheinander gerieten. Die Orientierungslosigkeit war umfassend, sowohl in Beziehungen, aus denen sie sich in die Isolierung zurückzog, als auch im Seelisch-Geistigen. Psychiater diagnostizieren dann *Depersonalisation* (sie weiß nicht mehr, wer sie ist und was sie fühlt) und *Derealisation,* denn Deborah kam die reale Welt ebenfalls abhanden. Als schließlich sogar ihre letzte Zuflucht, die Geheimwelt »Yr«, sich gegen sie richtete, ergriff die »Verwirrung« auch die Daseinsstrukturen Zeit, Leib und Leistung, so dass sie weder einen sinnvollen Zukunftsentwurf erstellen noch die leiblichen Halluzinationen kontrollieren, geschweige denn in der Schule oder im Alltag etwas Produktives mehr leisten konnte.

Die Therapie musste alle Daseinsstrukturen und Kommunikationsarten (erkunden, entdecken, erschließen, sich auseinandersetzen) durchlaufen, damit Deborah sich letztlich von der kranken Doppelwelt lösen und eine neue Bindung zur realen Welt herstellen konnte. Die Bewältigung nach vier Jahren bedeutete neue Beziehungen (Orientierung und Ordnung in ihrem Lebensraum) mit der Verantwortungsübernahme für ihre Berufung als Schriftstellerin, in der sie eine bis dahin nicht für möglich gehaltene Leistung entfaltete. In der Daseinsstruktur »Zeit« z.B. erschloss sie in intensiver Kommunikation mit ihrer Lebensgeschichte und der Ärztin, dass die Schriftstellerei den Sinn ihres zukünftigen Lebens ausmachte. Auf dem Weg zur sinnlich-sexuellen Reifung, d.h. einer umfassend leiblichen Gesundung, durchlebte sie die autodestruktive Phase, in der sie ihren entfremdeten Körper malträtierte; zu diesem Zeitpunkt zerfiel ihr Leib noch in den aggressiv-selbstbestrafenden Geist und den büßenden Opfer-Körper.

12.8 Die Persönlichkeit der Therapeutin bzw. des Therapeuten; Erstinterview

Natürlich spielt die Persönlichkeit der Therapeutin oder des Therapeuten im Heilungsprozess eine wesentliche Rolle. Der *Rosengarten* lässt an mehreren Stellen erkennen, was für ein Mensch z.B. Frieda Fromm-Reichmann war, ohne dabei eine Heiligenlegende aufzubauen. Deborah-Joanne fühlte bei ihr echtes Mitleid mit den Patienten, die von »Liebe, Anteilnahme und schlichter Kommunikation« (S. 14) ausgeschlossen waren. Die berühmte und von vielen gesuchte Psychiaterin konnte sich derart erfolgreich von ihrem selbst so bezeichneten »größten Feind«, nämlich der Eitelkeit, fernhalten, dass sie in ihrer bescheidenen und schlichten Art bei der ersten Begegnung fast übersehen oder falsch eingeschätzt wurde: Deborah dachte nämlich zuerst, eine Haushälterin vor sich zu haben.

Das Erstinterview stellt die Weiche für die Therapie. Es ist im »Bericht« ausführlich dargestellt (S. 20f) und enthält so viele lehrreiche Momente, dass ich versucht bin, es umfänglich darzustellen. Ich beschränke mich aber auf die Person der Psychiaterin und hebe an ihr die Ehrlichkeit hervor, welche die Schwere der Krankheit benannte. Auf die umfangreiche Aufzählung der Selbst-Abwertungen (u.a. faul, launenhaft, halsstarrig, egozentrisch, hässlich, gemein, taktlos und grausam) Deborahs antwortete sie trocken, diese »schöne Liste« wäre wohl in Frage zu stellen. Dazu sei aber eine intensive Zusammenarbeit über einen längeren Zeitraum vonnöten. Die Psychiaterin betont die Eigenverantwortung innerhalb des Therapieprozesses, ohne ihr oder anderen die Schuld zu geben; sie sei »weder ganz freiwillig noch ganz nach Plan« krank geworden. Die erste Sitzung endet mit einer schlagfertigen und humorvollen Bemerkung von Frieda Fromm-Reichmann. Aus der Biographie ist ersichtlich, dass Joanne Greenberg ihr Leben schließlich bewundernswert meisterte. Zu dieser Lebensbewältigung im Sinne von Gesundheit zählen natürlich auch die im *Rosengarten* noch nicht erwähnte Ehe und Mutterschaft.

13 Herpes – von Viren, Ekel und existentiellen Krisen

»Es ist einfach eklig – schon wieder habe ich diese Bläschen an meinen Lippen; und da soll ich unter die Menschen gehen?!« So oder so ähnlich lauten die Kommentare zum *Herpes simplex labialis*, dieser Alltagskrankheit von etwa zehn Millionen Deutschen, die mit Rötung und Juckreiz beginnt, bis die Bläschen aufgeschossen sind, die nach wenigen Tagen eintrocknen und danach schmerzhaft einreißen können. Der ganze Spuk dauert in der Regel sechs bis acht Tage, bleibt aber manchmal als rote Stelle noch einige Zeit sichtbar. Die Herpeskrankheit ist den meisten Menschen unter den Bezeichnungen Fieber-, Ekel- und Sonnenbläschen oder Schmalzgrieben bekannt, womit bereits Ursachen wie Fieber, UV-Strahlen, Schmalz und Ekel genannt sind.

Neben den soeben erwähnten unangenehmen, aber harmloseren Symptomen vermag der Urheber, der Herpes-simplex-Virus (HSV Typ 1 im Gesichtsbereich), auch Bläschen im Genital- und Gesäßbereich (Typ 2), im Mund und an den Augen auszulösen. Vor allem auf der Hornhaut sind Vernarbungen gefürchtet. Fatal wirken sich die Genitalviren bei schwangeren Frauen aus, da sie bei der Geburt auf das Kind übertragen werden und eine tödliche Gehirnentzündung auslösen können. Werden die Herpes-Viren in den Ekzem-Herden der Neurodermitiker aktiv, breiten sie sich manchmal rasant aus und führen zu schmerzhaft nässenden Hautläsionen.

Die HSV-Viren, von denen über 30 Typen bekannt sind, werden von Mensch zu Mensch durch Haut- oder Schleimhautkontakt übertragen und nisten sich anfangs in den Empfangszellen ein. Danach wandern sie über den sensiblen Anteil der Hautnerven ins Körperinnere in eine Art Schaltzentrale, das Nervenganglion, und begeben sich da zur Ruhe. Die eingangs erwähnten und noch zusätzlich zu besprechenden Ursachen sind in der Lage, die Viren wieder in Marsch zu setzen, so dass sie am selben Ort in der Haut erneut erscheinen. Da sie aus Nukleinsäuren (DNS) bestehen, vermögen sie dem Wirt den Auftrag zu erteilen, für die Vermehrung zu sorgen und damit einen neuen Herpes-Schub auszulösen.

Leider gibt es seit Hippokrates, der den Herpes bereits erwähnte, und Kaiser Tiberius, der seinen Untertanen verbot, sich bei öffentlichen Feiern zu küssen, um der Ausbreitung Herr zu werden, noch keine Mittel, den Virus abzutöten. Die heute zur Verfügung stehenden Salben, Gele und Tabletten haben nur die Kraft, den Übeltäter zu hemmen und die Symptome zu lindern. Immerhin verkürzt sich so die Behandlungszeit in etwa um die Hälfte, und die Beschwerden fallen geringer aus.

Da die Übertragung durch direkten Kontakt stattfindet, wäre eine »Lust-Seuche«, wie sie vor Jahren durch die Presse geisterte, allein dann zu befürchten, wenn Sexualkontakte im Bläschenstadium ohne Kondom stattfinden würden. Dass dem so sein kann, beweisen die Prostituierten Wiens (Ziegler 1994), von denen 80% den genitalen Typ 2 in ihren Nervenganglien beherbergen, während Nonnen nur zu zwei Prozent davon befallen sind. Bei Homosexuellen muss der Arzt manchmal, wenn er eine Enddarm-Entzündung diagnostiziert, ebenfalls an die entsprechenden Sexualpraktiken denken. Die statistische Aussage, 80–100% der Bevölkerung mit niedrigem sozioökonomischen Status seien vom Virus befallen sind, hebt sich bemerkenswert von den 30–50% der besser Situierten ab, bei denen die Virus-Antikörper aufzufinden sind. Möglicherweise hängt dies damit zusammen, dass die »einfachere« Bevölkerung unachtsamer in ihren intimen Kontakten verfährt.

13.1 Abwehrschwäche und »Seelisches«

Wie kommt es nun, dass der Virus nur zu bestimmten Zeiten aktiv wird und für die typischen Symptome sorgt? Die zuletzt genannten Zahlen weisen auf ein weiteres zentrales Moment hin, nämlich auf die Schwächung der Immunabwehr. Nach der ersten Infektion reagiert das Abwehrsystem des Körpers mit der Produktion von Antikörpern gegen den Virus, die man auch im Blut nachweisen kann. Es können zahlreiche Schwächungen namhaft gemacht werden: Fieberhafte Infekte, Überanstrengung, Verletzungen, Bestrahlung durch Ultraviolett, aber auch Krebsbestrahlungen, Kortison, Antikrebsmittel (Zytostatika) und nicht zuletzt psychische Belastungen.

Hierzu einige **Beispiele**: Kinder leiden wegen ihres empfindlicheren Immunsystems häufiger an Herpes labialis; bei Schnupfen, Husten und Fieber produziert der Virus die bekannten Bläschen an den Lippen, der Nase oder auch manchmal in der Mundschleimhaut. Wenn ein Rückenmarks-Nerv z.B. beim Sport irritiert oder eingeklemmt wird, löst dies oft einen Bläschen-Schub in einem dazugehörigen Haut-Segment aus; die Unterscheidung zur Gürtelrose (*Zoster*), die auf einem ähnlichen Vorgang mit einem anderen Virus, dem Windpocken-Varicella-Virus, beruht, ist nicht immer auf Anhieb zu treffen, da sich die Bläschen gelegentlich nicht an den lehrbuchmäßigen »Gürtel« halten. Wenn die Stellen jucken, liegt meist ein Herpes vor; Schmerzen im Nervenbereich weisen auf eine Gürtelrose hin, die glücklicherweise i.d.R. nur einmal im Leben auftritt. Rezidivierende Bläschen im Gesäßbereich veranlassen mich meistens zur Frage, bei welcher Gelegenheit die Patienten ihre Wirbelsäule (LWS-Syndrom, »Ischias«) zu radikal eingeknickt hatten: z.B. beim Putzen, der Gymnastik oder beim Tischtennisspielen durch häufiges Bücken.

Zahlreiche Patienten kennen die Ursache für ihren Herpes genau. Es kann sich dabei um den Verzehr von Fett, Schmalz, Nüssen, Schokolade oder anderen Nahrungsmitteln handeln. Die Schulmedizin hat hierfür keine Erklärung, da Hinweise auf eine allergische Reaktion fehlen. Etlichen Patienten genügt allein schon der Verdacht, Bestandteile davon gegessen zu haben, um einen Herpes zu provozieren. Einige berichten auch empört über die schmutzige Toilettenbrille oder ein schlecht abgewaschenes Glas, die sie wieder »blühen« ließen. Aus den zuletzt genannten Beispielen sind die am Geschehen beteiligten Affekte ersichtlich, die in die Debatte um den Herpes immer wieder eingebracht werden: Abscheu, Abneigung und Ekel. Deshalb folgen hier einige Hinweise auf bisherige psychosomatische Untersuchungen.

13.2 Psychosomatische Untersuchungen

Im Jahre 1928 führten Heilig und Hoff Hypnose-Experimente mit Herpes-Patienten durch, deren Ergebnisse erwähnenswert sind. Es handelte sich dabei um drei Frauen, wovon zwei zwangsneurotische und eine depressive Symptome aufwiesen. Eine 60-jährige Kranke stand unter der fixen Idee, ihr nahe stehende Personen mit spitzen Gegenständen verletzen zu müssen. Die Forscher fanden heraus, dass die Zwangs-Symptomatik mit dem 18. Lebensjahr begann, als sie sich von ihrem Verlobten trennte. Als Grund für die Auflösung der Verlobung gab sie ihren Zwang an, der bei der Defloration hätte eintreten können: Sie befürchtete, den Verlobten zu erstechen. Nun fügte es der Zufall, dass er in dieser Zeit ohne ihr Dazutun tatsächlich starb. Dennoch fühlte sie sich seit damals schuldig und erlebte ihre Herpes-Schübe regelmäßig bei Aufregungen und starken Ängsten. In Hypnose wurden ihr nun diese Erlebnisse beim Tod ihres Verlobten in Erinnerung gerufen, danach über die Lippe gestrichen und Juckreiz suggeriert. Einen Tag später zeigte sich der Herpes.

Bei der zweiten, einer depressiven Patientin, erschienen die Bläschen ebenfalls nach Aufregungen. Ein in der Hypnose wiederholtes Trauma, das im Zusammenhang mit ihrem Lieblingsbruder stand, löste nach zwei Tagen den Herpes aus. Die dritte Patientin rezidivierte, nachdem man sie in Hypnose noch einmal mit einem Streit konfrontierte, in dem ihr Mann sie verbal brutal attackiert hatte. Alle drei Patientinnen bekamen den Herpes nur, wenn man in Hypnose noch einmal die traumatischen Situationen ansprach und die Lippen mit dem angesagten Juckgefühl berührte. Es reichte nicht aus, die Herpesbläschen allein zu suggerieren.

Etliche Autoren bestätigten diese Ergebnisse von Heilig und Hoff, indem sie als Auslöser unlustbetonte Affekte bzw. Emotionen anführten. Wenn dann z.B. zu lesen ist, dass ein depressiver Affekt die »natürlichen Abwehrkräfte des Körpers« herabsetze und so den Virus wirksam werden lasse, denkt man, eine aktuelle psychoimmunologische Untersuchung vor Augen zu haben – dabei handelt es sich um eine Hypothese von W.Th. Sack aus dem Jahre 1933. Angst und Ekel, so schreibt J.H. Schultz (in: Borelli 1967), wären die ausschlaggebenden Emotionen.

Eindrücklich sind auch die Vorgeschichten, die sich um die genitalen »Schreckbläschen« von J. Werthers (1933) männlichen Patienten rankten: Der Herpes trat bei diesen Männern nur auf, wenn sie außerehelichen Geschlechtsverkehr hatten: »Die Angst, sich infiziert zu haben, und das schlechte Gewissen waren der innere Faktor.« Die Sexualität mit den eigenen Ehefrauen ließ die Viren im Ganglion ruhen. Einige Jahre zuvor hatte Werther schon von einem jungen Pärchen berichtet, das von einer neugierigen Tante beim Petting überrascht wurde. Einen Tag später traten heftige Schwellungen und Schmerzen mit Herpes an den Labien der »Sünderin« auf.

FD 21: Es ist durchaus berechtigt, sexuelle Zusammenhänge bei zahlreichen Herpes-Rezidiven zu vermuten. Einer meiner Patienten konnte regelrecht darauf warten, dass die Bläschen an seinen Lippen wieder auftauchen würden, wenn er sich mit Zufallsbekanntschaften intim einließ. Der bereits erwähnte Tiberius schien eine ähnliche Erfahrung gemacht zu haben, da er das öffentliche Küssen eindämmen wollte. Vielen Frauen »blüht« der Herpes prämenstruell, vor allem, wenn in dieser Zeit noch geküsst und kohabitiert wurde. Wahrscheinlich zählten sexuelle Erlebnisse auch zum »ausgeprägten Streben nach Aufregung«, das nach statistischen Untersuchungen einer verhaltenspsychologischen Untersuchung von 1991 (Hoon et al.) die Bereitschaft für genitale Herpesschübe erhöht hatte. Der *Inguinal-Ekzem*-Patient (FD 9), den ich im »Juckreiz«-Beitrag vorgestellt habe, präsentierte ebenfalls eine Standard-Auslöse-Situation, als er sich beim Zahnarzt über dessen Gummihandschuhe aufregte und am nächsten Tag seinen Lippen-Herpes bemerkte. Viele Patienten vermuten dann zu Unrecht, dass durch den Eingriff eine Ansteckung, Allergie oder Verletzung erfolgt sei.

Wenn ich mich im Folgenden mit dem Roman *Der Ekel* von Jean-Paul Sartre befasse, lasse ich mich vom Gedanken leiten, dass gerade dieser Affekt von zahlreichen Herpes-Patienten erlebt und als Auslöser eines neuen Schubes angeschuldigt wird. Von dieser Emotion ausgehend studiere ich das existentialistische Lebensgefühl, das Aufschluss über die seelische Befindlichkeit der Hauptperson des Romans, aber möglicherweise auch der Herpes-Patienten, geben soll.

13.3 *Der Ekel* oder von der Klebrigkeit der Existenz

Mit diesem Roman (1967) aus dem Jahre 1938 wurde Jean-Paul Sartre (1905–1979) und mit ihm der Existentialismus berühmt. Zweifellos ist in die Hauptperson, Antoine Roquentin, Autobiographisches mit eingeflossen. Sartre war, genau wie der Held des Buches, als etwa 30-Jähriger in einer französischen Hafenstadt tätig, Sartre als Gymnasiallehrer, Roquentin als Schriftsteller.

Kurze Inhaltsangabe: Antoine Roquentin – fortan R. genannt – ist ein Eigenbrötler, der 1932 das vorliegende Tagebuch verfasst. R. verbringt meistens einige Stunden in der Stadt-Bibliothek und schreibt über einen Marquis, der vor der französischen Revolution und nach dem Sturz Napoleons politisch eine kleine Rolle gespielt hatte. Der Protagonist lebt einsam, besucht ab und zu ein Café, schläft regelmäßig mit seiner Wirtin, aber nur, weil sie immer solche Affären hat, und schreibt eher lustlos an der Biographie. Aufmerksam beobachtet er seine Umgebung und wartet auf etwas, das sich schließlich mit innerem Leeregefühl und Angst ankündigt. Er fühlt sich für nichts verantwortlich und an nichts und niemanden gebunden; er möchte nicht mehr »mitspielen« (S. 14).

R. beobachtet zwar Liebespaare, Spaziergänger, besichtigt ein Museum und wird von seiner ehemaligen Geliebten besucht, aber man hat den Eindruck, dass es sich um einen alten Mann handelt, der nichts mehr genießt, weder Frauen, Essen, Luxus, Erfolg noch Freundschaften. Gelangweilt erzählt er von Reisen und Abenteuern. Über allem herrscht eine düstere, melancholische Stimmung; er empfindet »entsetzlichen Abscheu« und Verachtung sowohl sich selbst als auch anderen gegenüber. Die Sexualität zwischen ihm und der Wirtin läuft fast sprachlos ab: jeder »für sich« (S. 13). Er selbst wartet auf das wahre, echte Abenteuer. Wenn er sich aus dem Hin und Her des alltäglichen Lebens zurückzieht, überfällt ihn regelmäßig der Ekel. Eines Tages befindet er sich im Park, sitzt auf einer Bank neben einer Kastanie und hat eine Erleuchtung (S. 135): Die Existenz, die sonst verborgen ist, offenbart sich plötzlich.

Die Begegnung mit der Existenz ist alles andere als erfreulich; zahlreiche Emotionen erschüttern ihn. Er erlebt Angst, aber auch »monströse, weiche Massen«, die ungeordnet und obszön-nackt ihn erschrecken und vor Ekel schaudern lassen. Die Dinge fallen ihm »auf die Nerven«, und er möchte, dass sie »weniger stark existieren« (S. 136). Seine Sinnesorgane reagieren überempfindlich auf Geräusche und Gerüche. Nun wird es evident: Das Lebendige ist überflüssig, sinnlos und absurd. Ehe, bürgerliche Tugenden, Ehrgeiz, Geld, Natur, Sexualität – alles ist an der Wurzel der Existenz, weich, schwammig und klebrig, »alles beschmierend, dick, eine Marmelade« (S. 142).

Obwohl das Auftauchen der Erkenntnis, das Leben sei sinnlos und absurd, Angst, Ekel und Melancholie auslöst, erwacht er aus seiner Lethargie und plant etwas Neues. Die Erfahrung des Ekels ist der Beginn *seines* echten Lebens. Er bricht die Biographie ab und plant ein Buch, das »über der Existenz« stünde. Wenn ihm das gelänge, könnte er sich wieder ohne Widerwillen seines Lebens erinnern und es gelten lassen. So endet das Buch.

13.3.1 Interpretation

Um diesen Roman für die psychologische Interpretation des Ekels zu erschließen, ist es zum einen erforderlich, die Hauptperson in ihrer Lebenshaltung und Charakterologie zu verstehen, und zum anderen, einige Hinweise auf Sartres Philosophie des Existentialismus zu geben. Wer sich Roquentin zum Vorbild nimmt, lebe existentialistisch – so reagierten viele Zeitgenossen auf Sartres Buch. Oder andere »Existentialisten« meinten: Wenn das Leben sinnlos und absurd sei, dann brauche man sich nicht mehr an Gesetze zu halten, dann sei alles erlaubt; die bürgerliche Gesellschaft sei öde und langweilig; und wer die Normalität und das Leben eklig finde, dürfe sich auserwählt fühlen. »Existentialist« in diesem Sinne zu sein, galt als chic.

Gegen diese Mode, Vereinfachung und Fehlinterpretation hat Sartre 1946 seinen Essay *Ist der Existentialismus ein Humanismus?* (1960) geschrieben. Es kam ihm darauf an, das Anliegen des Existentialismus noch einmal deutlich zu artikulieren. Aber was ist denn nun die Hauptaussage des Romans? R. lebte 30 Jahre lang wie Herr Jedermann Normal in der banalen Alltäglichkeit. Immerhin war R. ehrlich zu sich selbst und faselte nicht von Humanität. Andererseits konnte er auf diese Weise wenig Gefühl für den eigenen Wert entwickeln. Daher verachtete R. sich selbst und die anderen und entfernte sich immer mehr von dieser Normalität, d.h. vom uneigentlichen Leben des »Man«, wie es der Existenzphilosoph Heidegger formulierte. Erst aus dieser Distanz heraus widerfuhr R. das Erlebnis der absurden und sinnlosen Existenz.

Der Ekel nun ist das emotional-leibliche Abbild und der Ausdruck dieser Distanz und Abneigung. An jedem Stein, jedem Menschen, jedem Baum, in jeder Handlung manifestiert sich, laut Roquentin-Sartre, die Absurdität ohne Werte, ohne Gott und ohne Liebe. Gegen diese Erkenntnis sträubt sich der ganze Organismus, und R. musste sich fast übergeben. Deshalb heißt das französische Buch auch *La nausée*, d.h. Übelkeit bzw. Brechreiz.

Beabsichtigte Sartre, Roquentin als Vorbild hinzustellen und die *Melancholie* – so lautete der ursprüngliche Titel des Buches – als ideale Lebensstimmung anzupreisen? Im oben erwähnten Essay verwahrte sich Sartre aus der Sicht seines inzwischen erschienenen philosophischen Werkes *Das Sein und das Nichts* (1943) entschieden gegen solche Simplifikationen. Es ging ihm darum, an seinem Helden die existentielle Krise zu exemplifizieren, die jeder Mensch erfährt, der aufrichtig und ehrlich Welt und Leben reflektiert. Wen treffen nicht Einsamkeit, Lebensangst,

Lebensüberdruss und die Absurdität von Aggression, Gewalt und Krieg angesichts eines angeblich gerecht-waltenden Gottes?

Dennoch ist dies alles für den echten Existentialisten kein Grund zu Pessimismus, *Laissez-faire* oder Resignation. Ganz im Gegenteil: Die Erfahrung der sinnlos-absurden Existenz ist Ausgangspunkt für individuelle Verantwortlichkeit und Freiheit. Erst durch diese Erschütterung wird der Mensch in die Lage versetzt, sich selbst zu entwerfen und seine »Essenz« – man könnte auch Individualität bzw. Identität dazu sagen – zu verwirklichen. Deshalb spitzte Sartre seine Erkenntnis auf den berühmten Satz zu, der Mensch sei nichts anderes als wozu er sich mache (Sartre 1960, S. 11). Wer sich selbst wählt und entwirft, übernimmt auch die Verantwortung für die Lebensentwürfe der anderen Menschen, denn das eigene Leben soll als Modell für das Verhalten der anderen gelten. Meine Freiheit muss mit der Freiheit aller übereinstimmen, sonst ist meine Wahl schief.

Sartre ist zwar nicht der Meinung, dass der Mensch von Natur aus böswillig sei, sondern die Freiheit besitze, sich zu entscheiden. Der Großteil der Menschen kommt aber leider gar nicht in die Lage, sich frei zu entwerfen, denn die Armen und Hungrigen kämpfen ums Überleben und ein anderer Teil durchschaut weder die Zerstreuungen noch die Verführer, die ihm Größe und Prestige schmackhaft machen und Geld und Macht als höchste Werte anpreisen. Herr und Frau Jedermann leben oft selbstentfremdet und haben Mühe, existentielle Erfahrungen in humanistisch positivem Sinn umzusetzen.

13.4 Zur Psychosomatik des Herpes simplex, ein Beitrag zur Psycho-Neuro-Immunologie

Nach diesem Exkurs über Sartres Roman und den Existentialismus kehre ich zum Herpes zurück. Der Virus, so sagte ich anfangs, aktiviert und vermehrt sich, wenn die Abwehrkraft, d.h. die Immunitätslage, geschwächt ist. Es handelt sich also nicht um eine Horde wildgewordener Viren, die den Menschen überfällt, sondern es liegt am Terrain, dass der wie ein Parasit im Organismus ruhende Virus die Chance bekommt, sich auszubreiten. Deshalb wäre es sinnvoll, Prophylaxe zu betreiben, um wenigstens die Rückfallquote zu reduzieren. Denn die Medikamente gegen die Viren wirken nur symptomatisch, d.h. die Auswirkungen unterdrückend.

Inzwischen wissen die meisten Menschen, dass der Organismus für seine Gesunderhaltung kräftigende Stoffe benötigt: Mineralien, Eiweiße, Vitamine und Hormone. Fehlen sie, wird er krank. Wie sehr der Mensch aber auch seelische und geistige Kraftnahrung benötigt, und welche seelischen Gifte er meiden sollte, entzieht sich vielfach seiner Kenntnis. Was ich im Folgenden am Beispiel des Herpes darlege, sollte deshalb ebenso Gültigkeit für andere Infektionskrankheiten besitzen, wobei ich einen relativ extremen Fall herausgreife:

FD 22: Herr V. war beruflich so eingespannt, dass er sich abends ausgelaugt fühlte, aber körperlich nicht ausgelastet war; für Sport fehlte die Zeit. In dieser Stimmung setzte er sich vor den Fernseher und konsumierte etliche Biere, Zigaretten und aufregende Videos. Wenn er sich langweilte, machte er sich auf eine Tour im Kiez, besuchte mehrere Bars und versuchte manchmal, ziemlich alkoholisiert, mit einer neuen Bekannten ins Bett zu gehen. Die Sexualität gelang zwar, aber nur mittels heftiger gegenseitiger Stimulation; nach einer kurzen Nacht erwachte Herr V. verkatert und natürlich verspätet, hastete zum Arbeitsplatz – und der Tag begann mit dem Aufsprießen des Herpes.

Am Arbeitsplatz erschien ihm alles öde, langweilig und eklig; das Essen schmeckte ihm nicht und er sah die Kollegen und Kolleginnen wie durch einen grauen Schleier hindurch. Worte, Vorschläge und freundliche Anteilnahme kamen nicht an ihn heran; nur bei Kritik oder Ideen, die ihm zuwiderliefen, reagierte er heftig, verärgert und wütend. Nicht selten eskalierte derlei bis zu aggressiven Auseinandersetzungen. Empfindlich war er auch in der Praxis; das Warten empfand er als Zumutung, ebenso meinen Vorschlag, die Salbe weniger dick aufzutragen. Arrogant forderte er von mir eine bessere und schneller wirksame Rezeptur.

Nachdem ich ihn auf seine Krankheitsanfälligkeit angesprochen hatte, eröffnete er mir, wie sehr er manchmal unter seiner Einsamkeit leide. In solchen Zeiten neige er zu Depressionen und könnte sich wegschmeißen. Dann stehe er wie unter einem Zwang, Alkohol trinken, weggehen und etwas Abenteuerliches erleben zu müssen. Über Kollegen, Bekannte und vor allem Frauen äußerte er sich selten freundlich; harte Kritik, Abwertung und Verachtung überwogen.

Ein besonderes Ekel also, der Herr V? Keineswegs: Im geselligen Umgang konnte er ausgesprochen charmant sein und bestach durch Witz und Schlagfertigkeit. Bei Frauen hatte er anfangs Erfolg; aber aus den eben genannten Gründen und wegen seines ausgeprägten Freiheitsdranges hielten die Partnerschaften nicht lange.

Wenn ich im folgenden Abschnitt über das »Ekel-Syndrom« spreche, halte ich es nicht für spezifisch in Bezug auf Virus-Krankheiten. Wie so oft in der Psychosomatik, ist die vorliegende seelisch-geistig-leibliche Struktur Ausgangspunkt zahlreicher nervöser und psychosomatischer Störungen. Deshalb sind emotionale bzw. charakterologische Übereinstimmungen mit anderen Krankheitsbildern nicht nur möglich, sondern auch wahrscheinlich.

13.4.1 Das Humangenom-Projekt und die Viren

Ich möchte davor allerdings noch auf relativ moderne Ergebnisse z.B. aus dem Humangenomprojekt hinweisen, die mit Viren und ihren vererbten Resten zusammenhängen, da sie, dem naturwissenschaftlichen Modell folgend, den Menschen als leibliche Einheit m.E. zu wenig berücksichtigen:

Seitdem die Genforscher (PNAS und Nature Genetics 2001) festgestellt haben, dass unser Genmaterial zum überwiegenden Teil aus Gen-Schrott (sog. junk-DNA, Retroviren-Resten »Hervs« und »Retrotransposons«) besteht, sind auch Vireninfektionen noch verwirrender und schwerer zu interpretieren. Denn einerseits können Viren-Bruchstücke über Jahrtausende im Genmaterial vererbt werden, neu entstehen und möglicherweise Krankheiten auslösen, sind aber andererseits an zahlreichen Schaltstellen des Stoffwechsels und des Immunsystems positiv und hilfreich beteiligt (Haltmeier 2001).

Für den Herpes und die Viruserkrankungen könnte dies bedeuten, dass auch die Vorgänge bei einer viralen Infektion viel komplizierter und widersprüchlicher sind, als man es von den bakteriellen Infektionen her gewohnt ist. Ähnlich wie bei den Nerven und den Gehirnstrukturen gibt es keine eindeutigen Kausalverkettungen, sondern unüberschaubare, labyrinthische und antilogische Abläufe, die nicht durch herausgegriffene Bestandteile erklärbar sind. Erstaunlicherweise kommen die Forscher nicht auf die Idee, dass eigentlich nur eine Ganzheitsbetrachtung verständlich machen kann, wie ein solches Chaos sinnvoll »geregelt« werden kann (siehe meine Anmerkungen zu D. Wyss und den Arbeitskreis OPD in »Konzepte für die HPS«).

13.5 Das Ekel- oder Schwäche-Syndrom (Phänomenologie des Ekels)

In »Konzepte für die HPS« verweise ich auf die phänomenologische Analyse des Ekels durch Hermann Schmitz (1982, 2. Band, 1. Teil, § 62). Dabei verwendet er zwei gegensätzliche Kategorienpaare des Leiblichen, und zwar die epikritische und protopathische Tendenz (S. 143f), die mit den fundamentalen leiblichen Regungen von Engung und Weitung interagieren. Epikritisch sei charakteristisch für Spitzes und scharf Umrissenes, protopathisch für schwammig Weiches und Zerfließendes. Schmitz bringt für diese Tendenzen unzählige Beispiele, u.a. die »sanfte, schmelzende, zärtliche Wollust« der Haut (protopathisch) oder die »süß schmelzende Wonnepein« der Therese von Avila, die einen gottgesandten Pfeil im Herz fühlt (epikritisch, S. 146).

Ekelhaftes (S. 240f) ist oft schwammig, diffus und zerfließend wie Schleim, Galle oder Spucke, d.h. protopathisch. Schmitz baut nun eine komplizierte Theorie auf, in der er den Ekel mit Zurückschaudern in die Enge des Leibes vor der »aufdringlichen Nähe eines Objekts« definiert, wenn sich der Betroffene selbst schon in der Enge der Gegenwart befinde – zusätzliche Komponenten waren meinem Verständnis nicht zugänglich. Über die Enge und die Individuation kommt er auf das Chaotische zu sprechen, das seiner Meinung nach einem Koprophilen die »Liebe« zum (eigentlich ekligen) Kot vermittle.

13.5.1 Kritik an der Schmitz'schen Analyse

Der Autor erklärt allzu viele komplexe Themen, die differenziert werden müssten, aus einigen wenigen räumlich-psychisch-emotionalen Komponenten. Dabei zieht er zum Teil fragwürdige Dokumente zu Rate und kommt auf diese Weise zu abstrusen Analogien und Verbindungen, wie z.B. auf die epikritische Wollust der »heiligen« Therese und die protopathische »Kot-Liebe« eines Perversen. Das hängt u.a. damit zusammen, dass Engung, Weitung, epikritische (spitze) und protopathische (schleimige) Tendenzen bzw. Attribute sind, die im erlebten Raum und im Kontakt mit den Dingen gespürt bzw. gefühlt werden können. Schmitz verlässt sich m.E. zu sorglos darauf, dass sprachliche und leibliche Analogien schon alles richtig und wahr wiedergeben würden. Dabei gehen jedoch wesentliche Differenzierungen verloren. Denn allgemeine Eigenschaften und Qualitäten wie eng, weit, rhythmisch usw. sagen relativ wenig aus, wenn es um komplexe Themen wie »Ekel«, »Grausamkeit« und »Sadismus« (6. Kapitel) geht, wo die möglichst klare Unterscheidung von Gesundheit, Störung und psychischer Krankheit (Perversion) wesentlich für Diagnose und Therapie ist. Diese Kritik habe ich im Beitrag über die »Hämorrhoiden und das Anale« vertieft. Deshalb ist auch der Ärger von Bernhard Waldenfels (2000, S. 267ff) verständlich, der seinem Phänomenologie-Kollegen vorwirft, dass er allzu leicht manchmal »lyrisierend«, manchmal auch »fragwürdig unmittelbar« beschreibt (S. 112) sowie die klugen und sorgfältigen Vorarbeiten von E. Husserl, M. Merleau-Ponty und E.W. Straus mit einigen wenigen »gönnerhaften« Sätzen abtut.

13.5.2 Phänomenologie des Ekels nach E. Straus

Erwin Straus, ein anthropologisch orientierter Psychiater, hat im Zusammenhang mit *Zwangserscheinungen* eine tiefsinnige Abhandlung (1960) über den Ekel geschrieben. Sie erschien 1938, also zum Zeitpunkt der Veröffentlichung von Sartres Roman *Der Ekel*. Nach Straus handelt es sich beim Ekel nicht um einen Bewusstseinsvorgang, sondern um eine »sinnliche Erregung« (man könnte auch gesteigerte leibliche Empfindung oder Affekt dazu sagen). Ekel drücke Abwehr gegen Verwesung oder Tod aus, wobei z.B. Zwangskranke überall Moderndes, Verwesendes und Todbringendes wittern, selbst unter einer schönen Oberfläche. Auch Roquentin lebte in solch einer düsteren Welt. Obwohl es stimmt, dass unsere ganze Existenz vom Tod begrenzt und durchwirkt ist, malen Roquentin und andere Ekel-empfindende Menschen die Welt auf ihre eigene Weise: Solange der Mensch lebt, erzeugt er Schlacken und erneuert z.B. seine Haut durch das Abwerfen der Schuppen, die bei manchen Menschen ebenfalls Ekelaffekte erregen können. Am »lebendigen Leib« ist also, schreibt Straus, »alles doppeldeutig« (S. 204), denn neben Lebendigem ist stets auch Totes und »Verwesendes« wahrnehmbar. Es kommt nun darauf an, ob sich der Betrachter mehr aus der eigenen »vitalen Fülle oder der Dürftigkeit« her annähert.

Wir befinden uns mitten im Leben und kommunizieren mit allem Existierenden unter Zuhilfenahme sämtlicher Sinnesorgane: Ohren, Augen, Nase, Mund und Haut, wobei nicht die Ohren hören, sondern der Mensch vernimmt (siehe meine Anmerkungen zu Straus in »Konzepte«).

Was wir hören, sehen, riechen, schmecken oder tasten erhält eine »sympathetische« bzw. antisympathische Polarisierung, auf der einen Seite »Einung«, wenn es uns gefällt und anzieht, auf der anderen Seite Trennung, wenn es uns z.B. ekelt. Ersteres begehren wir, letzteres fliehen oder verabscheuen wir. Lebendiges pendelt zwischen den Gegensätzen hin und her und sucht nach Ausgleich, in Gelassenheit, wie Straus es ausdrückt.

Wer sich jedoch mehrheitlich auf der Seite der Abstoßung befindet, stimmt seine ganze Existenz darauf ein. Dieses Gestimmtsein, wie es die Daseinsanalyse nennt, von Herrn V. (FD 22) und Roquentin spiegelt sich im Melancholischen, Depressiven, Zwanghaften, aber auch im Hysterischen. Wenn sich ein Mensch in Richtung Abstoßung, Trennung und Ekel orientiert, ist dies mit Negationen wie abwerten, verachten, fliehen, vermeiden oder den Schattenseiten des Lebens wie Isolierung, Einsamkeit, Langeweile, Enge, Klebrigkeit und Selbstverachtung verbunden. Dies alles prägt die Stimmungen und führt zu Charakterzügen, die Sartre im *Ekel* meisterhaft wiedergegeben hat. Nicht von ungefähr, drücken doch Sartre, Straus, Herr V. und Millionen Herpes-Patienten den alltäglichen Nihilismus unserer Zeit aus, der eine Folge von Weltkriegen, Terror, Massenarbeitslosigkeit, Kindesmisshandlung, Zerstörung von Kulturen und der Natur ist. Was Roquentin also in seiner Selbsterfahrung »Existenz«, »Überdruss«, »Absurdität« und »Sinnlosigkeit« nennt, ist zwar vom psychologischen Standpunkt her gesehen pathologisch, vom modernen Zeitgeist aus betrachtet jedoch fast die Norm.

Den kleinen Schritt vom Nihilismus zur Abwehr-Schwäche zu tun, fällt nicht mehr schwer. Der pessimistisch gestimmte, isolierte Mensch vermag aus seiner Dürftigkeit heraus den Viren weniger zu widerstehen als derjenige, der dem Üblen, Absurden und Ekligen Positives wie Anerkennung, Sympathie, Freude, Zärtlichkeit, Dialog und Hoffnung entgegensetzen kann.

13.6 Therapie

Ich möchte abschließend eine Art Verhaltenskodex für Herrn oder Frau X vorschlagen, der die Immunabwehr stärken könnte:

- Suchen Sie das Sympathische, Erfreuliche und Helle bei anderen Menschen, bei sich selbst und in der Welt, wo immer Sie können, und handeln Sie danach, d.h. machen Sie sich Freunde, beschenken und fördern Sie sie.

- Bemühen Sie sich jeden Tag, dem Negativen, Absurden und Sinnlosen etwas Produktives, Wertvolles und Erotisches entgegenzusetzen, auch wenn die Umgebung Ihnen keinen Beifall oder Dank zollt. Denn wer auf Liebe wartet, wird kein Liebender.

- Bleiben Sie nicht ängstlich und depressiv im Schmollwinkel der Existenz, aber auch nicht auf der applaussüchtigen Schaubühne stehen, sondern revoltieren Sie durch vernünftiges, maßvolles Wirken gegen den real-existierenden Wahnsinn unserer Zeit.

- Studieren Sie Kluges und Schönes in Kunst, Wissenschaft und Philosophie, nicht um damit zu prunken, sondern um sich mit anderen daran zu erfreuen.

- Achten Sie darauf, dass der ganze Leib (d.h. einschließlich dem Körper), und nicht nur der Geist bzw. der Intellekt, gepflegt und gefördert wird.

14 Neurodermitis – von Magie und Emotionalität

Neurodermitis, auch *endogenes, konstitutionelles* oder *atopisches Ekzem* genannt, ist eine Hautkrankheit, die mindestens seit 1867 durch Wilson in Verbindung mit Seelischem gebracht wird. Die Dermatologen Brocq und Jacquet nannten sie *Névrodermite* (1891) und interpretierten sie als onanistischen Juckreiz. Seither ist die Kontroverse über die psychische oder somatische Ätiologie nicht zur Ruhe gekommen, was die Flut von Literatur über dieses Thema beweist. Der Bekanntheitsgrad dieses Leidens ist inzwischen bei Laien so groß, dass zahlreiche Patienten, vor allem bei Kindern mit Juckreiz, angstvoll danach fragen, ob eine Neurodermitis vorliege. Auch scheinen Ärzte heute (allzu) schnell Juckreiz, Allergien und verschiedenste Hautsymptome als »atopisch« zu bezeichnen. Damit ist die Einordnung in das *Atopie*-Syndrom Asthma, Heuschnupfen und Neurodermitis bereits vorweggenommen.

Die Erkrankungshäufigkeit ist deutlich gestiegen: 10 bis 20 % der Kinder, d.h. etwa 8 Millionen in Deutschland, leiden inzwischen an einer Neurodermitis, was die Forschung zu vermehrter Anstrengung angespornt hat (Dölle, Worm 2006). Die Wissenschaftler beschäftigten sich vor allem mit den Defiziten des Immunsystems und den Störungen innerhalb des Hautaufbaus. Die Haut wird als Barriere, einer Backsteinmauer gleich, zwischen Organismus und Umwelt aufgefasst, die hauptsächlich Schutzfunktion ausübt (Elias, Wood , Feingold 1999).

Solche Interpretationen und Vergleiche weisen darauf hin, dass die moderne Forschung in Richtung »Körper« tendiert. Dabei gerät der »sensible« Bereich, der Empfinden und Fühlen enthält, in den Hintergrund und wird auf das Schützen und Abwehren reduziert. Zum Haut-Leiblichen gehört aber auch das durchlässig Transzendente, das mit Annäherung bis zur Verschmelzung, z.B. in der Symbiose mit der Mutter, in die wissenschaftlichen Erwägungen mit einbezogen werden sollte.

Die Neurodermitis manifestiert sich als Ekzem, das oft schon in frühester Kindheit beginnt und mit so intensivem Juckreiz einhergeht, dass sich die Betroffenen bis aufs Blut kratzen. Wenn Kinder oder Erwachsene über Wochen, Monate und Jahre an den typischen Stellen der Ellen- und Kniebeugen, aber auch an den Armen, im Gesicht, dem Nacken und an anderen Orten der Haut, scheuern, reiben und kratzen, entstehen neben den Wunden verdickte, rote oder braune Hautpartien, die man »lichenifiziert« nennt. Die Sichtbarkeit der Ekzeme an Händen, Gesicht und Hals tragen erheblich zur Belastung der Patienten bei.

Über die Vielfalt der Ursachen, aber nicht über deren Gewichtung, hat man sich inzwischen unter Fachleuten geeinigt. Neurodermitis-Patienten neigen erstens von Geburt an, also konstitutionell, zu Allergien – deshalb die gehäufte Kombination mit Asthma und Heuschnupfen. Zweitens reagieren die Blutgefäße empfindlich-abnorm in Form von heftigen Rötungen oder deren Gegenteil, und drittens neigt die Haut zu übermäßiger Trockenheit. Über die psychisch-nervösen Auffälligkeiten streiten sich Ärzte, Psychologen und Betroffene bis in unsere Tage. Stellvertretend für viele verweise ich auf das Buch von Ruth Zündorf (1981, S. 25), die als Erkrankte betont, dass sie durch das Hautleiden neurotisiert werde; der Neurodermitiker sei kein Neurotiker, der durch seine Neurose eine Hautkrankheit bekomme.

14.1 Schulmedizinische, alternativ-medizinische und psychopathologische Ergebnisse

In den vergangenen Jahren haben sich die Fachleute, und damit auch die Patienten, vor allem auf die immunologisch-allergischen Anteile konzentriert (Wöllner und Novak 2007). Untersuchungsobjekte sind hauptsächlich enzymartige und zelluläre Entzündungsvermittler wie Zytokine, Interleukine, Neuropeptide und viele andere mehr. Diese immunologischen Veränderungen können entweder angeboren sein oder aber sie sind, vermuten viele, durch aufgenommene allergisierende bzw. vergiftende Nahrungsmittel und Kontaktstoffe verursacht. Seit Jahrzehnten schuldigt man deshalb abwechselnd Kuhmilch, Eiweiß, Fisch, Süßes, Scharfes, Konservierungsmittel und Inhalationsstoffe an, die Ekzeme auszulösen, und unterwirft Kinder und Erwachsene komplizierten Diäten.

Die Anerkennung verschiedener Faktoren – unter Einschluss der »seelischen« Beteiligung – hat zu einer auffallenden Verbreitung von Kurkliniken geführt, die eine breite Palette von Psychotherapie, Entspannungstechniken, Diäten und Darmumstimmung, u.a. die sogenannte Symbioselenkung, anbieten. Dabei bekommen Patienten, z.B. bei der zuletzt genannten Methode, eigene Darm-Bakterien, natürlich abgetötet und verarbeitet, gespritzt; oder man applizierte ihnen Ozon über den Enddarm (H.G. Eberhardt 1990). Ein Patient des Verhaltenstherapeuten Rainer Kaschel (1990) berichtete, dass er auf seiner Behandlungsodyssee auch Kaffee-Einläufe erhielt. Selbst die homöopathisch kleinen Dosen der »autologen Immuntherapie«, die Kindern und Erwachsenen aus Urin-Bestandteilen verabreicht wurden (G. Dangela et al. 1992) oder noch werden, lassen vermuten, dass sich magisch-suggestive, möglicherweise sogar sadistische Anteile in das oft schwierige Zusammenspiel zwischen Arzt und Neurodermitis-Patient eingeschlichen haben.

Ich möchte mit dieser fragmentarischen Aufzählung nicht nur die zahlreichen Fragwürdigkeiten in Diagnostik und Therapie der Neurodermitis hervorheben, sondern auch andeuten, wie hoch die Wogen der Diskussion, mehr noch als bei anderen Krankheiten, schlagen. Psychologisch ausgedrückt befinden wir uns damit bereits im Bereich der Emotionen, Leidenschaften und Affekte, die im Rahmen der Neurodermitis-Psychosomatik eine wesentliche Rolle spielen.

An sich wäre es gerecht und wissenschaftlich korrekt, wenn ich an dieser Stelle alle Autoren aufführte, die Wesentliches zu diesem Thema beigetragen haben, denn es gibt deren unzählige. Platzmangel, Unübersichtlichkeit und verwirrender Fachjargon bewogen mich jedoch, die Neurodermitis am Leitfaden der anthropologisch-phänomenologisch orientierten Tiefenpsychologie zu erforschen. Meine früher erfolgte individualpsychologische Interpretation im Sinne Alfred Adlers war zwar nicht falsch, krankte aber an Undifferenziertheit, Moralismus und einseitiger Schuldzuschreibung an die Patienten (siehe »Grundlagen der HPS«). Ich füge sie hier in revidierter Fassung an, um die nachfolgenden Veränderungen in meinem Konzept besonders hervorheben zu können.

14.1.1 Individualpsychologische Deutungen

Adler attestierte praktisch allen Menschen Neurosen und damit einen nervösen Charakter. Die Nervosität fällt bei den unruhigen Neurodermitis-Kindern sofort ins Auge, da sie häufig neben den Symptomen des Aufmerksamkeits-Defizienz-Syndroms (ADS) nach ICD F90.0) auch Hyperaktivität aufweisen, was manchmal in der Diagnose im »H« auftaucht (ADHS). Dabei spielt der Juckreiz, der die Konzentrations-Fähigkeit dieser Kinder zusätzlich beeinträchtigt, eine wesentliche Rolle. Alle Menschen besäßen, behauptet Adler, ein angeborenes Minderwertigkeitsgefühl, das durch nervöse Symptome zum »Komplex« anwachse. Etliche Individualpsychologen vereinfachen nun das komplizierte Geschehen der psychischen und psychosomatischen Erkrankungen auf den Ausgangspunkt »Minderwertigkeitskomplex«, aus dem kompensatorisches Größen- bzw. Machtstreben entstehe, das wiederum Resultat eines zu schwach ausgebildeten Gemeinschaftsgefühls sei. Die Nervosität könne die Form einer Neurose oder Psychose annehmen und an bestimmten Charakterzügen abgelesen werden. Adler ist der Ansicht, dass sich jeder Mensch angesichts der Lebensaufgaben wie Arbeit, Liebe und Gemeinschaft nur im produktiven Sinne zu bewähren habe, um gesund zu werden. Versage er jedoch in der Ausbildung dieser Fähigkeiten, flüchte er in psychische oder psychosomatische Krankheiten.

In diesen Adler'schen Aussagen stecken Teilwahrheiten, die aber individuell herausgearbeitet werden müssen, da sie sonst, wie seine Schriften zeigen, die Schuld für Erkrankungen zu unrecht den Betroffenen selbst, sogar den Kindern, zuschiebt. Im Folgenden soll daher dieser theoretische Ansatz anhand von Beispielen und Vergleichen mit anderen Theorien ergänzt und differenziert werden.

14.1.2 Erscheinungsbild, »Charakterologie« und Emotionalität der Neurodermitis-Patienten

Seit den Zwanziger-Jahren haben Dermatologen, Psychiater und Psychologen ein imposantes Material angesammelt, das einen unvoreingenommenen Beobachter von der psychischen Beteiligung bei der Neurodermitis eigentlich überzeugen müsste. Ich zitiere aus der Beschreibung der Patienten nur einige wenige Begriffe: Ängste, Aggressionen, Verlegenheit, Unsicherheit, Anspannung, Entstellungsgefühle, Überempfindlichkeit, Übermüdung, Ehrgeiz, Hyperaktivität, Selbst-Bezogenheit und Verträumtheit. Selbst vorsichtige Autoren, wie z.B. U. Gieler und K.A. Bosse (1996), heben die »negative Kommunikation«, d.h. eine Neigung zur kritischen Abwertung und zur Verschlossenheit, hervor. Die angeführten Charakterisierungen können zwei polaren, allgemein menschlichen Verhaltensweisen zugeordnet werden, die entweder mehr der aktiven oder der passiven Seite zuneigen. Deshalb wirken Neurodermitis-Kinder manchmal überwiegend aktiv, hektisch und provokativ oder aber passiv und resignativ; ganzheitlich gedacht sind aber stets beide Komponenten in ein und derselben Person vereint. Aus diesen Gründen werde ich bei Neurodermitis-Patienten ebenfalls Betroffene finden, die sich angesichts der Lebenskonflikte ängstlich in ihr Schneckenhaus zurückziehen, andererseits aber auch solche, die in Familie oder Partnerschaft relativ schnell einen Streit vom Zaune brechen.

14.1.3 Exhibitionismus, Masochismus und Sadismus

Psychoanalytiker attestierten Neurodermitis-Patienten exhibitionistische, masochistische und latent homosexuelle Triebkonflikte. Milton L. Miller (1942, 1948) z.B. eruierte bei seinen Patienten Bevorzugung und Verwöhnung durch die Mutter, so dass sie Niederlagen im intellektuellen, sozialen und sexuellen Bereich nicht verkraften könnten. Statt sich mit ihren realen Schwächen auseinander zu setzen, würden sie Dramen inszenieren, denen die Psychoanalyse die obengenannten Diagnosen verleiht. Erst als sich die Patienten beruflich verbesserten, ihre Exzentrizitäten und Kämpfe mit dem Vater einstellten und sich sozial eingliederten, besserten die Hauterscheinungen.

Franz Alexander (1950) zählte die Neurodermitis ebenfalls zu den psychosomatischen »Standard«-Krankheiten. Er beschrieb eine 22-jährige Frau, deren Ekzem schon eine Woche nach der Geburt einsetzte. Die Mutter war zum Zeitpunkt ihrer Niederkunft in schwere persönliche Krisen geraten; sie verlor ein zweites Kind durch Unfall und den Ehemann durch Trennung. Die

Patientin wuchs bei verschiedenen Verwandten auf und entwickelte Gefühle des »Unerwünschtseins«. Die junge Frau erlebte ihre Ekzem-Ausbrüche stets zu Zeiten, als sie eine neue Beziehung aus »neurotischen« Gründen abbrach. Alexander sah darin sado-masochistische Strebungen am Werk, die aus ihrer Biographie, z.B. als Aggression gegen den Vater, verständlich wurden. Der entscheidende Faktor beim Kratzen sei ein feindselig-sadistischer Antrieb, der sich nicht gegen sein eigentliches Objekt, sondern gegen sie selbst richte, also masochistisch an der Haut ausagiert werde. Als exhibitionistisch bezeichnet er die Darbietung des Körpers zum Gewinnen von »Aufmerksamkeit, Liebe und Bevorzugung«. Die durch das Kratzen entstandene Entstellung »repräsentiere Scham, Demütigung und Zurückweisung« (Alexander, S. 127).

Obwohl sich seit F. Alexanders Zeiten die psychoanalytische Nomenklatur geändert hat, lassen sich auch in der modernen Ich- und Selbst-psychologischen Ausdrucksweise die eben erwähnten Zusammenhänge aufzeigen. Christina Detig-Kohler (1989) z.B. betont, wie sehr die Hautkranken allgemein an einer Nähe-Distanz-Problematik leiden. Die Patienten haben Angst vor der Nähe zur Therapeutin wie zur Mutter, von der sie sich zeitlebens abhängig und verstoßen, d.h. nah und distanziert zugleich, fühlen. Andererseits sehnen sie sich nach Symbiose bis zur Verschmelzung, um ihre ehemals erlebte Ablehnung überwinden zu können. Idamarie Eichert (in: Gieler/Bosse 1996) bezeichnet die Mütter hautkranker Kinder aus ärztlicher Erfahrung als »lieblos und distanziert«.

Somit beschreiben alle tiefenpsychologischen Aussagen allgemein menschliche Verhaltensweisen in schwierigen Situationen. Es ist verständlich, dass Kinder und Erwachsene in Krisenzeiten nervös, angespannt, ängstlich und aggressiv werden, und sich entsprechend distanziert verhalten oder Unterstützung und Nähe suchen. Eine genervte Mutter schließlich kann sich nicht permanent »lieb« verhalten, abgesehen davon, dass in die psychoanalytisch übertrieben fokussierte Zweier-Beziehung Mutter-Kind individuelle, partnerschaftliche, soziale und gesellschaftliche Einflüsse hineinspielen, die durch diese Thesen vernachlässigt werden.

Jeder Mensch – und nicht nur der »Neurotiker« und »Geltungssüchtige« – wehrt sich gegen Kleinheit und Ohnmacht und strebt nach Geltung, Anerkennung, Prestige und Überlegenheit. Welche Wege er dabei beschreitet, ist individuell verschieden. Am folgenden Beispiel (FD 23) wird auch deutlich, wie unterschiedlich die psychologische Diagnose je nach tiefenpsychologischer Theorie ausfallen kann. Adlers Individualpsychologie beispielsweise interpretiert i.d.R. »final« (zweckmäßig-zielgerichtet) und unterstellt bereits einem Kleinkind einseitig die Absicht, durch Demonstration seiner zerkratzten Haut Mitleid, Schonung und Hilfe erlangen zu wollen. Die Falldarstellung stammt von den Autoren Wittkower, Russel und Edgell (1953).

14.1.4 Ein Kleinkind-Ekzem (FD 23)

Angaben von Wittkower, Russell und Edgell: Ein zum Zeitpunkt der Untersuchung vierjähriges Mädchen bekam das Ekzem im Alter von drei Wochen, als es aus zwingenden Gründen entwöhnt werden musste, und zum zweitenmal mit zweieinhalb Jahren, als ein Geschwister zur Welt kam. Jede Nacht cremte die Mutter ihr Kind eine Stunde lang ein und schlief dann im Kinderzimmer anstatt im Ehebett. Nach eineinhalb Jahren stellte der behandelnde Arzt dieses Schlafarrangement in Frage. Darauf begann das Mädchen sofort zu weinen und sich wild zu kratzen. Die Mutter salbte es augenblicklich ein, und die Situation beruhigte sich.

Erweiterte Interpretation: Aus verständlichen Gründen sucht ein hilfloses und leidendes Kleinkind nach der Nähe und Unterstützung der Mutter und gibt dann diese Position nicht einsichtsvoll und freiwillig, geschweige denn gern, wieder auf. Dieses Verhalten jedoch als »Geltungs- und Machtstreben« zu charakterisieren, wie es Adler getan hätte, ist übertrieben und verrät mehr über den Urheber dieser Theorie als über den Charakter des Neurodermitis-Kindes (Adler witterte unverhältnismäßig oft Kampfbereitschaft – der Anderen). Die Autoren um Wittkower waren hier bedeutend differenzierter und haben im Übrigen auch wesentliche Auslöser- und Verschlechterungs-Momente der Neurodermitis hervorgehoben. Sie machten an einer Vielzahl von Patienten 147 Episoden ausfindig, die dafür verantwortlich sind. Es waren dies u.a. Bedrohungen von Leben und Existenz, Verlust von Hilfe und Erschütterung von Gewohnheiten, also

Zeiten, in denen Angst, Ohnmacht und Schwäche vorherrschten. Ich verwende hierfür gerne den Begriff der »Nichtungen« von Dieter Wyss, da er sprachlich zutreffend diejenigen Frustrationen, Widerstände, Bedrückungen und Schicksalsschläge des Lebens umfasst, die unser positives Lebensgefühl verneinen (= »nichten«). Wiederum ist es individuell ganz unterschiedlich, wie wir Menschen solch negative Situationen verkraften und verarbeiten. Ich werde im Folgenden weitere Ergebnisse aus der psychosomatischen Forschung von Neurodermitis-Patienten besprechen und mit meinem Konzept in Beziehung setzen.

14.1.5 Spannung und Geschwisterposition

Siegfried Borelli (1950) beschrieb die Neurodermitis-Patienten als angespannt, ängstlich, affektiv, introvertiert und intellektualisierend. 65 von 72 Neurodermitikern nahmen eine Sonderstellung (Einzelkinder, Älteste, Jüngste usw.) in der Familie ein. Der »spannungshaltige Gesamtzustand« ist auch vielen anderen Autoren aufgefallen. Vor allem männliche Neurodermitiker setzen ein »Maskengesicht« auf, um ihre Schwächen nicht zu verraten. Die forsche Fassade einiger (scheinbar) selbstbewusster Neurodermitiker kann allerdings nicht darüber hinwegtäuschen, dass auf dem Grunde ihrer Seele eine »basale Unsicherheit« (Obermayer 1955) vorherrscht. Wie sehr auch der Juckreiz mit Anspannung zusammenhängt, verdeutlichen die therapeutischen Anstrengungen z.B. der Verhaltenspsychologen. Hinter ihrem Sammelwort »Stress«, das sie oft im Zusammenhang mit der Neurodermitis anwenden, verbergen sich Minderwertigkeitsgefühle, Ängste, Aggressionen, Neid, Eifersucht usw., alles Emotionen, die mit dem Wort »Anspannung« ausgedrückt werden können. Deshalb sind auch Autogenes Training, Meditation, Yoga usw. als »Entspannungstechniken« bei vielen Neurodermitis-Kranken wirksam.

Wer die Geschwisterposition genauer studiert, kommt allerdings zum Schluss, dass letztlich *alle* versuchen, eine besondere Position einzunehmen, um sich von den anderen »charakteristisch« abzuheben und als Individuen anerkannt zu werden. Deshalb tauchen innerhalb einer Kinderschar normalerweise Rivalitäten auf, die sich an zahlreichen Punkten zu konkurrierenden Spannungen verdichten: Schule, Sport, Anerkennung durch Eltern und Freunde, Streben nach Beliebtheit oder/und Leistungen allgemein, Schönheit usw.

14.1.6 Mittelpunktstreben, Narzissmus und Neigung zu Isolierung

Ärzte und Umgebung attestieren zahlreichen kranken Menschen ein Mittelpunktstreben, das unter die Diagnose »sekundärer Krankheitsgewinn« fällt. Das trifft ohne Zweifel auch auf die sich kratzenden Kinder und Erwachsenen zu; sie können sich der Anteilnahme und des Mitleids in unserer Gesellschaft ziemlich sicher sein. Natürlich möchte eine mitfühlende Mutter in der Nähe ihres leidenden Kindes sein, und natürlich gerät sie auf diese Weise in dessen Manipulationssphäre. Viele Neurodermitis-Kinder gewöhnen sich deshalb daran, zu kratzen, wenn sie durch komplizierte Lebensaufgaben in Spannung geraten und frustriert sind. Sie haben schließlich jahrelang erfahren, wie sie auf den Arm genommen, mit Salben quasi gestreichelt und auf vielfältige Art getröstet wurden. Wenn dieser Beziehungs-Modus allerdings in einer Ehekrise auftaucht, sollte dessen Ursprung in der psychosomatischen Therapie aufgearbeitet werden.

Wie ich in »Zoster, postzosterische Neuralgie, Neurodermitis und Schmerz« berichte, verkroch sich dagegen die Patientin B (FD 28.0) als Kind in einer Ecke, um von Geschwistern und Eltern beim Kratzen nicht gesehen zu werden, da sie sich schämte. Sie zählt noch heute zu den braven, angepassten und ängstlichen Menschen. Trotzdem erreichte sie mit ihren Mitteln den gleichen Zweck, nämlich als Ekzem-Kind bevorzugt gewesen zu sein, wie die Geschwister später voller Eifersucht gestanden. Es sind vor allem die Mädchen und Frauen, die in unserer Gesellschaft noch immer am meisten Zuwendung und Anerkennung erhalten, wenn sie sich eine »masochistische« Haltung angeeignet haben. Aus dieser Sicht erhält die Isolierungstendenz, die viele

Patienten an den Tag legen, eine doppelte Bedeutung: Einerseits ist sie Ausdruck des »Entstellungsgefühls« durch die geschundene Haut, andererseits kümmern sich die anderen verstärkt um die Kranken.

Bei den Männern imponiert mehr, wie es die Psychoanalyse ausdrückt, das Narzisstische und Exhibitionistische, während die Frauen eher das repräsentieren, was der Psychologe Pavel Prochazka (1992) bei seinen Patienten als »Sensibilität« beschreibt. Er fand, dass die meisten Neurodermitiker ihre Energie übermäßig nach außen in die Arbeit und Partnerschaft verlegen und sich dabei selbst verlieren. Es sei vor allem die »Abgrenzung«, die sie erlernen müssten.

Sensibilität könnte die positive Seite der Narzissten repräsentieren, bei denen früher psychopathologisch überwiegend die narzisstische Kränkbarkeit und Überempfindlichkeit hervorgehoben wurde. Diese Verlagerung der Diagnostik auf die Ressourcenseite ist als Gewinn in der modernen Psychologie zu verbuchen, da sie nicht wie die »alte« Tiefenpsychologie nur auf den pathologischen Anteilen herumreitet und die ohnehin bestehenden Ich-Schwächen verstärkt.

14.2 Über Magie und das Emotionale

Wenn ich hier über Magie spreche, verstehe ich darunter nicht die Interpretation der Neurodermitis durch C.G. Jungs »Komplexe Psychologie«, wie sie z.B. Anne Maguire (1991) durchgeführt hat. Die Autorin glaubt in Hautkrankheiten archetypisch-göttliche Kräfte, darunter Feuer und Schlange, am Werk zu sehen, die sich der Patient bewusst machen sollte, um zu genesen. Trotz Vorbehalten gegenüber diesen mythischen Zusammenhängen bejahe ich den therapeutischen Ansatz, bei den Patienten einen »Individuationsprozess« in Gang setzen zu wollen, indem die Therapeutin z.B. die Kinder frei phantasieren, malen und mit ihr schmusen lässt. Allerdings betont auch Maguire m.E. übermäßig die neurotisierende Macht der Mutter bei den Neurodermitis-Kranken.

Anstoß zu meiner Reflexion über das Magische gaben u.a. die Untersuchungen von S. Borelli (1967) und Ilse Rechenberger (1976), die bei mehreren Patienten eine Nähe zur Psychose bemerkten. Vor allem Rechenbergers Fallbeschreibung eines 36-jährigen Neurodermitikers verdient nähere Betrachtung. Der Patient wies neben seiner Neurodermitis zahlreiche Ängste auf, darunter die, schizophren werden zu können. Das war keineswegs abwegig, litten doch mehrere Familienangehörige an einer manifesten Schizophrenie. Er war der Liebling der Mutter und äußerte während einer Sitzung offen seine »Omnipotenz-Phantasie«, d.h. seinen Größenwahn. Er nannte sich »auserwählt« und bekam manchmal vor seiner eigenen »dämonisch-demagogischen Herrschaft« Angst. In Wirklichkeit bereiteten ihm – als »oral« Verwöhnten mit mangelhaft entwickelten Fähigkeiten – noch immer die Partnerschaft und andere Lebensbereiche zahlreiche Schwierigkeiten, da er nicht gelernt hatte, sich mit anstehenden Problemen auseinander zu setzen.

Borelli hielt die Reaktion vieler Neurodermitiker, Psychose-Patienten ähnlich, für »emotionell und physisch primitiv-kindlich«, allerdings mit dem wesentlichen Unterschied, dass zwar die Haut verrückt spiele, aber der Bezug zur Realität nicht verloren gehe (Borelli 1967, S. 435). Rechenberger wie Borelli betonen das Vorherrschen von Affekten, die ein urtümliches Bild von Angst, Gewalt, Dämonen, Aggressionen und Leidenschaften evozieren. Solchen Affekten hat Jean-Paul Sartre (1964) einen Essay, den *Entwurf zu einer Theorie der Emotionen*, gewidmet. Im Gegensatz zu anderen Denkern beschreibt er den Affizierten als schöpferischen Urheber dieser Emotionen. Affekte werden schon im Kindesalter erlernt und verstärkt: Man stelle sich nur ein trotziges Kind vor, das sich beim geringsten Widerspruch der Eltern auf den Boden wirft und mit den Händen auf die Erde trommelt, oder, wenn es seinen Willen nicht bekommt, sich wütend seine Ekzeme aufkratzt.

Diesen Vorgang haben ebenfalls zahlreiche Dermatologen, u.a. F. Schröpl (1984), beobachtet und als kleinen Erpressungsversuch eingeschätzt. Sie stellen das aggressive Kratzen dem eher beruhigenden Reiben gegenüber. Viele Leid- respektive Ekzem-geprüfte Mütter, Partner und Ärzte werden bestätigen, einem solch leidenschaftlichen Appell nicht widerstehen zu können; sie tun alles, um die Situation durch Nachgiebigkeit, Eincremen, Zuwendung und Kortison im Sinne der Patienten zu entspannen. Das Kratzen entspricht demnach einem körperlich ausagierten Affekt; es »enthält« Wut, Trotz, Ärger und wahrscheinlich auch Angst, den eigenen Willen nicht durchsetzen zu können oder bestraft zu werden.

Nach Sartre sind Affekte magische Mittel, um die Welt mit ihren schwierigen Anforderungen nach eigenen Wünschen umzuformen. Wie ein Zauberer malt der Bedrängte mit Hilfe der Phantasie dramatisch-katastrophal böse Mütter, frustrierende Partner, ausnutzende Arbeitgeber und sadistische Ärzte in die Welt, die nur unter Zuhilfenahme emotionaler Bewusstseins- und Körperveränderungen bezwungen werden können. Für den Bedrängten ist in den Momenten der Leidenschaft die Welt tatsächlich magisch verändert, denn die Physiologie seines Körpers unterstützt diesen Akt aus Leibeskräften. Dieser imitiert nicht nur Kampf, Flucht und Aufregung, sondern lebt bzw. »leibt« diese »imaginäre« Welt durch einen aufgeputschten Kreislauf, in dem das Blut rauscht, der Blutdruck steigt und die Atmung schneller wird. Das Gegenteil kann aber ebenfalls eintreten und bis zur Ohnmacht, dem Totstellreflex bei Tieren, führen. Zu welcher »ritualisierten Orgie« Juckreiz und Kratzen verleiten kann, hat Greenson (in: Obermayer 1955) minutiös an einem Ekzematiker, den er beobachtete, dargestellt. Ich übersetze frei:

FD 24: Der Patient kann nicht einschlafen. Ohne es zu realisieren, beginnt er an einer Stelle zu reiben, dann an einer anderen, um schließlich zur ersten zurückzukehren. Das Reiben geht in Kratzen unter Zuhilfenahme der Nägel über. Die Haut wird durch das Reiben zuerst blass (negativer Dermographismus[1]), während das Gesicht allmählich von aschfahl in rot übergeht. Das Kratzen verstärkt sich auch an anderen Stellen, die Atemfrequenz steigt und der Patient beginnt zu keuchen. Er gleicht einem wilden Tier im Käfig. Plötzlich stoppt er und erblickt atemlos die angerichteten Schäden. Danach appliziert er eine Salbe und schläft schnell ein. Am nächsten Morgen erwacht er ausgelaugt und fühlt sich schuldig.

Diese Schilderung der Kratzorgie lässt – vielleicht etwas voreilig – Assoziationen zum sexuellen Orgasmus und zur Sucht entstehen. In gewisser Weise bestätigt dies auch die Neurodermitikerin Ruth Zündorf, wenn sie offen von ihrer »Kratzsucht« schreibt, da sie die Kratzanfälle wie ein suchtartiges Geschehen erlebt hat.

Andererseits möchte ich einige Argumente einbringen, die diese Ähnlichkeiten relativieren. Zum einen ist nicht jedes Aufputschen des Organismus dasselbe wie ein Orgasmus, da dieser sich emotional wesentlich verschieden anfühlt. Die Analogie ist u.a. darauf zurückzuführen, dass die Physiologie des Körpers relativ eintönig entweder in Richtung Aktivierung zu Kampf bzw. Flucht reagiert oder sich alternativ auf Passivität (Ohnmacht, Totstellreflex, Lähmung) einstellt.

Auch der naheliegende Zusammenhang mit einer Psychose erfordert eine Differenzierung: Wenn sich Menschen in massiven Orientierungskrisen befinden, kann sich das Denken und Fühlen destabilisieren und desorganisieren. Der Leib-Körper als wesentliche und zentrale Daseinsstruktur wird dadurch »natürlich« ebenfalls in Mitleidenschaft gezogen. Die bei Neurodermitis-Patienten ohnehin labilen körperlichen Funktionen (Immunsystem, Kreislauf, Fettstoffwechsel der Haut) sind in die Orientierungskrisen verstrickt und geraten aus dem Gleichgewicht. Die Folgen bei den Neurodermitis-Patienten sind übermäßige Trockenheit, Wärmestau vor allem in den Beugen und Hautfalten eine Neigung zu allergischen oder Allergie-ähnlichen Empfindlichkeiten.

FD 25: Napoleon, der Neurodermitiker: Der österreichische Internist Anton Neumayr (1995) vertritt die gut begründete These, dass Napoleon (1769–1821) zeitlebens an einer Neurodermitis gelitten hatte. In der Kindheit machte der Juckreiz Napoleon, wie der Biograph Wayne Whipple (in: Neumayr 1995, S. 99) berichtet, »reizbar, nervös, rasend und unbeherrschbar«. Ein Augenzeuge beschrieb, mit welcher emotionalen und brachialen Wucht Napoleon gegen seinen Juckreiz vorging: Das »innere Höllenfeuer« erfasste ihn gerade in den »heftigsten Krisen seiner Laufbahn«, so dass er sich sogar während einer Schlacht unter einer Decke nackt

[1]Das hängt mit der eingangs erwähnten empfindlich-abnormen Gefäßreaktion zusammen.

liegend von seinen Dienern kratzen ließ, »bis Blut zum Vorschein kam«. Die Helfer sollten ihn wie einen Esel striegeln. Das Ekzem trat in unregelmäßigen Abständen während »starken psychischen Belastungen« bis zu seiner Verbannung nach St. Helena auf. Napoleon liebte es, häufig und lange zu baden. Daraus kann der Dermatologe ableiten, dass er, ohne es zu ahnen, die schon bestehende Trockenheit und den Juckreiz verstärkte.

14.3 Neurodermitis eines Erwachsenen (FD 26, Herr N)

Im Folgenden möchte ich anhand einer eigenen Falldarstellung meine diagnostische und praktische Vorgehensweise verdeutlichen:

Als Herr N. zu mir in Behandlung kam, war er 46 Jahre alt. Die Neurodermitis bestand seit Kindheit, war allerdings in der Pubertätszeit und ersten Berufszeit nicht belastend. Erst durch einen Orts- und Berufwechsel, der in den letzten Jahren erfolgte, verschlechterten sich die Symptome wieder derart, dass er Kortison-Präparate benötigte. Herr N. litt an Juckreiz-Kratzanfällen, welche Hautverletzungen und Ekzeme im Gesicht, den Armen und dem Oberkörper zur Folge hatten; weitere Symptome waren Nervosität, Schlafstörungen, Affektausbrüche mit darauf folgenden Schuldgefühlen, Inappetenz, Rückzugstendenzen und Libidoverlust. Herr N. hat zwei Geschwister, die erheblich älter sind (14 resp. 17 Jahre). Er schilderte eine enge Bindung zur Mutter, die er teilweise als streng-kontrollierend, teilweise aber auch gewähren lassend erlebt hatte. Der Vater war weich und nachgiebig. Dem Patienten waren die Herzanfälle der Mutter seit seinem zweiten Lebensjahr lebhaft in Erinnerung. Er reagierte darauf mit Tränen, später mit Trotz. Aufgrund eines Ekzem-Schubes mit sechs Jahren zog er sich vorübergehend sozial zurück. Er hatte gute Schulzensuren und war tüchtig im Sport. Mit 22 Jahren heiratete er. Ehekonflikte eskalierten, weil er sowohl in der Erziehung seiner Kinder als auch in Auseinandersetzungen mit seiner Frau Wutanfälle nicht kontrollieren konnte. Er schwankte zwischen schweigendem Rückzug und Aggressionen. Als Herr N. zu mir in dermatologische und psychotherapeutische Behandlung kam, drohte die Ehefrau mehrmals mit Scheidung.

Interpretation: Die konservative Psychosomatik suchte nach seelischen Ursachen sowohl für den Juckreiz als auch für die Beziehungsproblematik. Dieses dualistische Vorgehen, in dem Psychisches auf Somatisches und ungekehrt einwirkt, kann einige Details plausibel machen, so z.B. die Unruhe und Anspannung, die bei Herrn N. den Juckreiz und das Kratzen gewiss verstärkten. Tiefenpsychologen würden auch einen »Krankheitsgewinn« darin sehen, dass die Aufmerksamkeit sowohl der Mutter als auch seiner Ehefrau durch die Kratzanfälle und die Erkrankung überhaupt sich wieder auf ihn richteten, so dass sich dieser Teufelskreis verfestigte.

Für die Therapie aufschlussreicher sind jedoch die phänomenologisch-anthropologischen Erkenntnisse. In der Symbiose mit der Mutter musste schon das Kleinkind ihre Emotionalität zwischenleiblich mitgeleibt bzw. korrekter: mitverkörpert haben, aus begreiflichen Gründen an seiner somatischen Schwachstelle (Konstitution), d.h. der Haut. Herr N. bezeichnete die Herzanfälle der Mutter als »hysterisch«, da sie von somatisch orientierten Ärzten nicht behandelt werden mussten. Diese Einschätzung meines Patienten verbarg jedoch das eigentliche Drama, das ein Säugling und Kleinkind unausweichlich mit erlitt und mit fühlte: Der emotionale Hintergrund gestaltete sich in Aufruhr, Angst, Panik und Wut, in einem bis zur Therapie unausgesprochenen Gemisch von ohnmächtiger Passivität und aggressiver Aktivität. Abschreckendes von Seiten der Mutter wechselte mit Zuwendung gegenüber ihrem Jüngsten, wobei der Vater sich abseits hielt und damit weniger zur Identifikation beitrug.

Diese Vorgeschichte spiegelte sich bei Herrn N. in mehrfacher Hinsicht: Leiblich stand er in Schwellen- und Krisensituationen derart unter Spannung und Druck, dass diese Zwischenleiblichkeit wieder in ihrer Widersprüchlichkeit erwachte: Der Juckreiz drückt den ständigen Wechsel zwischen Wegstreben und Hingezogensein sinnen- und Sinn-fällig aus: Einerseits möchte der Juckreiz-Geplagte dieses Fremde an sich wegkratzen, andererseits zieht die früh erfahrene Fürsorge das Kind und den Erwachsenen wieder zur Mutter bzw. zur Ehefrau hin. Abhängigkeit und Streben nach Selbständigkeit fanden sich im Wechsel auch bei Herrn N. Offensichtlich wiederholte mein Patient den emotionalen Aufruhr sowohl in seiner Lebensführung, die er unruhig und überaktiv gestaltete, als auch leiblich-körperlich, sichtbar durch Blutgefäßerweiterungen, Hitze und Rötung in den Regionen, wo die Ekzeme und der Juckreiz verstärkt auftraten.

14.3.1 Exemplarisch-individuelle Therapie (FD 26)

FD 26.1: Die Behandlung von Herrn N. gestaltete sich anfangs relativ unkompliziert, da er in mir sowohl mütterlich-fürsorgliche als auch väterlich-bestimmende Anteile annehmen konnte. Im Vordergrund standen seine Ängste und Spannungen, die sich in der Beziehung zu seiner Ehefrau aufgeschaukelt hatten, bis sie sogar mit Trennung drohte. Da sie sich ebenfalls zu psychotherapeutischen Gesprächen bereit erklärte, begann im Gegensatz zur Primärfamilie ein offener Dialog, der dazu führte, dass Herr N. seine ambivalenten Gefühle und Ansprüche gegenüber seine Frau bewusst machen und aufarbeiten konnte. Es stellte sich – hier natürlich verkürzt dargestellt – heraus, dass er die oben angeführte Widersprüchlichkeit zwischen symbiotischer Nähe und Streben nach Unabhängigkeit, die er in der Beziehung zu seiner Mutter verinnerlicht hatte, auch in die Ehe mit eingebracht hatte.

In den ehelichen Auseinandersetzungen spielten die abgespaltenen, d.h. selbst-entfremdeten Gefühle und Erlebnisse von Frau N. eine wichtige Rolle. Wie im Zwischenleiblichen überlagerten sich im Dialog diese Fremdheiten, die bei Herrn N. in Form von Juckreiz-Kratzattacken geleibt wurden und sich bei Frau N. als Affekte (Ärger, Ablehnung, Drohung) äußerten. Bei ihr musste u.a. die problematische Beziehung zum jähzornigen Vater aufgearbeitet werden, was sie als Fremdes von sich abspaltete, in ihren Mann projizierte und an ihm bekämpfte.

Die Kombination von dermatologischer Therapie und Psychotherapie war in einem Zeitraum von etwa zwei Jahren erfolgreich: Herr N. benötigte für die Neurodermitis nur noch Kortison-freie Salben; die Ekzeme traten seltener und symptomärmer während Krisenzeiten auf. Als er sich jedoch aufgrund einer beruflichen Krise – gegen meinen Rat – für 1 1/2 Jahre ins Ausland begab, musste er mehrere Wochen aufgrund einer allergischen Blutgefäß-Entzündung (*Vasculitis allergica*) klinisch behandelt werden. Ein Allergieauslöser wurde nicht gefunden. Leiblich interpretiert, könnte jedoch Folgendes geschehen sein: Herr N. fühlte sich, wie er mir brieflich mitteilte, sehr einsam. Dadurch kam das Fremde in der Fremde noch bedrohlicher als früher auf ihn zu, da er es nicht kommunizieren, ausdrücken und verstehen konnte. Das Abgespaltene und leiblich nicht Integrierte äußerte sich diesmal nicht in Form der Neurodermitis, sondern in einer das ganze Immunsystem beanspruchenden Abwehrreaktion. Worauf sich in dieser Situation die Immunzellen stürzten und das Gefäßsystem mit einbezogen, konnte nicht ausfindig gemacht werden. Leider brach Herr N. kurz danach die Psychotherapie ab, so dass ich diese Zusammenhänge nicht aufarbeiten konnte.

14.4 Schlussfolgerungen für die Therapie der Neurodermitis

Ich beginne mit der Verhaltenstherapie, da sie seit Jahren mit Aufklärung, Entspannungstechniken und Kratz-Stop-Training Erfolge verzeichnet (R. Kaschel 1990). Diese »Schulungen« bei Kindern (Sibylle Scheewe 2006) und Erwachsenen (A. Süß, K. Seikowski und J.C. Simon 2006) lassen einige Kriterien erkennen, die sinnvoll in der Neurodermitis-Behandlung, sowohl in Einzel- als auch in Gruppentherapie, eingesetzt werden können.

- Die Besprechungen innerhalb der Gruppe verringern die Stigmatisierungsgefühle, die viele Erkrankte aufgrund sozialer Isolierung erlitten haben. Sie erfahren von den anderen, welche »Stress-Faktoren« die Neurodermitis verschlechtern. Wie bei Herrn N. (FD 26) handelt es sich um Lebenskrisen persönlicher oder beruflicher Natur, die inkarnierte (= eingefleischte, d.h. leiblich-körperliche) Verhaltens- und Fühlweisen wieder aufleben lassen. Es hängt allerdings von den jeweiligen Leitern ab, ob sie fähig sind, diese Wiederholungszwänge individuell bewusst zu machen, um einen ruhigeren und vernünftigeren Lebensrhythmus einzuleiten, der sich in weniger Aufregung, Spannung und Juckreiz äußert. In einer Einzeltherapie können solche Zusammenhänge noch individueller herausgearbeitet werden, so dass tiefer gehende Gefühls- und Bewusstseinserweiterungen dazu verhelfen Entfremdung aufzuheben, früh eingeübte negative Interaktionsmuster zu verändern und ein i.d.R. vorhandenes Selbstwertdefizit nachhaltig zu reduzieren.

- 25% der Kleinkinder und 2–8% der Jugendlichen leiden an Nahrungsmittel-Unverträglichkeiten (Scheewe 2006). Daher ist es besonders hilfreich, wenn Diät-Fachleute zu diesen Schulungen hinzugezogen werden und praktikable Ernährungsvorschläge machen, die geduldig mit Hilfe der Eltern ausgearbeitet werden können. Aufklärungsarbeit durch Fachleute ist ebenfalls sinnvoll in Bezug auf Salben, Bäder, Hautschutz und Medikamente, wobei heute innerhalb der Kortison-Behandlung sorgfältig differenziert werden sollte, da es inzwischen nebenwirkungsarme Präparate gibt. Seit 2000 werden in der Neurodermitis-Behandlung auch die sog. Calcineurin-Inhibitoren (z.B. Tacrolimus und Pimecrolimus) erfolgreich eingesetzt (Diamant Thaçi, Rebekka Salgo 2007). Sie sind das Resultat intensiver Studien im Bereich der Immunität und Entzündung.

- Zentraler Inhalt aller Therapien ist die Entspannung, die auf vielerlei Arten geübt werden kann. Zum »Stress-Management« gehört auch das Herausarbeiten der individuellen Stärken und Fähigkeiten (»Ressourcen«), damit die seelische Widerstandskraft (»Resilienz«) wächst. »Bewältigungsstrategien« bzw. »Coping« visieren Möglichkeiten an, sich aus Sackgassen der emotionalen, familiären und beruflichen Verstrickungen zu befreien. Aus verständlichen Gründen sind hierbei Einzelgespräche empfehlenswert, da in ihnen z.B. sehr intime Details des Sexuallebens besprochen werden können, die nicht in Gruppengespräche gehören (siehe z.B. meine Kritik an der individualpsychologisch geprägten Großgruppentherapie in 7.2).

- Ein großes Problem jeder Therapie besteht darin, die Erkrankten zu mehr Eigenverantwortung anzuleiten. Verhaltenstherapeuten verzeichnen hier gute Erfolge, weil sie z.B. die Teilnehmer zu Hausaufgaben und Beobachtungsprotokollen heranziehen, die das Gelernte vertiefen, wobei die Eltern von Neurodermitis-Kindern in die Besprechungen mit einbezogen werden. Solche Vorgehensweisen sind selbstverständlich auch mittels anderer Methoden zu verwirklichen.

- Die psychoanalytischen Therapien rekurrieren oft auf Ursachen-Modelle wie »mangelhafte Liebe«, zuviel »Distanz«, »Ambivalenz« und »Abwehr« in den frühesten Phasen des menschlichen Lebens, als Körperkontakt wichtig war. Bei Neurodermitikern ist es gewiss sinnvoll, auf solche Zusammenhänge einzugehen. Jedoch sollten daraus keine spezifischen Kausalitäten bei Hauterkrankungen konstruiert werden, da es sich um allgemein menschliche Probleme handelt. Jede Therapie steht vor der Aufgabe, individuell-biographisch herauszuarbeiten, welche Faktoren zur Erkrankung beitragen, damit nicht ein therapeutisches Schema den Patienten übergestülpt wird. Obwohl die psychoanalytischen Begriffe einem Wandel unterliegen – früher sprach man von verdrängten Trieben, danach von Ich-Störungen und seit H. Kohut (1981) vom fragmentierten Selbst in Objektbeziehungen –, entscheidet sich in der Therapie, ob Ängste, Ich-Schwächen, Selbstwertstörungen, Selbst- und Fremdschädigungen korrigiert werden können.

- Jede sachgerecht durchgeführte psychosomatische Therapie kann Neurodermitis-Patienten helfen. Ich kann natürlich nicht auf alle Möglichkeiten eingehen. Ein Hinweis auf die Thematik »liebevoller Körperkontakt« als Allheilmittel scheint mir jedoch wichtig zu sein. Zärtliche Zuwendung ist zwar fundamental für jeden Menschen. Man kann dies allerdings auch überstrapazieren und in zwei Richtungen überdehnen. Die einen setzen Berührung als physischen Kontakt in die Tat um und verpassen eine echte »Integration von Körpertherapie und Tiefenpsychologie«, wie es Deldon Anne McNeely (1992) vorgeschlagen hat, weil sie die leibliche Dimension nicht einbeziehen. Andere dagegen vereinfachen das Beziehungsmodell derart, dass sie in die Haut alle Objektbeziehungen projizieren, die ein Mensch verinnerlicht hat. Daraus entsteht dann das von Didier Anzieu (1992) so benannte »Haut-Ich«, das wie ein Selbst denkt, fühlt, organisiert, leidet und liebt (siehe »Rezensionen«).

- Die Komplexität des Themas »Neurodermitis« beeinflusst daher auch die Therapie, die möglichst viele Aspekte der menschlichen Existenz einbeziehen sollte. Ich favorisiere deshalb die anthropologisch-integrative Methode (siehe meine Ausführungen zu D. Wyss in »Konzepte für die HPS«), die von den Daseinsstrukturen Raum, Zeit, Leib und Leistung ausgeht und das Augenmerk auf die Verbesserung der Kommunikations-Fähigkeiten in diesen Bereichen richtet. Kommunizieren in diesem erweiterten Sinn (erkunden, entdecken, erschließen, sich auseinandersetzen, binden/lösen) bedeutet nicht nur Erwerb sozialer Kompetenz, um sowohl mit Partner und Familienmitgliedern als auch einem größeren Bekannten- und Freundskreis besser auszukommen (Raum), sondern Aufarbeitung von Biographie/Lebensentwurf (Zeit), Sinnlichkeit und Sexualität (Leib), Kindergarten, Schule und Beruf (Leistung) und der alles umgreifenden und durchdringenden Emotionalität. Wer als Therapeut, unabhängig von jeder Methode, mit dem Patienten Fortschritte erzielt, wird einen freundlicheren und liebevolleren Austausch mit der Umgebung und mit dem eigenen Leib anstoßen, so dass es sich, unter Einschränkungen, die alle betrifft, ruhiger leben lässt; geringere Spannung führt schließlich zu weniger Juckreiz und seltener zu Ekzemen.

15 Zoster, postzosterische Neuralgie, Neurodermitis und Schmerz

»Stimmt es, dass ich sterben muss, wenn sich der Ring schließt?« »Meine Bekannten meinten, ich werde die Schmerzen nach meiner Gürtelrose nicht mehr los, und die einzige Hilfe dagegen sei das Besprechen – sind Sie auch dieser Ansicht?« Von solchen Ängsten, Prophezeiungen und Behandlungen erfahren Dermatologen und Ärzte verschiedener Fachrichtungen, wenn sie den *Zoster*, auch Herpes Zoster genannt, therapieren. Um dieses Krankheitsbild zu konkretisieren, stelle ich im Folgenden zwei Patientinnen vor, die mit einem *Zoster cervikalis rechts* in den Dermatomen C4 und C5 befallen wurden. Dermatom bedeutet Hautbereich und bezieht sich auf die Versorgung durch Nerven, die aus dem Rückenmarksbereich des Halses (cervikal) stammen.

Patientin A (FD 27): Die etwa 65-jährige Frau berichtete, dass sie seit etwa drei Tagen unter Schmerzen im rechten Schulter- und Armbereich leidet und Rötungen an verschiedenen Stellen in diesen Regionen auftraten, in denen sich nun Bläschen in Gruppen angeordnet bildeten. Nach der Besprechung von Ursachen und daran anschließender Behandlung mit einer Schüttelmixtur trockneten die Bläschen innerhalb weniger Tage ein. Die restlichen Krusten lösten sich mit Hilfe einer Salbe problemlos. Währenddessen gingen die Schmerzen von einem konstanten Brennen in ein Stechen über und verschwanden nach etwa zwei Wochen. Dies ist der normale und unkomplizierte Ablauf einer Gürtelrose. Das nächste Beispiel handelt von einer Patientin, welche die eingangs erwähnten Schmerzen *nach* dem Zoster aufwies, was glücklicherweise selten vorkommt.
Patientin B (FD 28.0): Bei der etwa gleichaltrigen Patientin handelte es sich um eine an Neurodermitis Erkrankte, die aufgrund der Ekzeme einige Male zu psychotherapeutischen Sitzungen gekommen war und ebenfalls einen Zoster im cervikalen Bezirk erlitt. Die Gürtelrose heilte mit üblicher lokaler und systemischer (Tabletten-) Behandlung ebenfalls innerhalb von etwa zehn Tagen aus. Danach entwickelte sich aber die soeben erwähnte *postzosterische Neuralgie* – was übersetzt Nervenkrankheit nach dem Zoster bedeutet – mit derart intensiven Schmerzen im befallenen Bereich von Schulter und Arm, dass die Patientin sich sowohl von einem Orthopäden als auch von einem Neurologen zusätzliche Medikamente verschreiben ließ. Darüber hinaus absolvierte sie bei einem Akupunkteur mehrere Sitzungen; doch die »wahnsinnigen Schmerzen« hielten an. Über einige Wochen hinweg nahm die Patientin so große Mengen an betäubenden Schmerzmitteln zu sich, dass sogar die Gefahr einer Sucht heraufbeschworen wurde. Nach etwa sechs Wochen verschwanden die Schmerzen, wie sie sagte, »ganz plötzlich«.

15.1 Zur Entstehung des Zosters

Wie beim Herpes handelt es sich beim Zoster um einen Virusbefall der Nervenschaltstellen (Ganglien), und zwar um den Windpocken-(Varicella-)Virus, der sich nach der ersten harmlos verlaufenden Kinderkrankheit in den eben genannten Orten zur Ruhe setzt. Nervenquetschung und Abwehrschwäche sind wesentliche Auslöser der Virus-Vermehrung, die dann im Bereich dieser lädierten Nerven in die Haut »wandern« und in den dazugehörigen Hautsegmenten einseitig zu den bekannten Hauterscheinungen führen. Der Gedanke liegt nahe, dass es sich bei den Nach-Zoster-Schmerzen um eine Schädigung, also um pathologische Veränderungen an den Nerven, handle, was jedoch durch einschlägige Untersuchungen nicht bestätigt werden konnte.

Ich komme nun auf die eingangs erwähnten Befürchtungen zurück: Glücklicherweise kommt es sehr selten vor, dass sich der Ring schließt, d.h. die Hauterscheinungen sich auf beide Seiten oder sogar über die ganze Haut erstrecken. Dies ist nur bei hochgradig geschwächten Menschen zu erwarten, die z.B. an einer tödlichen Krebserkrankung leiden und deren Immunsystem durch Antikrebsmittel (Zytostatika) unterdrückt ist. Nervenschädigungen durch den Virus werden kaum beobachtet; der Zoster tritt übrigens »normalerweise« nur einmal im Leben auf. Im Beitrag über die *Warzen* habe ich berichtet, welche Rolle die Suggestion beim »Besprechen« spielt.

Für die medikamentöse Einflussnahme stehen heutzutage diverse Präparate zur Verfügung, unter anderem auch ein Impfstoff Z (2007), der bei über 30 000 Patienten dauerhafte Schmerzen um 73% verringern konnte; allerdings sollte dieser Impfstoff erst nach dem 60. Lebensjahr angewandt werden. Mit dieser kombinierten Hilfe gelingt es, die Ausbreitung und Aktivität der Viren erfolgreich zu bekämpfen. Deshalb heilen die Hauterscheinungen in etwa zwei Wochen bei den meisten Patienten problemlos ab. Wie aber kommt es zu den Schmerzen nach der Gürtelrose, die oftmals jeder ärztlichen Behandlung, manchmal jahrelang, trotzen, obwohl an den Nerven nichts Krankhaftes aufzufinden ist? Hier wäre zu überlegen, ob nicht seelische Faktoren maßgeblich an diesem chronischen Schmerzsyndrom beteiligt sind. Darüber kann vor allem die zweite Patientin mit der Neurodermitis Auskunft geben, deren Biographie ich erforscht habe.

15.1.1 Fortsetzung der Fallgeschichte B (FD 28), Zoster und Neurodermitis

FD 28.1: Die Neurodermitis setzte bei der Patientin B schon wenige Monate nach der Geburt ein. Innerhalb der zahlreichen Geschwisterschar galt sie bald als bevorzugtes Kind der Eltern. Einen gewichtigen Anteil daran hatten die Ekzeme, die sie als einzige aufwies. Hinzu kam noch, ebenfalls bereits in früher Schulzeit, ein Asthma, von dem allerdings auch ein jüngeres Geschwister geplagt war. Neurodermitis und Asthma bewirkten, dass sie, ihrer Aussage nach, mehr als die Hälfte ihrer Schulzeit zu Hause und im Krankenhaus verbrachte. Aus diesem Grunde gelang es Frau B auch nicht, die Realschule abzuschließen. Während der ganzen Schulzeit halfen ihr die Mitschüler dabei, das Lernpensum nachzuarbeiten.

Ihre frühesten Kindheitserinnerungen sind von der Neurodermitis geprägt: Sie sieht sich mit Manschetten über den Ellenbeugen an den Armen ans Bett gefesselt, um das Kratzen zu verhindern. Wenn es, wie so oft in den zwar beengten, aber nicht armen häuslichen Verhältnissen, zu Kratzanfällen kam, stellte sie sich in eine dunkle Ecke des Zimmers, damit sie sich vor den Geschwistern nicht zu schämen brauchte, und kratzte so lange, bis der unwiderstehliche Juckreiz in Schmerz überging. Im Zusammenhang mit dem Kratzen berichtet sie auch von einer Kurverschickung, während der sie mit vielen anderen Asthma-Kindern gemeinsam in einem großen Schlafsaal schlief. Die anderen Kinder fühlten sich durch ihr nächtliches Kratzen dermaßen gestört, dass sie sie zum Kratzen aus dem Zimmer wiesen.

Der ein Jahr jüngere Bruder, der unter Asthma litt, galt als ausgesprochen schwierig und aggressiv, während sie nach außen scheinbar angepasst und brav war; sie ging jedem Streit aus dem Weg. Die Neurodermitis und das allergische Asthma hatten zur Folge, dass sie zu Hause von jeglicher Mitarbeit befreit wurde. Alle Hoffnung auf Heilung setzte die Patientin in die künstlich durch Hormoninjektionen herbeigeführte Periode, da einige Ärzte meinten, die Neurodermitis werde damit verschwinden. Doch die Prophezeiung erfüllte sich nicht; die Neurodermitis blieb. Erst als sie sich nach dem 20. Lebensjahr einige Jahre in einer sozialen Arbeit engagierte, die ihr auch Freude bereitete, verschwanden Asthma und Neurodermitis »wie durch ein Wunder«.

Die Patientin heiratete und gab wegen ihrer ersten Schwangerschaft den Beruf auf. Während zweier Schwangerschaften gerieten Neurodermitis und Asthma wieder völlig außer Kontrolle. Nach den Entbindungen mussten hohe Dosen von Kortison in Form von Salben und Tabletten eingesetzt werden, um die Symptome zu lindern. Der Ehemann sorgte sich sehr um seine Frau, und die Krankheiten beruhigten sich wieder. Als ihr Mann unerwartet starb, war die Patientin gezwungen, mit dem ältesten Sohn das Geschäft ihres Mannes zu übernehmen. Ein dreiviertel Jahr vor dem Zoster brachen die Ekzeme an Gesicht, Hals und Armen erneut aus, so dass wieder hochdosiert Antihistaminika und Kortison zur Anwendung kamen.

In dieser Verfassung erschien die Patientin zu den ersten vier psychotherapeutischen Gesprächen, die sich anfangs hauptsächlich auf biographische Daten bezogen. Es gelang ihr in dieser Zeit, die Kortison-Salben auf ein Mindestmaß zu reduzieren und auf die systemische Kortison-Einnahme ganz zu verzichten. Ich kündigte ihr für die nächsten Sitzungen die Interpretation ihres Lebensstils an. Doch dazu kam es nicht; die Patientin sagte den vereinbarten Termin wegen der plötzlich aufgetretenen Gürtelrose ab. Etwa sechs Wochen später meldete sie sich wieder, und ich erfuhr, wie es dazu gekommen war, und wie die Gürtelrose ablief. Darüber habe ich schon eingangs berichtet.

15.1.2 Anmerkungen zur Lebensstilanalyse (FD 28.2)

Im Folgenden analysiere ich mehrere Aspekte des Lebensstils der Patientin auf eine Weise, wie ich es noch vor einigen Jahren im Sinne der individualpsychologisch orientierten Gruppentherapie gewohnt war. Danach werde ich jeweils Korrekturen anbringen und Details ergänzen, um abschließend die Psychosomatik der *postzosterischen Neuralgie* zu vertiefen. Da es sich um dieselbe Patientin handelt, sollten die erhobenen psycho-sozialen und charakterologischen Befunde sowohl für die Neurodermitis- als auch für die Schmerz-Analyse Aussagekraft besitzen.

Verwöhnung: Die malträtierte Haut und das Asthma bewirkten, dass die Patientin jeweils von Haushalt, anstrengenden Tätigkeiten und Sport freigestellt wurde, da sie Belastungen aller Art meiden sollte. Wegen der Krankheiten musste sie oft zu Ärzten und ins Krankenhaus, was zahlreiche Fehlzeiten in Schule und Ausbildung zur Folge hatte. So gelang es ihr nicht, die Realschule zu beenden oder einen Beruf zu erlernen. Stärkste Schübe ihrer Neurodermitis und des Asthmas erlitt sie während der Schwangerschaften, in Zeiten also, in denen die kommenden Erziehungsaufgaben ihre Schatten vorauswarfen. Eine weitere Verschlechterung ihres Hautzustandes erlebte die Patientin, als ihr jüngster Sohn aus dem Hause ging. Verwöhnung macht ängstlich und untüchtig – so lautet die Diagnose des Individualpsychologen –, und verleitet deshalb in Krisensituationen zur Flucht in Krankheiten.

Kritik an der Individualpsychologie: An dieser Stelle möchte ich die Kritik an den individualpsychologischen Interpretationen (siehe »Grundlagen der HPS«) vertiefen: Die Diagnosen »verwöhnt, ängstlich und untüchtig« wie auch »Flucht« in die Krankheit sind übermäßig moralistisch und aus einer Überlegenheitsposition gestellt. Es klingt dann so, als würden es, Adler'scher finalistischer Deutung gemäß, die kranken »Neurotiker« nur darauf anlegen, alle möglichen Erleichterungen des Lebens anzustreben und auszunutzen. In Wirklichkeit stecken kranke Kinder wie Erwachsene in schmerzhaften Orientierungs- und Leistungskrisen, die man nicht grob vereinfachend auf die Ursache Verwöhnung zurückführen darf. Konkret bedeutet dies bei der Patientin B, dass die sozialen und familiären Verhältnisse kaum andere Möglichkeiten der Bewältigung zuließen und somit auch die Diagnose »Verwöhnung« zu hart und mitleidlos als abwertendes Etikett sowohl den Eltern als auch dem Kind aufgeklebt wird.

Ohnmacht und Macht: Wer seine Fähigkeiten und Möglichkeiten nicht im Ringen mit den Widerständen des Lebens ausprobieren und kennen lernen kann, verfällt Schwäche- und Ohnmachtsgefühlen. Dagegen wehrt sich der Mensch mit all seinen Kräften, versucht sie zu kompensieren oder ihnen zu entfliehen. Die soeben genannten psychosozialen Voraussetzungen der Patientin verhinderten jedoch echte Leistung; deshalb richtete sich ihr Blick auf »Macht«-Bereiche, die nicht ohne weiteres als solche erkennbar sind und daher der folgenden Analyse bedürfen. Bereits im Familienverband nahm die Patientin eine Sonderrolle ein. Dazu benötigte sie keine Herrscherallüren; Krankheiten an sich sind schon ein wirksamer Appell an die anderen, sich ihr zu unterziehen und ihr zu Willen zu sein. Auch in der Gürtelrosen-Phase manifestierte sich dieses Hilflosigkeits-Macht-Schema in mehrfacher Hinsicht: Sie bewies den an der Therapie beteiligten Ärzten, dass alle an sich außerordentlich wirksamen Mittel, z.B. Aciclovir und Schmerzmittel, nichts auszurichten vermochten. Darüber hinaus depotenzierte sie – psychopathologisch ausgedrückt – nicht nur die Schulmedizin, sondern auch die Akupunktur, deren Wirkung sie ebenfalls für Null und nichtig erklärte. Wie sie anschließend mit verhaltenem Triumph erzählte, half sie sich selbst, indem sie eines Tages alle Medikamente absetzte und die Schmerzen zum Verschwinden brachte.

Während der Krankheitsphasen der Neurodermitis und des Zosters erreichte die Patientin ihre unbewussten Ziele und kassierte ihren sog. Krankheitsgewinn: Die Söhne kümmerten sich verstärkt um sie, kauften ein und halfen ihr nach Kräften. Sie betonte mehrmals, wie ihr alle, auch die Ärzte, rieten, aus dem Geschäft auszusteigen, damit sie sich pflegen könne. Diesen

Ratschlägen folgte sie bereitwillig. Nach dem Auftreten der Gürtelrose gab sie mir zu verstehen, dass sie keine Aufdeckung ihres Lebensstils wünsche; sie käme doch so ganz gut zurecht und könne wahrscheinlich nichts mehr verändern. Selbstverständlich akzeptierte ich diesen Wunsch.

Fortsetzung der Kritik: Auch hier schlägt die individualpsychologische Interpretation allzu heftig und moralistisch auf »den« Neurotiker, d.h. auf alle, außer dem Therapeuten, ein, denn die zurecht diagnostizierte Kompensation bedeutet nicht immer »Macht«, »Überlegenheit« und »Herrscherallüren«, sondern enthält darüber hinaus den Appell an Fürsorge, Anteilnahme und Verständnis, der möglicherweise vor der Krankheit in der Umgebung gefehlt hatte. Das wird auch deutlich beim sog. »Krankheitsgewinn«, der eine Bewältigung der Krise anzeigte, die der Patientin genügte. Die Worte »unbewusste Ziele« enthalten ebenfalls zu viel Misstrauen gegenüber den Leidenden. Das gilt gleichermaßen für die folgende »Jesus-Strategie«, die zwar mögliche Anteile von Krankheit benennt, sie aber zu Unrecht zur absoluten Wahrheit erhebt.

Die eben beschriebenen »Erfolge« der Patientin hat ein bekannter amerikanischer Psychiater, Jay Haley, *Die Jesus-Strategie* (1990) genannt. Wer sich wie Jesus nicht wehrt, sondern sogar noch in tiefstem Leid »die andere Backe« (Matthäus 5/38) hinhält, den wagt man nicht hart oder bestimmt anzufassen. Denn unsere Kultur vermittelt(e) – heute vielleicht seltener –, dass man hilflose, ängstliche, weinende und kleine Wesen nicht attackiert.

Hatte die Patientin also geschwindelt? Waren die Schmerzen nur simuliert? Ich dürfte dies allenfalls dann bejahen, wenn die Patientin sämtliche Behandlungen abgelehnt und nur eine »Show« abgezogen hätte. Aber wie so oft in der Psychosomatik ist der Sachverhalt komplizierter, und ich muss mich vorerst mit dem Hinweis auf Begriffe wie verdrängte bzw. unbewusste Motive sowie den bereits erwähnten Krankheitsgewinn begnügen, da ich bei der Patientin keine individuelle Differenzierung in einer Psychotherapie vornehmen konnte. Im Folgenden werde ich dem Problem des *Schmerzes* jedoch auf anderen Wegen noch intensiver nachgehen, da er einen großen Raum in der Behandlung zahlreicher Krankheiten und Abhängigkeiten einnimmt.

15.2 Was ist Schmerz?

Wenn man die Flut der Medikamente gegen Schmerzen (Analgetika) und die Forschungsergebnisse über schmerzleitende Nervenfasern betrachtet, macht es den Anschein, als wären damit alle Probleme gelöst. Denn die vorherrschende Theorie lautet: Ein störender Reiz initiiert eine biochemische und nervöse Reaktion, die im Gehirn in die Empfindung Schmerz verwandelt wird. Jedoch kommt man bei der Neurodermitis-Zoster-Patientin, um ein Beispiel unter vielen herauszugreifen, ins Grübeln darüber, was denn nun eigentlich die Schmerzen verursacht hat, wo doch die Nerven nicht mehr geschädigt waren?

Ein namhafter Forscher auf diesem Gebiet, der Physiologe, Zoologe und Phänomenologe F.J.J. Buytendijk, beklagte schon 1943, als er sein Buch *Über den Schmerz* (1948) veröffentlichte, dass die moderne Wissenschaft diesen Fragen offensichtlich ausweicht, weil der moderne Mensch den Schmerz nur als ein Übel ansieht, das man radikal bekämpfen muss (S. 13). Seiner Meinung nach ist der Schmerz nicht nur eine körperliche Nervenreaktion, die den Organismus vor Schädigungen schützen soll, sondern er charakterisiert und prägt menschliches Existieren in vielfacher Hinsicht. Das Schmerzerleben geht über einen bloß physikalisch-chemisch-nervösen Reflex, wie ihn auch Tiere haben, weit hinaus. Zahlreiche Untersuchungen bestätigen, dass Menschen auf körperliche Beschädigungen ganz unterschiedlich reagieren; der eine übersteht eine Zahnbehandlung ohne Betäubung und Klagen, während andere eine Spritze benötigen. Menschen im Kampf und in Ekstase verspüren keinen Schmerz; aber ein ängstliches Kind schreit schon auf, wenn die Haut kaum berührt wird.

15.2.1 Schmerz als Erfahrung des Selbst

Frau B (FD 28) hatte während und einige Zeit nach dem Zoster gewiss Schmerzen. Der Neurophysiologe Henry Head fand in Experimenten heraus, dass nach einer Nervenschädigung als erstes der Schmerzsinn noch vor dem Tastsinn zurückkehrt. Dies äußert sich z.B. nach einer Nervenquetschung im Halsbereich – dem sogenannten HWS-Syndrom, das bei Frau B ebenfalls dem Zoster vorausging – als übermäßige Schmerzempfindlichkeit, wie die Patientin dies nach der Gürtelrose beschrieb. Aber, und das ist das Problem: Trotz wiederhergestellter Nervenfunktion und Verschwinden des HWS-Syndroms dauerten bei ihr die Schmerzen an.

Schmerz, so drückt es Victor Emil von Gebsattel (1954) aus, führt zu einem Riss im Menschen, zu einer »Entzweiung von Ich und Leib«; wir erfahren uns selbst als »mir« dem schmerzenden Körper – der Hand, dem Kopf usw. – gegenüber (Bujtendijk, S. 25). Schmerz konfrontiert uns also mit dem eigenen Selbst und lässt uns mehr oder weniger bewusst die gegenwärtige Situation erleiden, was dem seelischen Pendant des Körperschmerzes entspricht und von manchen Autoren als Schmerzempfindung bzw. Schmerzgefühl beschrieben wird. Eine ähnliche Ansicht vertritt auch der Kieler Phänomenologe und Philosoph Hermann Schmitz (1965), der mit Angst und Schmerz diejenigen Grunderfahrungen des Menschen benennt, die allen Menschen das Dasein zu Bewusstsein bringen (siehe »Konzepte für die HPS«).

Frau B erlebte das Ganze als so furchtbar, dass sie alles unternahm, um diesem Leiden mit zusätzlichen Arztbesuchen, Akupunktur und Analgetika in hohen Dosen ein Ende zu bereiten. Sie bestätigte die These, dass der Mensch dem Schmerz kaum entkommen kann; deshalb windet er sich, versucht sich mit Aktivität dagegen zu wehren, schreit dagegen an oder stöhnt vor Beklemmung. Am deutlichsten sind diese Vorgänge beim Kind zu erkennen, das noch nicht gelernt hat, mit Schmerz umzugehen. Der Verlauf bei Frau B ließ jedoch die Vermutung zu, dass sie nur zu einem geringen Anteil auf die Nervenschmerz-Empfindung reagiert hatte. Möglicherweise litt sie noch intensiver unter der sie bedrückenden Situation von Ohnmacht, Angst und Abhängigkeit; wie im Falle der Neurodermitis erlebte sie Krankheit als eine fremde Macht, die ihr sonst wohlbehütetes Leben bedrohte.

Es ist aber gerade diese Situation der Gegenüberstellung von Selbst und Leib-Körper, die den Menschen auch dazu befähigt, Stellung zu beziehen, d.h. eine eigene Einstellung zu seinen Existenzmöglichkeiten zu gewinnen. Helmuth Plessner (1975, S. 288f) nannte dies die »Positionalität der exzentrischen Form«, in der sich der Mensch außerhalb (exzentrisch) seines zentralen Körpers sieht, empfindet, fühlt oder denkt. Diese Distanzierung ist ebenso Voraussetzung für personale geistige Entwicklung. Darauf werde ich später noch einmal zurückkommen.

15.2.2 Schmerzkrankheit, Affekte und Handlungsersatz

In allen menschlichen Problemen, Krisen und Komplikationen spielen die Affekte eine zentrale Rolle, so auch bei den psychosomatischen Erkrankungen. Es handelt sich bei diesen Emotionen um »Wallungen bzw. heftige Gemütsbewegungen« (Hehlmann 1974, S. 5). Man unterscheidet hemmend-»depressorische« (Angst, Entsetzen, Schrecken) von »erregenden« Affekten wie Wut, Zorn, Begierde oder Hass. Insbesondere die Stress-Forschung hat den Zusammenhang zwischen diesen Emotionen und den vegetativen Erscheinungen nachgewiesen: Ein wutentbrannter Mensch z.B. platzt fast, wenn ihm durch den hohen Blutdruck das Blut ins Gesicht schießt und er seine Fäuste gegen alles donnern lassen möchte bzw. dies auch in die Tat umsetzt. Bei Angst tritt das Gegenteil ein; durch Hemmung und Lähmung von Kreislauf und Bewegungsapparat sinkt der Betroffene in sich zusammen. Ich habe beim Beitrag über den Juckreiz bereits darauf hingewiesen, dass hauptsächlich erregende Affekte wie Wut, Ärger und Hass Empfindlichkeit und Gereiztheit fördern, was sich auf die Bewegung des Kratzens überträgt.

Man könnte es auch anders formulieren: Anstatt draußen im Leben zu handeln, lässt man seine Wut an der Haut aus. Viktor von Weizsäcker (1949, S. 128) formulierte diesen Sachverhalt in folgender Hypothese: Schmerz trete »stellvertretend« auf, wenn eine Handlung unterbleibe, nicht ausgeführt werden könne oder aus neurotischen Gründen nicht gewollt werde. Nach einem verheilten Beinbruch z.B. sollte die Extremität die Funktion des Gehens wieder übernehmen, tut es aber nicht, da der Patient durch individuelle Hemmungen, Ängste und Konflikte daran gehindert wird; statt dessen schmerzt das Bein.

FD 28.3: Der **Patientin B** wäre es nach der Gürtelrose möglich gewesen, ihren Sohn im Geschäft zu unterstützen und die psychosomatischen Zusammenhänge der Neurodermitis mit mir zu erörtern. Wie sie aber später zugab, fühlte sie sich nach dem Tod ihres Mannes zu inkompetent für die Fortführung seines Geschäftes. Folgerichtig widerstrebte ihr diese Tätigkeit. Schon bei den Neurodermitis-Schüben bewog sie Ärzte und Bekannte, ihr Schonung nahe zu legen, und als der Zoster auftrat, riet man ihr, überhaupt nicht mehr zu arbeiten. Zufrieden berichtete sie mir, wie das Geschäft ohne sie ausgezeichnet lief, und ihr Sohn bei den Kunden bestens ankam. Auf diese Weise entlastete sie, zumindest teilweise, ihr Gewissen. Als der Sohn sie in ihrer Rückzugshaltung bestärkte, waren die Schmerzen, individualpsychologisch gedeutet, überflüssig geworden. Große Erleichterung äußerte sie auch mir gegenüber, als ich darauf hinwies, dass die Sitzungen nicht bezweckten, ihr Leben zu analysieren, sondern nur den Sinn hatten, ihr in Krisensituationen beizustehen.

Ein weiteres »Nicht-Können-Wollen« (Weizsäcker) war in Bezug auf ihren jüngsten Sohn festzustellen, den sie nur schwer von zu Hause ausziehen sah. Zwar erzählte sie mir anfangs unter Tränen vom Wegzug und der Distanzierung ihres Jüngsten, wollte oder konnte aber bei meiner später erfolgten Interpretation diese Konflikte als solche nicht mehr zugeben. Neurodermitis und Zoster-Schmerz drückten also körpersprachlich den Hilfeschrei nach ihrem Sohn aus, der ihn auch vernahm und sie, wie bereits erwähnt, wieder tatkräftig unterstützte.

Ich habe in »Grundlagen der HPS« darauf hingewiesen, dass Viktor von Weizsäcker, ähnlich wie Alfred Adler, dem »Neurotiker« zu viel selbstverschuldetes Nicht-Wollen unterstellt. Es wäre angemessener und gerechter, unauflösbare und gegensätzliche Konflikte zu berücksichtigen, die sich zeitweilig ebenfalls bei Frau B, wie bei allen Menschen, einstellen: Einerseits litt sie darunter, dass der Jüngste von ihr wegziehen wollte, andererseits verstand sie seine Freiheitsbestrebungen. Er sollte bleiben und doch wegziehen; ein Widerspruch in sich. Solche Antagonismen gehören jedoch zur Komplexität unserer Existenz und damit gleichfalls zur psychosomatischen Interpretation.

15.2.3 Stress, Affekte, Kontrakturen, Migräne, Ischias, HWS- und LWS-Syndrome

Mithilfe des Stress-Konzeptes ist ebenfalls vorstellbar, wie eine angespannte Muskulatur in der Erschöpfungsphase des AAS[1] starr in Kontrakturen (Zusammenziehungen) stecken bleiben könnte. Solche Vorgänge bleiben denjenigen in schmerzhafter Erinnerung, die an sog. »Wirbelsäulen«-Erkrankungen wie Ischias, HWS- und LWS-Syndromen gelitten haben. Eine sorgfältige Diagnostik deckt in solchen Fällen oft »Trigger«-Punkte auf, die auf chronisch kontrahierte Muskeln verweisen. Ähnliches ist an den Blutgefäßen denkbar, die sich bei einem Migräneanfall stundenlang nicht entspannen. Wut, Racheimpulse und Hass versetzen den Körper in Kampfbereitschaft, ohne dass eine reale Handlung erfolgt; der Kampf bleibt also im Körper gleichsam stecken und erschöpft allmählich seine somatischen Werkzeuge, die schmerzhafte Symptome präsentieren.

[1]AAS: Alarm-Adaptations-Syndrom, siehe »Grundlagen der HPS«.

15.3 Schmerz und Sucht: Der Arzt Poljakow (Michail Bulgakow)

Über das bisher Gesagte hinaus ist bei Frau B ansatzweise ein anderes Problem zu beobachten, welches in unserer Zeit außerordentlich verbreitet ist, nämlich die Sucht-Krankheit. Bei chronisch schmerzkranken Menschen liegt dies nahe, ist doch das unkontrollierte und ungehemmte Einnehmen abhängig machender Schmerzmittel ein möglicher Hinweis auf einen Suchtcharakter.

Um den Zusammenhang zwischen Schmerz und Sucht zu verdeutlichen, verweise ich auf den russischen Autor Michail Bulgakow, der als Arzt und Schriftsteller in den *Aufzeichnungen eines jungen Arztes* (1981) im Tagebuch *Morphium* den tragischen Verlauf eines morphiumabhängigen Arztes namens Poljakow beschreibt, in dessen Person auch Bulgakows eigene Sucht- und Krankenhauserfahrung einfließen. Bulgakow wurde nach der Machtübernahme der Kommunisten als frischgebackener Arzt in ein abgelegenes Provinzkrankenhaus verschlagen. Dort musste er neben alltäglichen Behandlungen auch Beine amputieren, Abszesse öffnen und Entbindungen vornehmen – und dies alles ohne ausreichende Ausbildung und Praxis. Man kann sich unschwer ausmalen, dass ihn dies gewaltig überforderte.

FD 29: Kurze Inhaltsangabe: Im Tagebuch schildert der junge Arzt Poljakow-Bulgakow, wie er wegen starker Magenkrämpfe von einer Krankenschwester Morphium gespritzt bekommt. Die Diagnose ist ungewiss; vielleicht handelte es sich dabei um eine Gastritis, vielleicht um ein Magengeschwür. Allerdings könnten es auch, wie bei vielen anderen Schmerzkrankheiten, Krämpfe, Reizungen usw. ohne fassbare körperliche Veränderungen gewesen sein. Die Arbeitsbelastung im Krankenhaus ist unmenschlich. Darüber hinaus leidet Poljakow Höllenqualen, wenn er vor einem ihm unbekannten Eingriff schnell noch im Lehrbuch nachsehen muss. Schweißüberströmt schrammt er an Katastrophen vorbei und hastet von Patient zu Patient. Der Erzähler schildert die Horrorvisionen, Halluzinationen, Albträume und Belastungen so lebensnah, dass die Leser anfangen, mit dem Arzt zu leiden. Er lebt in permanenter Angst und Anspannung.

Zusätzlich trauert der Protagonist der Beziehung zu einer Opernsängerin nach, die ihn wegen eines anderen verlassen hatte. Die Kränkung schmerzt ihn zutiefst und löst Selbstzweifel und Selbsthass, aber auch Hass auf die »große Liebe« aus. Selbst die liebevolle Begegnung und die Hingabe einer Krankenschwester dieses Krankenhauses bringen ihn nicht von seinem Eifersuchtswahn und den Wut-Affekten ab.

Das Tagebuch des Arztes beginnt mit der Aussage, dass er lieber einsam bleiben und keinen Menschen sehen möchte. Darauf folgen Hasstiraden auf die treulose Geliebte, die er am liebsten umbringen würde. Sinnlosigkeit und Hoffnungslosigkeit beherrschen ihn. Er leidet unter den ersten Magenkrämpfen so sehr, dass er sogleich nach einer Injektion Morphium verlangt. Danach verschwinden die Schmerzen, und der Arzt schläft ein. Aus Furcht vor neuen Attacken beginnt er, sich selbst das Opiat[2] zu injizieren, muss aber die Dosis stetig erhöhen, um die erwünschten Wirkungen zu erzielen. Die Effekte des Mittels sind vielgestaltig, nicht nur schmerzlindernd: Er beschreibt, wie sein Verlangen nach dem Betäubungsmittel wächst, weil alle unangenehmen Empfindungen, also auch die Schmerzen, aufhören, und er klar denken und gut arbeiten kann.

Seine Geliebte Anna, die um die Suchtgefahr des Morphiums weiß, versucht er mit seinem angeblich starken Willen zu beruhigen, jedoch vergebens, wie der Ablauf zeigt. Entzückt notiert er in seinem Tagebuch anfangs schöne Träume und Halluzinationen; er genießt sie neben seiner aufreibenden alltäglichen Arbeit. Aber auch Selbstzweifel und Angst vor der ihm bekannten Sucht steigen hoch, und so benötigt er noch mehr Betäubungsmittel zu ihrer Beruhigung. Der Organismus leidet und giert nach dem Aufputschmittel, denn ohne Morphium setzen Entsetzen, Finsternis, Schmerzen und Angst von neuem ein. Stets höhere Dosen des Mittels sind erforderlich, um den Zustand von »Ruhe, Begeisterung und Glückseligkeit«, die Euphorie, herzustellen. Kurzfristig empfindet er Schönheit, Klangfülle und Aufschwung. Dann erfolgt jedoch wieder der Einbruch. Seit einem halben Jahr sieht er nur seine Kranken – und die »kümmern sich nicht um mich« (S. 102).

Unaufhaltsam schreitet der Zerfall voran; Unruhe, Erregung, Schwermut, Reizbarkeit, Gedächtnisschwund und Angsthalluzinationen begleiten jeden Versuch der Dosisverringerung. Ein Entziehungsversuch misslingt, und er flüchtet in die Einsamkeit. Scham über seine Schwäche, Diebstähle zum Beschaffen des Morphiums und Trotz vernichten ihn vollends. Zwischendurch versucht er, sich selbst Trost zu spenden, indem er dem

[2] Morphium ist der Wirkstoff aus dem Opium; deshalb werden diese Medikamente auch Opiate genannt.

Morphinisten die Fähigkeit zuschreibt, ganz einsam leben zu können. Innerhalb eines Jahres ruiniert der Arzt seine Gesundheit. Er wünscht auch keine Heilung mehr. Trotzig schreibt er in sein Tagebuch: »Leben? Lächerlich.« Bevor er sich umbringt, beschließt er seine Aufzeichnungen mit den Worten, dass ihn alles nichts angehe, er nichts benötige, niemandem etwas schuldig sei. Schließlich habe er nur sich selbst zugrunde gerichtet – »und Anna« (S. 114).

15.3.1 Interpretation (FD 29)

Vor der Interpretation dieser Erzählung möchte ich darauf hinweisen, dass die modernen Analgetika nicht mehr so schnell und gravierend wie das Morphium die Abhängigkeit fördern. Jedoch beweisen die erschreckend hohen Zahlen der Schmerzmittel-Abhängigen zur Genüge, dass süchtiges Verhalten zunimmt.

Der Arzt Poljakow lebt in mehreren Lebensirrtümern und Selbsttäuschungen. Er hält sich z.B. für berechtigt, nach dem Verlassenwerden durch seine untreue Geliebte zu wüten, das Schicksal anzuklagen und die Welt durch seinen Rückzug zu bestrafen. Er handelt so, als ob er einen Besitzanspruch auf diese Frau gehabt hätte – dieser Irrtum ist oft ein treibendes Motiv der Eifersucht. Gewiss, der Verlust schmerzt ihn, aber sollte er sich da nicht mit seinen Mitmenschen solidarisieren, die ebenfalls an diesem Leben leiden? Der Mangel an (Mit-)Gefühl äußert sich auch in fehlender Dankbarkeit: Der Arzt wird an seiner Wirkstätte aufopferungsvoll von seiner neuen Geliebten Anna und dem Personal unterstützt und erfährt Anerkennung durch die Patienten, die ja ebenfalls oft mit Schmerzen zu ihm kommen. Aus den wenigen biographischen Daten, die der Dichter uns liefert, können wir die egozentrisch-narzisstische Haltung Poljakows ableiten. Der übermäßig um sich kreisende Mensch erträgt Schmerz, Verlust, Niederlagen, d.h. Frustrationen, noch schlechter als andere in einer vergleichbaren Situation, wird zum Hasser und sucht allzu schnell nach Erleichterung in Form von Tabletten oder Spritzen.

Die Reaktion auf die misslungene Liebesbeziehung ist ebenfalls kennzeichnend für seinen Entwicklungsstand. Anstatt über die alte Beziehung nachzudenken, um herauszufinden, welche Wünsche und Bedürfnisse auf beiden Seiten unzureichend erfüllt worden waren, zahlt er es »dem Leben« heim, indem er es in und mit sich zerstört. Selbst wenn sich herausgestellt hätte, dass diese Partnerschaft die praktisch immer auftretenden »Missverhältnisse der Liebesbeziehung« (D. Wyss 1981, S. 98f) nicht aufheben konnte, wäre die Möglichkeit vorhanden gewesen, eine neue und bessere Beziehung aufzubauen. Die letzten Worte, er sei niemandem etwas schuldig sei und er hätte »nur« sich selbst und die Geliebte vernichtet, entpuppen sich als Rechtfertigungsversuch gegenüber dem schlechten Gewissen, sich nicht als mit dem Leben ringender und liebender Mensch bewährt zu haben.

Der Selbstmord steht am Ende einer Reihe ungenügend entwickelter Fähigkeiten in zahlreichen Daseinsstrukturen: Im aktuellen Lebens-Raum scheitert er in seinen Orientierungskrisen nicht nur in der Beziehung zu seiner ehemaligen, sondern auch zur aktuellen Liebe und der möglichen Solidarisierung mit Bekannten und Patienten, von denen er sich in die Isolierung durch Kommunikations-Abbruch zurückzog. Wenn er sein Leben durch Auseinandersetzung mit der Vergangenheit und Gegenwart »gezeitigt« hätte, wäre ihm klar geworden, dass er seinen Verpflichtungen gegenüber Anna und seinen Patienten nicht nachgekommen war. Sein Leben verantwortete er ebenfalls zu wenig: Indem er sein Leben auslöschte, vernichtete er die Möglichkeiten, die ihm als Arzt künftig noch offen gestanden hätten.

15.3.2 Psycho-Physiologisches

Der junge Arzt Poljakow/Bulgakow ist, wenn wir sein Alter, die Anforderungen im Provinzkrankenhaus und die Trennung einbeziehen, vom Leben real in die Enge getrieben. Die Last der

Verantwortung drückt ihn wortwörtlich nieder, sowohl in einer Depression – worin »nieder« und »drücken« enthalten ist – als auch leiblich-körperlich. Gegen die Bedrückung und die Angst, die ihm den Schweiß aus den Poren treibt, versucht er sich durch Leistung zu retten, was ihm vor der süchtigen Phase noch relativ gut gelingt. Unglücklicherweise fügt er aber diesen »Engungen« noch Wut, Hass und Eifersucht gegenüber seiner Ex-Geliebten hinzu, so dass sich sein Zustand weiter verschlechtert. Die Enge manifestiert sich phänomenologisch in Angst und Schmerz (H. Schmitz 2007), wobei die Angst beim Arzt dissoziiert und verdrängt im Körperlichen auftaucht. Seine Symptome könnten deshalb physiologisch erklärt werden (siehe 15.2.3), denn Angst und Schmerz erscheinen »somatisiert«, d.h. meinem Konzept entsprechend ver-*körpert*, in Kontrakturen, die sich sowohl in Muskeln als auch in Blutgefäßen manifestieren können. Der Arzt beklagte sich anfangs über unerträgliche Magenkrämpfe, die möglicherweise ebenfalls als »leibliche Regungen« mit muskulären, vaskulären oder nervalen Strukturen zusammenhängen. Ich möchte diesen Interpretationen jedoch nicht zuviel Gewicht beimessen, da sie eine wissenschaftlich nicht haltbare eindeutige Trennung zwischen Körperlichem und Seelischen unterstellen.

15.4 Schmerzempfindung und Geist

Der bekannte Naturforscher William J. Long (1959) vertritt in seinem Aufsatz *Empfinden Tiere Schmerzen?* die Auffassung, dass Tiere keine Schmerzen empfinden würden und bringt dazu ein Beispiel, das nicht nur schmunzeln, sondern auch nachdenken lässt: Eine alte Dame verwöhnte ihre Bulldogge so sehr, bis sie »fett, faul und krank« wurde; der Hund begann in ihrer Anwesenheit zu »stöhnen und zu wimmern«, so dass »der rheumatische alte Schwindler« von Krankheiten und Schmerzen geplagt schien. Daraufhin erhielt er Tabletten oder »eine Salbe ins Ohr geschmiert«. Außer Haus, ohne seine Pflegerin, tollte er umher, jagte die Katze und war doggengesund.

Longs These widerspricht der alltäglichen Beobachtung und Erfahrung, denn Tiere können sehr wohl Schmerzen erleiden. Mit seiner Hundegeschichte bestätigt er nur das Phänomen, dass auch Tiere in ihrem artgemäßen Handeln keine Rücksicht auf Schmerzen nehmen; sie reagieren ihren Instinkten gemäß und sind über körperliche Schmerzen hinweg mit »Leib und Seele« beim Jagen. Das Spiel mit der alten Dame wurde irgendwann einmal eingeübt und ist daher einem Dressurakt vergleichbar. Long denkt anthropomorph und dualistisch und glaubt, Tiere besäßen ebenfalls Geist, den sie »exzentrisch« auf den Körper richten könnten, was aber sehr fraglich ist. Sie reagieren zwar emotional affektiv, da sie es für ihr Überleben benötigen, ihre Gefühle sind aber einfacher strukturiert und körpernäher als bei uns Menschen. Ihr Leib kann sich relativ wenig »geistig« öffnen und entfalten (siehe »Säuglingsekzem – Gefühl, Geist und Leib«).

Um noch einmal an die »exzentrische Positionalität« (H. Plessner) anzuknüpfen: Die Fähigkeit, sich selbst außerhalb des Körpers zu befinden, den eigenen Körper objektiv zu betrachten und sein »Innenleben« mehr oder weniger bewusst erleben zu können, hängt mit der »geistigen« Dimension zusammen, die beim Menschen umfänglicher und entwicklungsfähiger als beim Tier ist. Diese Schlussfolgerung leitet sich daraus ab, dass Sprache und Kultur von geistigen Fähigkeiten abhängig sind, die den Menschen befähigen, zusätzliche »Welten« aufzubauen, die über das Natürliche weit hinausreichen (allerdings muss man fast im selben Atemzug die Fähigkeit des Menschen ins Auge fassen, wie er alles auch vernichten kann).

15.5 Kommunikation und psychosomatische Therapie

Ich möchte nun zum Ausgangspunkt, dem Schmerz und dessen psychosomatischer Therapie, zurückkehren. Im Übergang von den Affekten zu den Gefühlen taucht das Geistige als Möglichkeit auf, mehr als die Welt der fundamentalen, »primitiven« Selbsterhaltung, Selbstverteidigung und damit Lebensrettung in Kampf und Flucht zu erschließen. Es handelt sich dabei auch um eine erweiterte Kommunikation, die vom therapeutischen Zwiegespräch zu größeren, umfassenderen und reichhaltigeren »Welten« führen soll, damit im Austausch mehr an Lebenskraft gewonnen werden kann. In der einfachsten Kommunikation geht es um Aufnahme von lebensrettenden Stoffen, die wir materiell für den Aufbau unseres Organismus benötigen, und Abgabe-Ausscheidung von giftigen Abfallstoffen. In den Affekten »fühlt« sich der Betroffene ebenfalls bedroht, allerdings bereits innerlich seelisch überformt, so dass Individuelles eine wesentliche Rolle spielt.

FD 28.4: Patientin B war durch ihre Neurodermitis-Erkrankung von Kindheit an mit Angst, Juckreiz-Schmerz und damit körperlich-seelischer Bedrohung vertraut. Sie stellte sich affektiv auf Flucht und Rückzug ein, was sich psychisch in einer geringfügigen, d.h. normalen depressiven Reaktion äußerte. Es gelang ihr, die depressiven Affekte derart zu kompensieren, dass sie sogar einmal in ihrem Leben die Neurodermitis-Symptome verlor und bei mir nach der Abheilung der postzosterischen Schmerzen keine Psychotherapie mehr benötigte. Im Gegensatz dazu blieb der **Arzt Poljakow** (FD 29) in seinen Affekten gefangen und ruinierte sich selbst, während der Schriftsteller Bulgakow sich wahrscheinlich durch das Schreiben dieser Erzählung im Sinne einer Selbsttherapie davon befreien konnte.

Meinen Thesen zufolge waren es Gefühle, welche sowohl Frau B als auch dem Schriftsteller Bulgakow geholfen haben. Aber wann und wie? Einen ersten Anhaltspunkt liefert Frau B mit der biographischen Angabe, dass sie ihre Neurodermitis- und Asthma-Symptome verlor, als sie mit etwa 20 Jahren Sozialarbeit verrichtete, die ihr Freude bereitete. Leiblich gesehen könnte dann Folgendes geschehen sein: Da die körperlich-genetisch verankerte Anlage weiterhin bestand, hatte sich zum einen die Affekt-Seite verändert, so dass »innerlich« weniger Leidenschaften die vegetativen Vorgänge destabilisierten, und zum anderen Gefühle dazu kamen. Das gelang ihr mit größter Wahrscheinlichkeit nicht, indem sie Angst, Wut, Aggression usw. unterdrückte, sondern durch affektive Beruhigung und Entspannung. Die Gefühlserweiterung lässt sich an mehreren Punkten aufzeigen: Die Sozialarbeit machte sie zufriedener, denn sie konnte sich als kompetent und leistungsfähig erleben, und gewiss haben Dankbarkeit, Freundlichkeit und Sympathie der Klienten ihr Selbstwertgefühl gesteigert.

Wenn also psychosomatische bzw. psychotherapeutische Therapie helfen soll, steht sie vor der Aufgabe, gemeinsam mit dem »Kranken als Partner« (D. Wyss 1982) dessen aktuelle Situation und die Vergangenheit zu erforschen und herauszufinden, wie »depressorische« (Ängstlichkeit, Hemmungen) oder/und »erregende« Affekte wie Wut, Zorn und Hass abzubauen sind. Diese Verringerung gelingt nicht durch Verdrängung oder Unterdrückung, was die Patienten meistens schon jahrelang praktiziert haben, sondern im sog. »Aufarbeiten«, das bereits in den einfachsten Kommunikationsarten geschieht: Im Dialog mit einem verständnisvollen Therapeuten »erkundet« und »entdeckt« der Patient, mit welchen fundamentalen Ängsten, Schmerzen, Frustrationen und negativen Erfahrungen er bisher ringen musste, um das Leben einigermaßen »bewältigen« zu können.

Ich möchte an dieser Stelle betonen, dass allein (»nur«) verständnisvolles und einfühlsames Zuhören und Besprechen der »nichtenden« Lebensereignisse zur Entlastung und Entspannung des Patienten beiträgt, was in einer fundamentalen Psychotherapie geschieht. In dieser Art von Kommunikation können Gefühle den um seine Körper-Symptome kreisenden Ich-bezogenen Patienten leibhaft erweitern, erleichtern und stimmungsmäßig heben – unter der Voraussetzung, dass er für diese Anteilnahme erreichbar und ausreichend offen ist. Hindernisse für die Therapie sind Panik, Trotz, Rechthaberei, Wahnvorstellungen und psychotische Zustände, in denen der Patient eine andere Welt als Zuflucht gesucht und eine gewisse Stabilität in seiner Krankheit gefunden hat.

In meinem Beitrag »Das Säuglingsekzem« habe ich auf den Zusammenhang zwischen Gefühlen und den leibhaften Attributen hingewiesen, die über, durch und mit den Sinnesorganen unser Leben bereichern können: Ich sehe, höre, schmecke und taste in meinen Gefühlen »innerlich« Schönheit, Güte und Wert der »Welt« als erhellend, befreiend, weitend, erhebend, leicht, zärtlich, anschmiegsam, wohl-riechend, anziehend und beglückend.

Zwar gibt es inzwischen zahlreiche Beiträge, welche die Bedeutung von Hautkontakt hervorheben, aber m.E. einseitig somatisch, wie z.B. Ashley Montagu (1974), der nicht in der Lage ist, den Gefühlsanteil im »Körper« zu differenzieren. Deshalb schließt der Leser aus seinen Ausführungen, dass quantitativ viel, d.h. häufige »Berührung« ausreiche, um Gesundheit und Glück zu bewirken. Andere Autoren bleiben dagegen auf der psychischen Seite stecken und argumentieren mit energetischen Übertragungen (z.B. Objektrepräsentanzen, die in das »Ich« mittels eines technisierten Vorgangs eingehen), deren psychosomatische Relevanz ebenfalls nicht einleuchtet. Noch verwirrender sind in dieser Hinsicht Didiers Anzieus *Haut-Ich* (1992) und Claudia Benthiens *Haut* (1999), die auf mythische und mystische Art und Weise alles Denken, Fühlen und Handeln in die Haut projizieren (siehe »Rezensionen«).

Den Lebensphänomenen angemessen ist jedoch, dass ein Säugling, dessen Körper durch eine liebevolle, zärtliche Mutter getragen, gehalten, gestreichelt und gesäubert wird, von Gefühlen durchdrungen wird: Auf diese Weise fühlt später jeder Mensch, dass Gefühle nicht nur die Tastkörperchen der Haut »stimulieren«, wie die Reflexologen und Psychophysiologen gerne behaupten, sondern den Leib auf warme, erhebende, öffnende, erweiternde, schöne und gute Weise bewegen und erregen. Hier wird von neuem deutlich: Wahrnehmen und emotionales Bewegen – wie das Leibliche überhaupt – können eben nicht mit üblichen Raum-Zeit-Begriffen »objektiviert« werden.

Mit den Worten »schön« und »gut« habe ich den Schritt in den ästhetisch-künstlerischen und ethischen Bereich getan. Das ist auch ein Grund dafür, dass ich bei meinen Darstellungen oft Schriftsteller einbezogen habe, die z.B. wie Bulgakow mit seiner Erzählung *Morphium* die Leser emotional berühren, rühren und bewegen. Die emotionale Einbindung ins Geistige, die einem guten Schriftsteller gelingt, ist zwar philosophisch z.B. von Nicolai Hartmann (1935, 1962) mit den Begriffen des »objektiven und objektivierten Geistes« beschrieben worden, aber diese komplizierten Erkenntnisse finden nur mühsam Eingang ins allgemeine Wissen. Wenn wir uns dagegen die Situation des Arztes Bulgakow vorstellen, der beim Schreiben (Gedanken werden in Worten »objektiviert«, so dass sie für jeden persönlichen Geist jederzeit zugänglich sind) über Eifersucht, Hass, Abhängigkeit und Suizidgedanken hinwegkommt, können wir diesen selbsttherapeutischen Prozess nachvollziehen: Indem er vor seinem geistigen Auge noch einmal Affekte, Depressionen, Lebensengen und »nichtende« Situationen durchlebt, sie dabei mittels der Kommunikations-Modi »erkundet, entdeckt, erschließt« und sich schließlich mit ihnen »auseinandersetzt«, kann er sich von ihnen »lösen« und eine neue, von Gefühlen durchströmte Welt erleben. Sein Körper wurde durch den Gefühlsleib wieder gesund; die Lebenskrise war »bewältigt«.

Somit wird noch einmal deutlich: Kommunikation ist Dreh- und Angelpunkt der Diagnostik und Therapie. Der Therapeut sollte mit dem Patienten fundamentale Frustrationen, Affekte, Irrtümer und Illusionen dialogisch aufarbeiten, was bedeutet, dass ein notgedrungenes Kreisen um Angst, Schmerz, Wut, Aggression und Depression in ein Zwiegespräch mit dem Therapeuten übergehen soll, der diese kommunikative Erweiterung auch leibt und lebt. Wenn die Einfühlung gelingt, kommen die Affekte allmählich zur Ruhe, der erschöpfte Körper beginnt sich zu entspannen und zu erholen, so dass die Sinne sich wieder den wertvollen Dingen des Lebens zuwenden können und in einem kreis- bzw. spiralförmigen Prozess Lebensmut und Optimismus anheben – Sinne und Sinn gehören hier zusammen! All dies geschieht durch und in der Haut; aber eben leiblich komplex und verwirrend vernetzt.

Vielleicht hatte die kleine Erna, eine Berliner Witzfigur, schon einiges auf diesem Gebiet für sich klären können:

Als nämlich Ernas Mutter nach Hause kam, berichtete sie: »Mutti, als Du weg warst, habe ich mir furchtbar weh getan!« »Und«, fragte die Mutter, »hast Du sehr geweint?« »Nein, überhaupt nicht«, antwortete Erna, »Du warst ja nicht da.«

Wenn ich die witzgemäße Übertreibung daraus entferne, bleibt folgendes übrig: Erna war durch den Schmerz nicht so »von Sinnen« (besinnungslos), d.h. Hören und Sehen waren ihr noch nicht derart vergangen, dass sie die Abwesenheit der Mutter nicht wahrgenommen hätte. Sie war bereits fähig, darüber »exzentrisch«-geistig zu reflektieren und ihren natürlichen Affekt, der sich in Weinen und Jammern ausgedrückt haben könnte, zu hemmen – wie wir es von einem »kultivierten« Menschenkind bei einer relativ harmlosen Verletzung erwarten dürften. Ich schließe daraus, dass Erna eine recht gute Beziehung zur Mutter hatte und von ihr sowieso in den Arm genommen, gestreichelt und getröstet worden wäre. Denn Ernas altergemäße Entwicklung zeugt von einer gelungen gefühlvollen Kommunikation – und von derjenigen des Witzerzählers.

16 Hämorrhoiden und Enkopresis – von der einfachen Komplexität des Analen

Mein Stuhl ist so hart, dass ich gezwungen werde, ihn mit großer Kraft bis zum Schweißausbruch herauszustoßen. [...] dass mit dem Stuhlgang zugleich eine angeschwollene Lippe des Afters im Umfange fast von der Größe einer Walnuss hervortrat. Darauf saß eine kleine juckende Erhabenheit. [...] Je mehr Blutgerinnsel abgingen, umso mehr Vergnügen hatte ich, so dass diese angenehme Empfindung mich mehrmals täglich veranlasste, zu Stuhle zu gehen. Drückte ich mit dem Finger, so juckte dies äußerst angenehm und floss Blut .

16.1 Hämorrhoiden, Perianalthrombose, Analekzem, Enkopresis

Diese präzisen Angaben (zit. in: H.J. Neumann 1995) stammen aus einem Brief Martin Luthers an Justus Jonas aus dem Jahre 1530. Der Reformator (1483–1546) litt zeitlebens an Obstipation (Verstopfung) und Hämorrhoiden. Es ist seit langem bekannt, dass jahrelanges starkes Pressen beim Stuhlgang zu einer Erweiterung der Blutgefäße, ebenfalls eine Art von Krampfadern, im Enddarmbereich führt. Beim Fäzes-Abgang verengen diese das Enddarmrohr, verstärken das Druckgefühl, und es kommt zu Blutungen. Wie bei den Krampfadern der Beine spielen wohl eine Bindegewebsschwäche, aber auch Übergewicht – Luther war adipös – und bei den Frauen Schwangerschaften und Geburten eine wichtige Rolle.

Der berühmte Patient beschreibt noch zwei zusätzliche Komplikationen, den Analprolaps und die Perianalthrombose. Der Prolaps ist das Ergebnis jahrelangen Pressens, wobei eine Senkung entsteht und sich der Enddarm allmählich nach außen vorwölbt. Damit sind die Bedingungen für Blutungen, aber auch für Juckreiz und für ein Analekzem gegeben. Bei der Perianalthrombose kommt es zu einem blau-schwarzen Blutgerinnsel, weil das Blut wegen der Kontraktion (Zusammenziehung) des After-Schließmuskels nicht ausreichend ins Körperinnere zurückfließen kann.

Enkopresis (Einkoten): Die Enkopresis zählt zu den psychosomatischen Kinderkrankheiten. Dieses Symptom besteht darin, dass die Betreffenden den Stuhlgang nicht ganz zurückhalten können, obwohl die sog. Sauberkeitserziehung erfolgreich abgeschlossen war. Ich werde später von Markus berichten, bei dem dieses Problem aufgetreten ist. Bevor ich jedoch zu der Falldarstellung komme, mache ich einen Streifzug durch die Literatur zur analen Thematik.

16.2 Von der Analerotik und dem analen Charakter

Wie sind die erwähnten Leiden nun mit »Seelischem« und damit der Psychosomatik verbunden? Einmal mehr hat Sigmund Freud auch dieses tabuisierte Thema in seinem berühmten Aufsatz über *Charakter und Analerotik* (1908) aufgegriffen. Bei seinen Psychotherapie-Patienten mit einer auffälligen frühkindlichen Anal-Thematik sei er regelmäßig auf die Charakterzüge Ordentlichkeit, Sparsamkeit und Eigensinn gestoßen, aber ebenfalls auf deren Übertreibungen, die zu Lastern werden können, nämlich zwanghafte Pedanterie, Geiz und Trotz. Freud nahm an, dass das Kleinkind im Alter von zwei bis drei Jahren Lust daraus gewinnt, den Stuhlgang bei sich zu behalten und beim Stuhlabsetzen (Defäzieren) noch einmal die erogene Zone des analen Schließmuskels und der analen Haut zu erregen. Jedoch dürfe das Kind aufgrund der sozialen Barrieren »Scham,

Ekel und Moral« diese Analerotik nicht ausleben, sondern müsse sie sublimieren und in sozial anerkanntes Verhalten wie Sauberkeit, Fleiß, Sparsamkeit und Ähnliches verwandeln.

Diese verpönte und verschämte Region soll also dem Menschen Lust verschaffen? Die eingangs erwähnte Beschreibung Luthers, es handle sich um eine »äußerst angenehme« Empfindung, und meine Erfahrungen mit einigen *Analekzem*-Patienten, die durch Kratzen den Juckreiz verstärken, bestätigen Freuds Theorie manchmal, aber nicht immer; der Juckreiz ist vielen schlicht unangenehm und lästig.

16.2.1 Neo-psychoanalytische Interpretationen

In der Nachfolge Freuds befasste sich u.a. der Neo-Psychoanalytiker Harald Schultz-Hencke in seinem Werk *Der gehemmte Mensch* (1940) eingehend mit dem »retentiven« Streben, wie er es nannte. Darunter verstand er das Zurückhalten von Kot und, im übertragenen Sinn, auch von Besitz, Geld und Kooperation (d.h. geiziges und trotziges Verhalten). Ganz allgemein machte Schultz-Hencke, wie Alfred Adler, Härte und/oder Verwöhnung in der Erziehung für die neurotischen Verhaltensmuster »Bequemlichkeit« und »Riesenerwartungen« verantwortlich.

Daraus leitet die Neo-Psychoanalyse in der analen Phase den Perfektionismus als übertriebenen Erwartungs-Anspruch an sich selbst ab. Dieser Aspekt könnte manchmal beim Analekzem eine Rolle spielen, dann nämlich, wenn ein perfektionistischer Charakter seine empfindliche Anal-Haut zwanghaft sauber, d.h. bis zum Ekzem, reibt. Das ist meiner Erfahrung nach aber eher selten. Meistens genügt der Hinweis, der Patient solle auf kräftiges Reiben beim Waschen und Abtrocknen verzichten. Inzwischen wissen auch die meisten, dass der übermäßige Gebrauch von Seife oder gar Desinfektionsmittel eher schädlich ist. Meine Patienten mit Analsymptomen waren auch nicht besonders trotzig.

16.3 Enkopresis

Zum Thema der Enkopresis existiert eine sorgfältige Analyse der Schultz-Hencke-Schülerin Annemarie Dührssen (1969). Sie beschreibt das Zusammenspiel von glatter und quergestreifter Muskulatur im After-Schließmuskel, das verständlich mache, dass es sich beim Defäzieren letztlich um einen willentlichen Bewusstseinsakt handelt, nämlich, den Stuhlgang auf der Toilette mittels Pressen abzugeben. Und daran hapere es beim Enkopresis-Patienten: Er bemerke den Kotabgang nicht, da seine Aufmerksamkeit durch unbewusst Retentives abgezogen wäre, in welchem der »affektive Bedeutungsgehalt« der Defäkation enthalten sei.

Wie die Psychoanalyse geht Dührssen davon aus, dass das Kind in seiner Vorstellung den Kot als sein Eigentum, als seinen Besitz betrachtet. Deshalb fragt sie bei den Enkopresis-Patienten, abgesehen vom Hergeben, in diesem Zusammenhang auch nach dem psychischen Äquivalent, der Selbstlosigkeit, und wie die Erzieher damit umgegangen sind. Besonderes Augenmerk richtet sie auf die Geld- und Besitzverhältnisse in der Familie, vor allem aber, ob das Kind Eigenes behalten oder ausgeben darf (S. 302). In ihrer Falldarstellung wird das Symptom der Enkopresis als »aggressive Karikatur andressierter Gebefreudigkeit« (W. Schwidder 1951) interpretiert.

16.3.1 Falldarstellung Markus (FD 30)

FD 30: Der 8-Jährige zeigte seit etwa einem Jahr folgendes Symptom: Er verzögerte manchmal den Gang aufs WC so lange, bis der Schließmuskel den Kot nicht mehr vollständig zurückhalten konnte und einiges davon in die Unterhose gelangte. Auf der Toilette angekommen, säuberte er die Unterhose, so gut es ging, und legte dann noch ein Stück Klopapier darüber, damit das Ganze einigermaßen trocknete. Die Mutter, die das mitbekam, machte ihm keine Vorwürfe, sondern überwies ihn mir zur psychotherapeutischen Behandlung.

Biographisches: Markus hat einen drei Jahre älteren Bruder, mit dem er in der letzten Zeit nicht mehr viel unternehmen kann, da er in eine andere Schule geht. Es gibt wohl Streitereien zwischen ihnen, die aber die gemeinsamen Spiele wenig stören. Der Junge empfindet den Vater als Respektsperson, die er allerdings wochentags nur wenig zu Gesicht bekommt, da der Vater von früh bis spät auswärts arbeitet. Die Mutter hilft ihm halbtags im Geschäft. Markus bezeichnet die Beziehung zu beiden als »gut«. Vor dem Vater hat er zwar Angst, bewundert jedoch dessen Kraft und Sportlichkeit, denen er nacheifert. Bei gemeinsamen Unternehmungen sucht er die Nähe zum Vater, fühlt sich aber in Bezug auf dessen Geschicklichkeit manchmal klein und schwach. Der Bruder ist ihm in diesen Belangen ebenfalls oft voraus. Die Beziehung zur Mutter ist unübersehbar zwiespältig: Markus sucht ihre Zuneigung, wird jedoch von ihr oft zu Dingen gezwungen, die er nicht mag, wie z.B. in die Kirche zu gehen, immer brav und auf Befehl Danke zu sagen oder seinen Tanten Karten zu schreiben. Zwei Jahre vor Auftreten des Symptoms war die Familie vom Dorf in die Stadt umgezogen. Danach musste er ein Jahr lang zu Hause bleiben, da er keinen Kindergartenplatz mehr bekommen hatte. Vermutlich begann er damals einzukoten. Seit einem Jahr geht er zur Schule, wo ihm hauptsächlich das Schreiben und beim Sport das Schwimmen große Mühe bereitet. Er hat sehr darunter gelitten, doch niemand achtete besonders darauf. Nach der Schule bleibt der Junge oft allein, spielt und verpasst den Zeitpunkt, rechtzeitig zur Toilette zu gehen.

16.3.2 Deutung

Alle bisher angeführten »analen« Charakteristika treffen in gewissem Umfang zu. 1) Die Erziehung ist teilweise streng-autoritär, teilweise aber auch verwöhnend, und zwar von Seiten beider Eltern. 2) Der Junge soll sparsam sein; die Eltern achten darauf, weil wenig Geld zur Verfügung steht. Das »Hergeben« und Schenken fällt ihm manchmal schwer, manchmal aber auch nicht. 3) Sauberkeit und Ordnung gelten als Tugenden; aber sie werden nicht zwanghaft gefordert oder ausgeübt. Deshalb gab es keine Dramen bei der Sauberkeitserziehung. 4) Der Junge ist mal trotzig, mal nicht. Szenen treten deswegen eher beim aufsässigeren älteren Bruder auf. 5) Markus muss in die Kirche gehen und beten. Dabei legt die Mutter mehr Gewicht auf die Rituale als der Vater, der sich ab und zu einen Scherz darüber erlaubt. 6) Sexuelles ist mit Scham und Prüderie belegt. Dieses Thema beschäftigt den Jungen bisher nicht.

Da mir die »neurotischen« Symptome als zu wenig charakteristisch erschienen, konzentrierte ich mich in Diagnostik und Therapie auf die Krisen, in denen sich Markus befand: Der 8-Jährige litt noch unter dem Umzug in eine völlig neue Umgebung, die ihn im Sinne einer Orientierungskrise verwirrte. Ein Jahr lang musste er oft allein spielen, da er noch keine Spielkameraden hatte. Dabei fühlte er sich einsam. Die Gespräche offenbarten darüber hinaus zwei Leistungskrisen: Das Schreiben in der Schule bereitete ihm große Mühe, und im Schwimmen fürchtete er sich vor dem Tauchen und den Sprüngen ins Wasser. Ein Kommentar seines Vaters, der ihn deswegen einmal einen »Angsthasen« nannte, hatte ihn zutiefst gekränkt. Weder im allgemeinen Verhalten noch im »Charakter« überwogen Aggressivität, Geiz, übertriebene Sauberkeit bzw. Neigung zu Schmutz oder Trotz. In den Momenten des Einkotens beschrieb er seinen Zustand als »Sturm im Kopf« und »Leere im Kopf« und nicht als einen Lust-Zustand. Somit lautete meine psychosomatische **Diagnose**: Funktionskrise im analen Bereich im Zusammenhang mit aktuellen Orientierungs- und Leistungskrisen.

16.3.3 Therapie

Daher stand in den Gesprächen mit den Eltern im Vordergrund, wie er Unterstützung beim Schreiben erhalten und Spielkameraden finden konnte, was bald organisiert wurde. Als der Vater darauf achtete, nicht zu viel Konkurrenz bei Sport und Spiel aufkommen zu lassen und eigene

Ängste zugab, reduzierte sich der Druck auf Markus. Diese Veränderungen führten nach wenigen Monaten zum Erfolg.

Letztlich bestätigte sich also »nur« die Aussage von Harry Stack Sullivan (1980, S. 160), der die After-Region eine »Zone der Interaktion« nannte. Was allerdings zwischen Kindern und Erwachsenen in dieser Zeit abläuft, ist höchst komplex. Das Kind benutzt z.B. das Defäzieren zum Spielen, verzögert es deswegen und ist allein und einsam mit sich selbst beschäftigt, während die Erziehungspersonen das »einfache« Geschehen für oder gegen sich interpretieren und erleben. Sie übertragen dabei unbewusst die eigene Reinlichkeits-Erziehung, die sich sowohl pädagogisch und ethisch als auch gesellschaftspolitisch auswirkt, wie ich im Folgenden erläutern werde. Ich werde dabei Biographisches am Beispiel Luthers vertiefen und auf Literatur eingehen, die das Unreine, Eklige und Perverse thematisiert, wie z.B. Heinrich Manns Roman *Professor Unrat.*

16.4 Erweiterungen des »analen« Symptom-Kreises

FD 31: Auch ein Theaterstück von Molière (1954) wird in diesem Zusammenhang gern genannt, *Der Geizhals* (Uraufführung 1668), welches »anale« (aber ebenso »orale«) Charakterpathologie aufs Korn nimmt: Die Hauptperson, Harpagon, ist so geizig, dass er sein oberstes Darmstück, den Hals, nicht voll genug kriegt und niemandem etwas gönnt, weder Schmuck, Kleidung, Freude, Liebe noch Essen. Harpagon beneidet alle und misstraut allen. Ein Diener sagt über ihn: »So einen ekelhaften Kerl wie diesen verfluchten Alten habe ich noch nie erlebt. Der ist sicher vom Teufel besessen« (1. Aufzug, 3. Auftritt). Harpagon lebt Tag und Nacht in der Angst um sein Geld und kontrolliert und verdächtigt ständig seine Umgebung. Mit Recht wird er deshalb als Tyrann bezeichnet. Die erwähnten Laster wie Besitzgier, Neid, Eifersucht, Verstimmung, Tyrannei usw. könnten deshalb auch »oral« oder »anal« genannt werden, denn es lassen sich für beide Interpretationen Argumente finden.

Als nächstes werde ich zu Luther zurückkehren, da er ja explizit anale Erkrankungen aufwies. Möglicherweise lassen sich aus seiner Lebensgeschichte deutlichere Unterscheidungskriterien für das »Anale« gewinnen. Ich werde das in der Fachliteratur sog. typisch »Anale« jeweils optisch hervorheben.

16.4.1 Zu Luthers Biographie (FD 32)

Nach einer *harten* und *strengen* Kindheit studierte er Jura und entschloss sich nach ausgezeichnet bestandenem Examen von einem Tag auf den anderen, ins Kloster einzutreten und Bettelmönch zu werden, obwohl er, so wird berichtet, das Studentenleben mit reichlich Alkohol und Frauen genossen hatte. Man munkelte sogar, dass Luthers plötzlicher Sinneswandel durch eine unglückliche Liaison mit einer verheirateten Frau herbeigeführt wurde.

Diese »Bekehrung« mit 22 Jahren (1505) erstaunte die nicht informierten Freunde und erzürnte seinen Vater so sehr, dass er seinen Ältesten und damit Nachfolger verstieß und sich erst nach mehreren Jahren wieder mit ihm versöhnte. Bereits hier wird ein Charakterzug Luthers erkennbar, nämlich der *Trotz*, denn er handelte nicht nur gegen des Vaters Absichten, sondern auch gegen den Rat der Umgebung. Innerhalb weniger Jahre arbeitete er sich mit *Fleiß* und *Ehrgeiz* vom einfachen Bettelmönch zum Doktor der Theologie empor, der in der Universität Wittenberg 300 bis 400 Zuhörer täglich mit seiner »seltenen rhetorischen Gewandtheit« begeisterte.

Die Individualpsychologie behauptet, dass sich ein Ältester meistens auf der Linie von *Autorität* und *Macht* bewegt: Luther war als Hochschullehrer und Organisator sehr geschickt und hatte großen Erfolg mit seinen Reformationsideen. Als er *gegen die Autorität* des Papstes und der Kirche mit den Wittenberger Thesen (1517) protestierte und dafür vom Papst mit dem Bann belegt wurde, stand er nicht allein, im Gegenteil: Er wurde tatkräftig von Landesherren, Teilen der Kirche und vom Volk unterstützt, so dass er selbst an Macht und Autorität gewann.

Obwohl damals, und nicht erst im 20. Jahrhundert, schon viele Priester das Zölibat gebrochen hatten, machte das Beispiel des berühmten Protestanten Furore, der 41-jährig heiratete und sechs Kinder zeugte.

Seine anfängliche Bereitschaft, mit den Kirchenfürsten und den anderen Reformatoren, vor allem Zwingli und Erasmus von Rotterdam, zu diskutieren, erlahmte sehr bald, und sein *fanatischer Hass* auf alle, die ihm widersprachen, eskalierte. Nach übereinstimmenden Aussagen vertrieb der zunehmend depressive und *aggressive* Reformator allmählich jeden noch so freundlich gesinnten Besucher. Man ging damals nicht zimperlich miteinander um; aber Luther übertraf das übliche Maß an *Beschimpfung* und überschüttete seine Gegner mit *Beleidigungen* und sprachlichem Kot: Seine *Analsprache* ergoss sich bekanntlich u.a. über die Juden, gegen die er eine Hetzschrift verfasste. So rief er in aller Öffentlichkeit zum Mord an ihnen auf, als er bemerkte, dass sie nicht bereitwillig zu seinem neuen Glauben übertraten. Anfangs mag Luther von einem Reformwillen beseelt gewesen sein; doch als es um die reale soziale Revolution für die völlig entrechteten und verelendeten Bauern ging, schlug er sich auf die Seite der Machthaber und Fürsten, die den Bauernaufstand unter Thomas Münzer (1525) grausam unterdrückten.

16.4.2 Interpretation

Obwohl nun diese biographische Darstellung zahlreiche »anale« Eigenschaften Luthers ans Licht gefördert hat, sprechen indes viele Argumente gegen diese Einordnung: Er war kein Zwangsneurotiker, kein Geizkragen, kein Sado-Masochist und kein Asket, der sich selbstquälerisch jede Lust verweigerte – alles »anale« Eigenschaften, wie manche Autoren behaupten. Aber er litt, und das ist psychosomatisch aussagekräftiger, noch an zahlreichen anderen Krankheiten, bei denen psychische Anteile maßgeblich beteiligt sind: Magenschmerzen, Drehschwindel und Ohrensausen *(Tinnitus), Angina pectoris, Hypertonie* und *Adipositas.* Zusätzlich hatte er eine »Erscheinung«, die oft mit dem Analen in Verbindung gebracht wird: Er begegnete nicht selten dem Teufel und zwar auf dem Abort. Deshalb möchte ich meine Untersuchung auf das Unreine, den Abfall und das Teuflische, das wiederum mit dem Bösen zusammenhängt, ausdehnen.

16.5 Die Faszination des Unrats

Abfälle, zu denen Kot und Urin, aber auch sämtliche Formen des Zerfalls alles Lebendigen gehören, identifiziert der Mensch seit jeher mit Minderwertigem und Verächtlichem, sogar mit dem Teufel. Das Erscheinen des letzteren löste meistens Assoziationen von Gestank, Kot und nacktem Hintern aus, wie Luther bei seinen häufigen Begegnungen mit ihm auf dem Abort berichtet hatte (Brown 1962). Brown und Bornemann (1977, S. 422) schließen daraus, dass Luther den Teufel als »Verkörperung seiner eigenen Analität« erkannt habe, d.h. seiner Abhängigkeit vom Materiellen, denn Kot wird psychoanalytisch mit Geld gleichgesetzt. Es würde zu weit führen, diesen Gedankengang zu vertiefen; immerhin sei angemerkt, dass die beiden Autoren eine direkte Verknüpfung von Luthers Analkomplex mit dem erwerbs- und arbeitssüchtigen Protestantismus, dem Heraufkommen des bürgerlichen Zeitalters sowie dem Kapitalismus herstellen (Max Weber 1973, S. 357f und Erich Fromm in: A. Lévy 2002).

Die Ausscheidungs-Produkte erinnern den Menschen aber hauptsächlich an seinen Körper, der eines Tages demselben Prozess der Hinfälligkeit und des Todes unterworfen sein wird. Das hierzu passende Zitat Goethes aus dem *Faust* lautet bekanntlich: »Uns bleibt ein Erdenrest / Zu tragen peinlich, / Und wär' er von Asbest, / Er ist nicht reinlich.« Damit ist angedeutet, dass die »Erdenreste« narzisstische Kränkungen für den selbstgefälligen und sich hoch oben ansiedelnden Menschen darstellen. Möglicherweise besteht hier ein Zusammenhang zwischen Ekel, Schmutz, Gestank und den asthmatischen Symptomen. Die Asthma-Patienten visieren nämlich auffallend oft eine reine, hohe und vergeistigte Atmosphäre an (siehe »Allergien«).

Einen ähnlichen Gedankengang verficht Louis Kaplan, der *Das Buch des Unrats* (1891/1992) von J.G. Bourke (1851–1896) mit einem bissigen Nachwort versehen hat. Bourke hatte als US-Offizier die Ausrottungs-Feldzüge gegen die Indianer mitgemacht und dabei angefangen, die »Scatologica«, d.h. ekelhafte und abstoßende Riten und Bräuche der Indianer, aber auch vieler anderer Völker, zu sammeln. In 25 Jahren füllte der Soldat und Wissenschaftler 127 Bände eines *Tagebuchs*, das die Grundlage u.a. auch für das *Unrat*-Buch abgab. Kaplan ist der Meinung, dass dieser »zwanghaft sich entleerende Tagebuchschreiber« mit den Aufzeichnungen nur sein Gewissen beschwichtigen wollte, weil er bei den Massenmorden an den Indianern mithalf. Man könnte es ebenfalls im Sinne Freuds folgendermaßen interpretieren: Er »sublimierte« mit seiner zwanghaft ordnenden »Wissenschaft« seine anal-sadistischen, aggressiven Triebe.

In Bourkes Buch sind auch zahlreiche Rezepte aus verschiedenen Jahrhunderten abgedruckt, die Kot und/oder Urin nebst anderen »Naturprodukten« enthalten. 1696 empfahl z.B. C.F. Paullini in seiner *Heylsamen Dreck-Apotheke* menschlichen Kot und Urin bei Dutzenden von Krankheiten (Fieber jeder Art, Vergiftungen, Pest, Geschwüren, Wunden, Krätze, Sommersprossen, Haarausfall, Erkältungen, Warzen, Hühneraugen) äußerlich anzuwenden, aber auch einzunehmen. Übrigens versuchte Luther gegen die Harnverhaltung durch Nierensteine ebenfalls ein Hausmittel, nämlich einen Trunk aus Pferdemist und Knoblauch (Neumann, S. 124), allerdings erfolglos.

Selbst unter meinen Patienten gab es solche, die Urin auf ihrem Kopf einmassierten, um damit den Haarausfall zu bekämpfen, oder sie rieben ein Krampfader bedingtes Stauungsekzem damit ein. Solche Maßnahmen stellten sie in der Regel nach einer kurzen Beratung ein. Wie sind solche Anwendungen in unserer aufgeklärten Zeit zu verstehen? Natürlich wusste man früher noch nicht, welche Faktoren die Erkrankungen verursacht hatten. Darüber hinaus ging und geht man von der Natur aus, die nach der Düngung durch Mist (Exkremente, Abfälle) wieder kräftige und gesunde Produkte liefert. Irgendwie, und das spürt die Mehrzahl der Menschen, hängt alles mit allem zusammen: das Gesunde und Kranke, Geburt und Tod, Gott und Teufel, Gutes und Böses. Manchmal hilft es ja auch, dass man den »Teufel mit dem Beelzebub austreibt«, warum also nicht in der Medizin? Die Homöopathie therapiert z.B. ebenfalls mit (gering dosierten) »Giften« gegen Krankheiten. Im Folgenden geht es um das Verwerfliche und Böse, sozusagen um den seelisch-moralischen Kot.

16.6 Das Anale und die Tyrannei

Seit alters her gibt es eine logische Verbindung zwischen Kot, Abfall, Gestank, Dreck und Aggression. Einen eher harmlosen Vorgeschmack für diese These liefert folgender Witz aus dem Tierreich:

Ein Mann sitzt auf einer Parkbank und isst Butterbrote. Im Baum über ihm unterhalten sich zwei Finken (die bekanntlich als Drecklieferanten gelten): »Warten wir noch drei Minuten.« – »Okay. Wenn er uns bis dann nichts abgibt, wird er uns von einer anderen Seite her kennen lernen.«

Freud postulierte, dass der Mensch hauptsächlich seine Sexualtriebe verdrängen muss. Spielt diese Verdrängung auch eine Rolle bei der universellen Anwendung der Fäkalsprache, der erschreckenden Epidemie der Schmierereien an Gebäuden, U-Bahnen und Gegenständen sowie der Ausbeutung und Zerstörung der Welt? Stammt die darin enthaltene aggressive Destruktivität tatsächlich aus verdrängtem Eros? Warum fasziniert der Unrat, das Obszöne und die Aggression oder psychoanalytisch gefragt, was ist daran erotisch? Freud hätte darauf mit den zwei die Welt beherrschenden Grundthemen »Eros und Thanatos« geantwortet, die sich stets in einem labilen Gleichgewicht befänden; manchmal überwiege der Liebes-, manchmal der Todestrieb, sowohl im Kosmos, auf der Erde als auch in jedem Individuum. Es gibt auch Anthropologen wie V.E. von Gebsattel (1954, S. 219), welcher den Hass als »nihilistischen Grundzug der menschlichen Natur« und »Zug und Hang des Menschen zum Bösen« bezeichnet. Der im Folgenden beschriebene Hauptakteur des Romans von Heinrich Mann, Professor Raat, repräsentiert diese Verbindungen beispielhaft.

16.6.1 *Professor Unrat*

Heinrich Mann beschreibt in seinem 1905 erschienenen Roman *Professor Unrat* (1991) – berühmt geworden durch den Film *Der blaue Engel* (1930) – das »Ende eines Tyrannen«, der symbolhaft das Anale seiner und der nachfolgenden Zeit zweier Weltkriege und zweier mörderischer Doktrinen spiegelt. Der Protagonist, Gynmnasialprofessor Raat, den die ganze Stadt »Unrat« nennt, ist ein typischer Vertreter des Wilhelminischen Zeitalters – wie *Der Untertan* (1914) desselben Autors –, ein oberflächlich sittenstrenger und ehrsamer (sauberer) Lehrer, der angeblich nur die humanistische Erziehung seiner Schüler im Auge hat, sich aber in der Schule als Diktator und nach Bekanntschaft mit der vulgären Sängerin-Tänzerin Rosa Fröhlich als sado-masochistischer Lüstling entpuppt. Professor Unrat tyrannisiert seine Schüler mit paranoiden Anschuldigungen, fühlt sich »angefeindet, betrogen und gehasst« (S. 16) und schleicht anfangs voller Angst vor der Entdeckung durch die kleine Stadt (Lübeck).

In Manns Buch heiratet er die sich prostituierende »Künstlerin«, gründet mit ihr einen skandalösen Hausstand, in dem die Bürger der Stadt nach »Herzenslust« spielen, saufen und »schweinigeln« dürfen, bis sie sich in der Hand des Rächers Raat befinden, der seinen Hass und Lebensneid an ihnen austobt. Die scheinbar so braven Bürger gieren danach, in sein verrufenes Haus eingeladen zu werden, in dem sie zwei Repräsentanten ihrer eigenen Neurosen vorfinden, nämlich die hysterische Rosa Fröhlich und den zwangsneurotischen Raat. Der Schüler Lohmann, der das üble Geschehen entlarvt, beschreibt seinen Lehrer als »Tyrannen« (S. 228), der keinerlei Beschränkung duldet und lieber untergeht, als sich irgend jemandem zu unterwerfen. Endlich siegt jedoch die öffentliche »Moral«: Professor Unrat und seine Maitresse werden von aufgebrachten Kleinbürgern mit Schimpf und Schande verjagt.

Ich kann an dieser Stelle natürlich nur auf die hier interessierenden Zusammenhänge eingehen. Paradigmatisch ist die Verbindung von »Geist« in der Gestalt des hochgestochen-zwangsneurotisch formulierenden Professors und dem Sinnbild der tierisch-sinnlich-wollüstigen Prostituierten Rosa, d.h. dem Abschaum (Abfall, Kot) der Welt. Es zeigt sich allerdings, dass der »Humanist« Raat noch mehr Unrat und moralischen Schmutz in sich trägt als die Frau, die nie im Leben solche Aufstiegschancen hatte wie er. Er ist zwangsneurotisch, ein chronischer Hasser, ein Tyrann, bis ins Mark böse und verschlagen – möglicherweise eine furchtbare Vorahnung des nationalsozialistischen Wahnsinns, die in Gestalt des Kleinbürgers Hitler ihren Tyrannen-»Führer« fand.

16.7 Zur Genese der Verbindung des Analen mit dem »Bösen«

Ich möchte an dieser Stelle bereits einige Komponenten benennen, die das Schmutzige, Eklige und Perverse mit dem »Bösen« verbinden. Das Kind interessiert sich natürlich für alles, also z.B. auch für den Kot, mit dem es spielen und den es anfassen und kennen lernen möchte. Aus hygienischen und ästhetischen Gründen wird es von den Eltern und der Gesellschaft dazu erzogen, ihn als eklig, minderwertig und schlecht-böse anzusehen. Wenn in solchen Erziehungsabläufen ungeschickte, strenge, moralisierende oder traumatisierende Eltern am Werk sind, kann der Zivilisations- und Kultivierungsprozess des Kindes bereits in Richtung Angst, Verdrängung, Trotz, Rache und Hass gehen.

Die entsprechenden individuellen Ausgestaltungen in der Pubertät und im Erwachsenenalter zeigen deshalb die ganze Bandbreite der menschlichen Stellungnahme: Das Fäkale, Eklige und Wertwidrige wird besonders attraktiv, entweder als Verführung zur Sünde oder als Mittel zur Opposition, als Bestätigung für den eigenen Mut, als narzisstisches Mittel, um »Spießbürger« zu provozieren usw. Daraus ist ersichtlich, dass selbst Ekelhaftes und Perverses für manche Menschen größten Wert besitzen, sie erregen, befriedigen, selbst wenn sie dabei ein Verbrechen, wie z.B.

eine Vergewaltigung oder einen Lustmord, begehen. Das wurde besonders deutlich in der Gestalt von *Professor Unrat*, der Personifikation von Analität, Macht und Perversion. Damit habe ich die Schritte vom Körperlichen – den analen Krankheiten – über die Erziehung zum Seelischen und Moralischen und Geistigen vollzogen, »geistig« deshalb, weil Professor Raat auch paradigmatisch den bürgerlichen *Zeitgeist* vertritt.

16.8 Zur Psychosomatik des Analen – von der Einfachheit des Komplexen

Im Folgenden kehre ich zurück zu meinem ursprünglichen Thema, der Psychosomatik der analen Erkrankungen, und frage, ob die bisher aufgeführten »analen« Charaktereigenschaften, die Neigung zu Aggression, Sadismus und Perversion, dazu gehören oder nicht. Wäre dies der Fall, müsste ich nämlich von einer »Spezifität« sprechen, die inzwischen von der Psychosomatik abgelehnt wird.

Ich werde in diesem Zusammenhang zuerst den Phänomenologen Hermann Schmitz befragen, da er mit seinem »Alphabet des Leibes« (1982, S. 316f) versucht hat, auf diesem Gebiet systematisch vorzugehen. Wie ich in »Konzepte für die HPS« dargelegt habe, benutzt er die leiblich-körperlichen Empfindungen wie Engung, Weitung, Spannung und Schwellung, um unser Erleben von Geburt an zu verdeutlichen. Der Analbereich ist besonders dazu geeignet, diese Begriffe noch einmal anzuwenden, da überschaubare Elemente daran beteiligt sind. Die anale Hauptfunktion besteht im Ausstoßen der Exkremente in einer Richtung, nämlich nach außen, die durch »Vermittlung von Enge an Weite«, zustande kommt.

Obwohl das anale Geschehen im Vergleich zum oralen bedeutend primitiver und einfacher abläuft, könne das Kind, so Schmitz, an der analen Aktivität etwas sehr Wichtiges lernen, nämlich das spielerische Experimentieren mit Engung und Weitung, die für die leibliche Beherrschung allgemein von großer Bedeutung seien. Darüber hinaus lerne das Kind anal, seine »Wollust beliebig zu dirigieren«, so dass größter Genuss entstehe (S. 317). Er vergleicht die Defäkation in ihrer emotionalen Wirkung mit dem männlichen Sexualvorgang und weitet aus der Fähigkeit des Kindes, durch seine Aftermuskulatur diesen Vorgang steuern zu können, die Beherrschung der dem Willen unterworfenen (quergestreiften) Muskulatur ab: Mit anderen Worten hängt seiner Meinung nach das Stehen, Gehen, Balancieren, Greifen, die manuelle Geschicklichkeit und männliche Potenz vom analen Akt ab.

Damit ich an dieser Stelle nicht mein Anliegen aus den Augen verliere, verweise ich auf die Kritik an den Schmitz'schen Ausführungen in meinem Beitrag über den »Herpes«. Dort führe ich aus, wie Schmitz hochkomplexe Zusammenhänge allzu bedenkenlos auf einfache Strukturen zurückführt. So schließt er aus der dargelegten analen Funktionsweise, dass orale, anale, genitale und Jahrmarkt-Thrill-Lust dieselbe sei, die z.B. ein Sexualstraftäter äußert, der kleine Mädchen vergewaltigt und tötet, bei denen er die »Enge« bejubelt. Ein anderes, allseits bekanntes Beispiel ist das Zitat aus Goethes *Götz von Berlichingen* (1977). Als Götz aufgefordert wurde, sich zu ergeben, ließ er dem Hauptmann antworten, »er kann mich im Arsch lecken« (III. Akt, S. 713). Hier sieht Schmitz die versteckte Sehnsucht des Menschen, die orale und anale Zone mit ihren »Vorzügen ihrer eigentümlichen Wollüste zu vereinigen« (S. 321). Das führt letztlich dazu, dass er nicht zwischen gesund und krank unterscheiden kann. Dennoch hat Schmitz durch seine moralische Unvoreingenommenheit einige wesentliche Kriterien des Leiblichen erfasst, die für die analen Erkrankungen zutreffen. Das gilt insbesondere für die im nächsten Abschnitt diskutierten Analerkrankungen.

16.9 Psychosomatik der Hämorrhoiden, Perianalthrombosen und Myogelosen

Flanders Dunbar berichtet in ihrem Buch *Mind and Body* (1947/1955) über Erfahrungen mit Hämorrhoiden-Patienten, die Ärger, Wut und Verdruss in der analen Region somatisiert hätten. Diese Menschen mit derartigen Affekten würden auch »mit den Zähnen knirschen«. Sie schreibt, dass sich bei diesen Persönlichkeitstypen das Knirschen auf die Schließmuskeln übertrage und zu einem »Rektalkrampf« (S. 145) führe.

Meines Erachtens ist das anale Zähnefletschen allerdings eher bei den Perianal-Thrombose- als bei den Hämorrhoiden-Patienten zu finden. Im Anschluss an die Schmitz'schen Thesen ist gut nachvollziehbar, dass Menschen, die mit verbissenem Ehrgeiz an einer Aufgabe arbeiten, ihre quergestreifte, dem Willen unterworfenen Muskulatur derart anspannen, dass diese in einen Dauerkrampf übergeht (Erschöpfungsphase des AAS). An den Extremitäten-Muskeln äußert sich dies in schmerzhaften Kontrakturen (**Myogelosen**), die ein wesentlicher Bestandteil der Wirbelsäulen- und Gelenks-Erkrankungen wie **Ischias**, **HWS-**, **LWS-Syndrom** usw. darstellen. Meiner Erfahrung nach gilt dies gleichermaßen für den After-Schließmuskel, der bei chronischer Verkrampfung (Enge) das Blut bis zum Entstehen eines Blutgerinnsels, d.h. der Perianalthrombose, stocken lässt.

Die **Therapie** besteht nicht nur in der Verabreichung von Salben oder Zäpfchen, sondern in der Aufklärung über eine angespannte und zwanghafte Lebenshaltung. Dabei könnte auch *Mulabandha*, eine Yoga-Technik, hilfreich sein (Avalon 1961, S. 127). Die Übung besteht darin, den analen Schließmuskel so oft zusammen zu ziehen, bis Könner dieser »analen Leibbemeisterung« sogar den Darm damit reinigen können (Sarasvati 1953, S. 96). Aufgrund der erläuterten chronischen Muskelverkrampfungen, die bei *Analfissuren* und manchmal auch bei Hämorrhoiden eine Rolle spielen, sind diese analen Muskel-Anspannungs- und Entspannungs-Übungen sinnvoll. Dazu ist allerdings keine Yoga-Meisterschaft erforderlich; mehrere Minuten lang dauerndes Zusammenziehen und Erschlaffen des After-Schließmuskels als »Trockenübung« reichen dabei aus.

Mit anderen Worten bestätigt sich auch bei Erkrankungen im analen Bereich, dass sich mehrere psychische, affektive, entwicklungsgeschichtliche und somatische Ebenen (z.B. eine konstitutionelle Bindegewebsschwäche bei den Hämorrhoiden-Patienten) überschneiden, die nicht auf einen Nenner reduzierbar sind. Jedes anale Symptom sollte daher individuell von der Biographie und dem Erleben des Patienten her untersucht werden, wobei gegenwärtige Krisen sowie frühe Nöte und Frustrationen, d.h. »nichtende« Erfahrungen und Erlebnisse, das Leibgefüge und seine Funktionen stören können.

16.10 Zusammenfassung und Therapie

Wenn sich anale Symptome als chronisch erweisen, ist es sinnvoll, nach den komplexen Zusammenhängen zu forschen, die ich bisher beschrieben habe. Jedoch: Das sog. »typisch« Anale ist nicht spezifisch für die analen, sondern kann Bestandteil *aller* psychosomatischen Krankheiten sein. Die von mir diskutierten Zusammenhänge bedeuten also keineswegs, dass »Psychisches« bei analen Krankheiten identisch mit neurotischen, perversen und bösen Anteilen ist. Die Gefahr, beides gleichzusetzen, besteht, da dieser Region seit jeher alles Üble und Amoralische dieser Welt zugeschoben wird.

- Wer in der analen Phase mit Härte und Zwang zur Defäkation gedrillt wurde, hat »natürlich« ein zwiespältiges Verhältnis sowohl zur Autorität, zu den Anderen als auch zu sich selbst: Denkbar sind Unterwürfigkeit, Rebellion, Trotz (immer-Nein-sagen), übermäßiger Altruismus (Gebefreudigkeit, nicht Nein-sagen-Können), Egoismus, Geiz, Verschwendungssucht, d.h. gegensätzliche Verhaltensweisen beim selben körperlichen Symptom.

- Ähnlich verhält es sich mit der Sauberkeit; jede Variante ist möglich, von der übermäßigen Sauberkeit bis zum »Schmuddelkind«, wobei der Dermatologe bei einem **Analekzem** darauf achten sollte, ob der Patient aus übertriebenen Hygienegründen seine Haut wund reibt oder ob die Feuchtigkeit aus der Hämorrhoiden-Region stammt und die Haut empfindlich gemacht hat.

- Gehäuft wiederkehrende **Perianalthrombosen** können ein Hinweis dafür sein, dass ehrgeizige An-Spannung im beruflichen, familiären oder sportlichen Bereich den After-Schließmuskel nicht entspannen lassen. Wer dies, begleitend zur somatischen Therapie, mit dem Patienten durchspricht, erntet nach der ersten Überraschung oft Zustimmung und baldiges Nachlassen dieses lästigen und schmerzhaften Symptoms.

- Die Lustkomponente wird sowohl von den Analytikern als auch vom Phänomenologen Schmitz übertrieben. Gewiss bringt Kratzen im Analbereich eine Spur Lust, die aber zugunsten der Besserung gerne aufgegeben wird. Deshalb bringt es eher therapeutische Nachteile, im Falle von analen Symptomen das neurotische Lustprinzip hervorzuheben. Diese Betonung verstärkt nur Scham und Selbstabwertung der Patienten. Wie ich beim **Enkopresis**-Jungen (FD 30) beschrieb, vermischen sich im psycho-somatischen Symptom derart viele gegensätzliche Motive, Gefühle, Affekte und Erlebnisse, dass nur eine individuelle Exploration und ein ganz persönliches Eingehen auf die Lebenssituation in der Therapie Positives bewirken kann.

Das Leib-Konzept hat sich also auch im »analen« Symptom-Bereich bewährt, da es über die Körperlichkeit hinaus die Vernetzung mit seelischen, pädagogischen, ethischen und gesellschaftlichen Inhalten zulässt. Dabei gilt es zu bedenken, dass psychopathologische Diagnosen wie »anal«-sadistisch, -trotzig, -geizig, -bequem, -zwanghaft, -pedantisch usw. nur Anhaltspunkte in der Entwicklung geben können und daher eine sehr begrenzte Aussagekraft besitzen. Wer diese diagnostischen Hilfsmittel in der Psychotherapie dogmatisch, moralisierend und abwertend-etikettierend (z.B. alle Patienten wären »neurotisch«) benutzt, missbraucht seine Stellung als Therapeut, denn die von ihm abhängigen Patienten verinnerlichen diese Einschätzungen, die Stigmatisierungen gleichkommen. Daraus resultieren Abhängigkeits- und Selbstabwertungs-Strukturen, wie ich sie u.a. in einer psychotherapeutischen Großgruppe (Josef Rattner) erlebt habe, die eine echte individuelle Entwicklung hemmt oder verhindert. Denn der Therapeut soll keinen »besseren« Charakter, wie es Prometheus versuchte, modellieren, sondern mit dem Patienten gemeinsam einen »Gang durch die Möglichkeiten« (D. Wyss) des Menschseins antreten. Dabei ist es geradezu wünschenswert, dass der Patient intentionale, orale, retentive, phallische, ödipale usf. Phasen durchlebt, denn er soll ja umfänglich, d.h. leibhaftig wachsen, um sein wahres Selbst (Karen Horney 1975) zu verwirklichen.

17 Allergien, dyshidrosiformes Ekzem, Urticaria, Pollinosis und Asthma

Statistiken zufolge breiten sich die Allergien derart rapide aus – wahrscheinlich sind bereits über 30% der Bevölkerung betroffen –, dass von einer neuen »Geißel der Menschheit«, einer »globalen Zivilisationskrankheit« und mit Recht von einer »modernen Epidemie« (Judith Newman 2006) gesprochen wird. Aber auch der Zusammenhang mit der Psyche scheint so offensichtlich zu sein, dass *Der Spiegel* (22, 1995) schon vor Jahren seinen Lesern erklären konnte, wie die »Psychokrankheit Allergie« vom Gehirn »gesteuert« werde.

17.1 Was ist eine Allergie?

Der Wiener Pädiater Clemens von Pirquet verwandte den Begriff »Allergie« zum ersten Mal 1906, als er zwischen einer nützlichen und schädlichen Immunität unterschied. Die Abwehrkörper (Antikörper) unseres Immunsystems haben normalerweise die Aufgabe, fremde und gefährliche Bakterien, Viren und Eindringlinge (Antigene) zu bekämpfen. Pirquet hatte bei Kindern mit Scharlach, die mit einem Pferde-Immunserum geimpft wurden, eine andersartige (*allos*) Wirkungs-Energie (*ergein*) anstelle der erwarteten Heilung von Scharlach beobachtet: Einige der Kinder bekamen Fieber, Hautausschläge oder starben sogar an dieser nun allergisch genannten Reaktion. Der Begriff erfuhr allmählich eine Erweiterung auch auf Erscheinungen hin, die mit einer krankhaften Überempfindlichkeit einhergingen, wie sie z.B. im 16. Jahrhundert Kardinal Caraffi beschrieb, der sich Rosen als Geschenke verbat, da er bemerkt hatte, dass er auf sie mit dem sogenannten »Rosenfieber« reagierte. 1819 schilderte John Bustock bereits die Symptome des Heufiebers. Inzwischen zählen folgende Krankheiten zu den Allergien: **Urticaria, dyshidrosiformes Ekzem**, das **Atopie-Syndrom, Neurodermitis, Pollinosis (Heuschnupfen)** und **Asthma bronchiale**, sowie die **Kontakt-, Arzneimittel- und Nahrungsmittel-Allergie**.

Wer sich eingehender mit den wissenschaftlichen Arbeiten über Allergie bzw. Immunologie (J. Ring 1988, O. Pfaar 2006) beschäftigt, bewundert einerseits die imponierenden Erkenntnisse der Forscher des 20./21. Jahrhunderts und staunt über das kumulierte Detailwissen, fragt sich aber andererseits doch, wie es kommt, dass dem Allergiker als Menschen so wenig Aufmerksamkeit zuteil geworden ist. Die folgenden Ausführungen sollen im Dienste dieser Aufgabe stehen, um der für einen »normalen« Mediziner und noch mehr einem Laien undurchschaubaren Kompliziertheit der Biologie einen personalen und individuellen Kontrapunkt hinzuzufügen.

Ich möchte dabei der Versuchung widerstehen, den modernen Trends auf Kongressen nachzugeben und die psychische Beteiligung in den physischen Nahtstellen zwischen Neuropeptiden (Luger 2001), Leukotrienen, Nerven und Gehirn (»Seele«?) zu suchen, da nicht mehr bewiesen werden muss, dass Stress, seelische Belastungen und Fehlentwicklungen Allergien begünstigen oder aufrechterhalten können. Mittlerweile gibt es nämlich unzählige Belege für allergische Reaktionen ohne nachweisbare Veränderungen – fachsprachlich als Pseudo-Allergien bezeichnet – und umgekehrt zahlreiche Menschen, die nachweisbar allergisch sind, aber keine Krankheitssymptome aufweisen (Literatur bei O. Pfaar 2006).

FD 33: Bereits 1909 gelang es z.B. Kreibich und Sobotka, einer Frau, die auf Seide allergisch reagierte, unter Hypnose zu suggerieren, dass ein auf ihre Haut gelegtes Stück Leinen Seide wäre. Daraufhin entwickelte sie »ihre« Allergie, nämlich eine **Urticaria** (Nesselsucht).

FD 34: Bekannt sind ebenfalls die Experimente von Dekker und Groen, die 1956 bei **Asthma**-Patienten mit einer Goldfisch-Allergie Asthma auslösen konnten, als sie den Patienten einen Plastik-Goldfisch vor Augen hielten, obwohl die Probanden die Künstlichkeit des Fisches erkannt hatten. Bei einer Patientin gelang dies sogar bereits durch das Vorzeigen des leeren Glases.

Die Idee, es könnten auch »seelische« Überempfindlichkeiten sein, die eine Allergie-Krankheit auslösen, ist schon sehr alt. Von systematischen Arbeiten innerhalb der Psychosomatik können wir aber erst seit den Pionierleistungen von Freud, Adler und Jung sprechen. Es ist an dieser Stelle nicht möglich, sämtliche Autoren zu erwähnen, die sich mit dieser Thematik auseinandergesetzt haben. Sie alle haben jedoch dazu beigetragen, dass sich seit einigen Jahren auch in etlichen schulmedizinischen Fachbüchern Kapitel über »Psyche und Allergie« finden.

17.2 Das bläschenförmige (dyshidrosiforme) Ekzem und die Kontaktallergie

Zahlreiche Menschen leiden an einer Ekzem-Form, die als bläschenförmiges (dyshidrosiformes) Ekzem bezeichnet wird und mit oft juckenden Bläschen an Handflächen, eventuell auch an den Fußsohlen, einhergeht. Durch Reiben, Aufdrücken oder Kratzen entsteht eine harte und rissige Haut, die Schmerzen verursachen kann. Der Pflastertest (Epikutantest) offenbart dann möglicherweise, dass z.B. eine Nickelallergie vorliegt. Wer längere Zeit einen Modeschmuck trägt, der Nickel enthält, reagiert aufgrund seiner Allergie entweder an Ort und Stelle mit juckender Rötung und »Pickeln« in Form einer Kontaktallergie oder mit einem bläschenförmigen Ekzem. Etwa 7% der Bevölkerung erkrankt an einer Kontaktallergie. Allerdings gibt es auch allergisch positive Testresultate ohne Ekzem bei etwa 15–20% (M. Schweihoff 2007).

Es sind eben nicht nur nachweisbare Allergene, die Bläschen auslösen. Oftmals sind die »Hitzebläschen« auch Ausdruck konfliktreicher Situationen in der Ehe oder am Arbeitsplatz (A. Lévy 1992). Die alte Bezeichnung *Dyshidrose* – was in etwa falsches Schwitzen bedeutet – erhält so ihre Berechtigung, handelt es sich doch z.B. bei Prüfungen um Bewährungssituationen, in denen innere seelische Hitze anstatt zu schweißnassen Händen zu »Angstbläschen« führen kann. Wenn die Krisen, die man mit Recht als Lebensprüfungen bezeichnen kann, über- oder bestanden sind, verschwinden die juckenden Hauterscheinungen meistens problemlos, obwohl die allergische Reaktion weiterhin nachweisbar ist.

Psychologische Untersuchungen attestierten diesen Patienten häufig eine Vermeidungs-Strategie, die man auch folgendermaßen umschreiben könnte: Die Patienten möchten sich angesichts der anstehenden Probleme »nicht die Finger verbrennen« bzw. sie würden am liebsten die »Finger davon lassen«, da sie befürchten, die Hindernisse nicht »in den Griff« zu bekommen. O.E. Hansen (1981) überschrieb seine Untersuchung mit folgender einprägsamer Formel: »Es juckt mir in den Fingern, aber mir sind die Hände gebunden.«

Bei diesen Deutungen, die sich aus dem alltäglichen Sprachgebrauch ergeben, stellt sich die Frage, ob es erlaubt ist, solche Metaphern direkt vom Symbolischen ins real Körperliche zu übersetzen. Mit derartigen Analogien (psychophysischer Parallelismus) sollten wir tatsächlich vorsichtig sein, denn nicht jede ängstliche Vermeidungshaltung drückt sich in Angstschweiß aus und nicht jedes »Kopfzerbrechen« führt zu Kopfschmerzen. Wiederum müsste ich in jedem individuellen Fall herausfinden, ob tatsächlich Angst und Ausweichverhalten vorliegt, das sich auch physiologisch z.B. an den Händen bemerkbar macht.

17.3 Urticaria

Eine häufige Form allergieartigen Geschehens ist die Urticaria, auch Nesselsucht oder Nesselfieber genannt. Sie ist durch juckende Quaddeln charakterisiert, die an zahlreichen Stellen als Rötungen und Schwellungen in unterschiedlicher Größe auftreten. Ihren Namen verdankt die Erkrankung der analogen Hautreaktion bei der unliebsamen Bekanntschaft mit Brennnesseln. Eine mögliche Ursache für die Urticaria ist eine Nahrungsmittelallergie, aber, wie das Nachfolgende verdeutlicht, nicht die einzige. Die Forschung tut sich schwer, klare Unterscheidungen bei den Nahrungsmittel-Unverträglichkeiten zu treffen, da Allergie- und Provokations-Testungen überwiegend negativ ausfallen. Oft glauben die Patienten, sie hätten eine Nahrungsmittelallergie, die u.a. ihre Neurodermitis verschlechtere; Untersuchungen zahlreicher Probanden z.B. durch Fiedler, Zuberbier und Worm (2006) bestätigten es aber nur bei einem Patienten von 526 Verdachtsfällen.

FD 35: Stellvertretend für viele Beispiele erwähne ich eine Patientin, die K. Hansen (1930) untersucht hatte. Sie wurde beim Krebse-Essen mit ihrem Liebhaber von ihrem Mann überrascht, entwickelte eine Nesselsucht und war von Stund an allergisch auf Krebse, die sie vorher problemlos essen konnte.

Auch in Anne Maguires Buch (1991) finden sich eindrückliche Darstellungen von Nesselsucht im Zusammenhang mit Konfliktsituationen.

FD 36: Eine etwa dreißigjährige Frau präsentierte eine seit einem Tag bestehende Nesselsucht und vermutete, sie sei allergisch auf die schmutzige Wäsche des Pflegeheims, die sie in die Wäscherei transportiert hatte. Voller Abscheu beschrieb sie die Verschmutzungen durch Urin und Kot. Auf meine Nachfrage bestätigte sie, dass sie die Wäsche nicht zum ersten Mal wegbrachte und sie auch nicht in feuchtem Zustand anfasste. Als ich mich nach dem Klima an ihrem Arbeitsplatz erkundigte, erzählte sie mir von einer Kollegin, mit der sie überhaupt nicht zurechtkam. Sie könne sie nicht mehr ansehen, so sehr fühle sie sich von ihr abgestoßen. Meine Vermutung, sie reagiere wahrscheinlich allergischer auf die Kollegin als auf die Wäsche, machte ihr die Symptome verständlicher, und sie beruhigte sich. Danach gestaltete sich die Behandlung unkompliziert, und die Urticaria verschwand in Kürze.

17.3.1 Psychosomatische Interpretationen der Urticaria

Urticaria-Auslöser sind oft mehr oder weniger bewusste Konflikte, die den Organismus in Anspannung, Ärger, Angst und Wut, d.h. in Affekte, versetzen. Obwohl einige Forscher Urticaria-typische Emotionen ausfindig gemacht haben wollen – z.B. Graham und Wolf (1950) »hoffnungslosen Groll« –, dominieren nach meinen Erfahrungen je nach Situation unterschiedliche Affekte. Eric Wittkower (1952) versuchte die Erkrankung in eine Kurzformel zu fassen und hielt das »Schreien« bei den Allergien für zentral: Der Asthmatiker unterdrücke den Schrei, der Ekzematiker schreie »durch« die Haut und die Urticaria-Patienten würden »in« die Haut schreien.

Die Psychosomatik wäre um ein Vielfaches einfacher, wenn solche räumlich-lokalisierten Zuschreibungen stimmen würden. Aber es handelt sich beim Körper und beim Leib um unterschiedliche Raumverhältnisse, die z.B. der Phänomenologe H. Schmitz (2007) als »relativ« und »absolut« charakterisiert hat: Der Körper mit seiner Haut befindet sich an einem messtechnisch bestimmbaren geographischen Ort (relativ), während die leibliche Haut manchmal nicht lokalisierbar, aber doch »hier« (absolut) ist. Wesentlich an Wittkowers Interpretation ist der emotional-affektive Gehalt des Geschehens, der Somatisches einbeziehen kann – aber nicht muss. Das sind wiederum Argumente gegen spezifische Deutungen psychosomatischer Erkrankungen.

Die Haut mit ihren sichtbaren Veränderungen ist naturgemäß prädestiniert für Experimente, die beweisen sollen, dass seelische Vorgänge z.B. Quaddeln verursachen. Zahllos sind bis heute die Experimente ohne oder in Hypnose, bei denen Quaddeln, Blasen, aber auch allergische Reaktionen provoziert, verkleinert und vergrößert wurden. Als Erklärungsmodell diente früher das vegetative Nervensystem (*Sympathicus* und *Parasympathicus*), das z.B. auf Scham- und Schuldgefühle mit Gefäßerweiterung und Gefäßdurchlässigkeit reagiert und allergieähnliche Symptome erzeugen kann. Es zeigte sich jedoch, dass die Zusammenhänge sehr viel komplexer sind. Dieses Modell hat inzwischen an Bedeutung verloren. Die modernen Forscher beschäftigen sich auf den Allergie-Kongressen überwiegend mit Mikrokomponenten der nachweisbaren Allergie, d.h. Lymphozyten, Neuropeptiden, Genveränderungen und Entzündungsmediatoren.

Psychosomatische Studien in den vergangenen Jahren bestätigten zwar den Zusammenhang zwischen Allergie und »psychosozialen Faktoren« (H.-J. Schubert 1989), bemängelten aber oft die ungenügenden methodischen Kontrollen, d.h. fehlende Belege für die kausalen Verknüpfungen. Diese Schieflage sollte sich inzwischen geändert haben, schrieb doch U. Gieler 1999, psychosomatische Aspekte bei allergischen Erkrankunge wären nicht zu leugnen. Er favorisierte in seiner Übersicht Arbeiten, die Depression, Angst und Aggression entweder kausal oder parallel miteinander verknüpften. Auch er setzt(e) seine Hoffnungen auf die Psychoneuroimmunologie, wie ich in »Grundlagen der HPS« erläutert habe.

17.3.2 Daseinsanalytische Interpretation

Den von mir favorisierten phänomenologisch-hermeneutischen Zugang beschritten dagegen H. Häfner und H. Freyberger (1955/56), indem sie die Entwicklungsgeschichte und das Verhalten mehrerer Urticaria-Patienten daseinsanalytisch interpretierten. Aus ihren biographischen Fallstudien zogen sie folgende Schlüsse: Krankheit trete, wie Viktor von Weizsäcker postulierte, in Krisenzeiten an die Stelle einer Entscheidung, Handlung oder Wandlung – »Krise ist immer ein Anruf zur Entscheidung«. Noch spezifischer aber würden Hautallergosen wie die Urticaria »schwerwiegende Kontaktstörungen« ausdrücken; Allergikern mangle es – im Sinne des Neo-Analytikers H. Schultz-Hencke – an aggressivem Durchsetzungsvermögen. Deshalb schützten sie sich mittels einer kühlen und rationalen Fassade. In ihrem Innersten wären sie jedoch überempfindlich wie Mimosen und ängstigten sich vor tiefem und emotionalen »Angerührtsein«. Andererseits sehnten sie sich nach dem »Berührtwerden« sowohl körperlich als auch seelisch. Die Autoren lauschen der Haut ihren tieferen Sinn ab, indem sie die Haut als »wesentlichen Austragungsort in der existentiellen Auseinandersetzung mit der Welt« bezeichnen. Der Berührungssinn »offenbare« dem Kind die »Wesensqualität der Dinge« und lasse ihn in der »Gestalt des zärtlichen Berührtwerdens« das menschliche Verbundensein erfahren (S. 181). Die vorgestellten Patienten sind durch Hemmung und Angst in ihrem Daseinsentwurf derart eingeengt, dass sie ihre Zärtlichkeitssehnsucht und schmerzliche Getroffenheit nur noch »leibsprachlich« auf ihrer Oberfläche, nämlich der Haut, als Quaddeln und Schwellungen, auszudrücken vermögen.

FD 37: Eindrücklich ist die Fallgeschichte einer *Quincke-Ödem*-Patientin, – einer bedrohlichen Form der Urticaria im Gesicht –, die ihre Schwellungen bekam, wenn ihr Mann sie an anderen Stellen züchtigte oder überhaupt »seelisch verletzte«. Die Quaddeln waren zum ersten Mal aufgetreten, nachdem die Patientin während einer Vergewaltigung im Gesicht gebissen worden war.

Die daseinsanalytischen Interpreten verstehen das »Leiben« bei Allergie-Kranken als Verschlossenheit dieser Patienten für »die Beziehungsmöglichkeiten einer personalen Tiefe«. Ihr »Mitsein« sei »auf die Fläche leiblicher Berührung« geschrumpft, die Krise vom »inneren Angerührtwerden« auf die körperliche Oberfläche verschoben, auf »das verleiblichte Berührungsverlangen oder den Berührungsschmerz der Haut« (S. 181).

Obwohl daseinsanalytische Autoren, wie z.B. der Begründer dieser Richtung, Medard Boss (1954), einen hermeneutischen (verstehenden) Zugang zum menschlichen Dasein einschlagen und damit ontologisch (seinsgemäß) argumentieren, neigen sie dazu, mit einer kunstvollen Sprache Komplexes und Widersprüchliches zu verschleiern. Die Autoren behalten z.B. den Dualismus Körper-Seele bei, indem sie das seelische Berühren »anrühren« nennen und auf die Körper-Oberfläche »verschieben«, wo sie die Symptome unbewusst gewollt als »Verlangen« nach Berührung *oder* als (erwünschte?) masochistische Schmerzzufügung interpretieren. Das wird, wie ich auch an Viktor von Weizsäckers Thesen in »Grundlagen der HPS« kritisierte, einem angeblich unbewussten Wollen und Wünschen der Patienten zur Last gelegt.

17.4 Heuschnupfen und Asthma

Die Wichtigkeit dis Themas Heuschnupfen und Asthma ist an statistischen Daten schnell erkennbar: Etwa 24 % der Bevölkerung leidet an Heuschnupfen und über 4 % an Asthma. 3–7 % der Kinder haben bereits Asthma; 85 % der Asthma-Patienten haben eine Allergie. In den letzten 20 Jahren hat sich die Erkrankungsanzahl verdoppelt (O. Pfaar 2006, Newman 2006). Heuschnupfen, in der Fachsprache auch *Pollinosis* oder *Rhinokonjunktivitis* genannt, äußert sich in tränenden, brennenden, juckenden Augen und oft zusätzlich laufender Nase mit Niesanfällen. Beim *Asthma* kommt zum Hustenreiz eine erschwerte Atmung, die auf gesteigerte Schleimproduktion bei verkrampften und verengten Atemwegen zurückzuführen ist. Allergie-Auslöser werden im sogenannten Prick-Test eruiert; es sind vor allem Gräser, Getreide- und Baumpollen, die in den Frühjahrs- und Sommermonaten Beschwerden verursachen. Ganzjährig können es Tierhaare oder im Staub vorhandene Partikel sein.

Im Folgenden werde ich, in Abweichung von der universitären Medizin, die i.d.R. auf Quantitäten setzt, nicht eine große Anzahl von Asthma-Patienten Revue passieren lassen, sondern mich auf einen einzigen Fall konzentrieren. Die geisteswissenschaftliche Forschung bedient sich dieser Methodik, da sie aus einer exemplarischen Darstellung mehr Rückschlüsse auf das Typische und Charakteristische einer gesamten Patienten-Gruppe zu ziehen vermag als eine ausgeklügelte Statistik. Es handelt sich dabei um den Schriftsteller Marcel Proust, dessen Asthma diverse Autoren beschäftigt hat.

17.4.1 Marcel Proust: von der Empfindlichkeit zur Sensibilität (FD 38)

Marcel Proust wurde 1871 als Ältester von zwei Knaben in Paris geboren. Sein Vater übte den Beruf eines Arztes aus und hatte sich zu einem international angesehenen Professor für Hygiene und Sanitätswesen emporgearbeitet. Er stammte aus einer gutbürgerlichen katholischen, die Mutter aus einer reichen jüdischen Familie. Marcels Bruder Robert kam zwei Jahre später zur Welt. Im Werk des Dichters tauchte er praktisch nicht auf; er studierte wie sein Vater ebenfalls Medizin und praktizierte später erfolgreich in Paris, erhielt eine Professur und nahm als ranghoher Militärarzt am ersten Weltkrieg teil. Er starb 1935. Zeitlebens kümmerte er sich um seinen kranken älteren Bruder.

Marcel wuchs in Paris und während der Ferien unweit der Hauptstadt in Illiers auf, einer hübschen und verschlafenen Stadt in der Provinz, die er später in seinem bekanntesten Roman *Auf der Suche nach der verlorenen Zeit* (im Folgenden Zeitroman genannt) Combray nennen wird. Zur Familie der Prousts gehörten auch vier Großeltern. Marcel hing an ihnen fast genau wie an seiner Mutter, die er vergötterte. Von klein auf war er außerordentlich empfindlich. Ein Biograph Prousts schreibt, dass »jede Strafe, jeder Tadel eine gefährliche Krise« (André Maurois 1964) auslöste. Auch konnte er ohne Gutenachtkuss der Mutter nicht einschlafen. Im Alter von etwa neun Jahren führte dies zu einer dramatischen Zuspitzung: Die Eltern hatten Gäste, und Marcel musste zu Bett gehen. Er blieb jedoch wach, bis die Eltern sehr spät ihr Schlafzimmer aufsuchten, passte sie ab, begann zu weinen und zu schluchzen, bis sie nachgaben und der Vater der Mutter riet, beim Ältesten zu übernachten. Erst dann verschwand die »furchtbare Angst«, die Marcel beherrschte. Von diesem Zeitpunkt an datiert auch das Asthma, das im Frühjahr mit

Heuschnupfen kombiniert war, allmählich aber unabhängig von Pollen, Jahreszeit und Örtlichkeit mit schwerster Atemnot auftrat. Die »Einschlaf-Szene« ist, wie vieles andere auch, im Zeitroman eingehend beschrieben, und zwar im Band *In Swanns Welt*.

Mutter und Großmutter sorgten sich außerordentlich um die kulturelle Entwicklung ihres Lieblings. Trotz seiner nervösen und reizbar-empfindlichen Art wurde Marcel von beiden Frauen verwöhnt, fast vergöttert, denn er war sehr aufnahme- und wissbegierig. Bei seinen Klassenkameraden kam dieser zarte Junge allerdings nicht gut an. Viele hänselten ihn wegen seiner Empfindlichkeit, Ängstlichkeit, Steifheit und Neigung zur Schmeichelei, die er einsetzte, um ihre Anerkennung zu erhalten. Manche stießen sich auch an seiner Unterwürfigkeit und an seinem Misstrauen.

Als Marcel mit 13 Jahren gefragt wurde, was für ihn der größte Kummer wäre, antwortete er: »Von Mama getrennt zu sein.« Die enge Bindung an seine Mutter blieb auch während seiner Studienzeit bestehen. Er korrespondierte regelmäßig mit ihr und kehrte nach kurzem, erfolglosem Studium der politischen Wissenschaften (ein Wunsch seines Vaters) ins Elternhaus zurück. Statt zu studieren belegte er vor allem Vorlesungen in Philosophie – u.a. bei Henri Bergson –, und besuchte verstärkt Ausstellungen und Konzerte.

Schon in seiner Gymnasialzeit setzte Marcel alles daran, in die »feine« Gesellschaft aufgenommen zu werden. Hochgestellte Persönlichkeiten, möglichst mit Adelstitel, und Künstler, zogen ihn magisch an, wie er es z.B. in *Die Welt der Guermantes* schildert. Es gelang ihm tatsächlich, mit erheblicher Anstrengung Einladungen zu erhalten, bei denen er bemerkenswertes gesellschaftliches Talent zeigte: Er verstand interessant zu plaudern und war vor allem in Frauenkreisen ein gern gesehener Gast. Die Schule bereitete ihm keine großen Probleme, obwohl er durch seine häufigen Asthma-Anfälle immer wieder zu Hause bleiben musste. Interessant war sein Schreibstil: Er konnte vorgegebenen Linien auf dem Papier nicht folgen. Seine Sprachbegabung setzte sich im Schriftlichen fort. Die Aufsätze erregten bei einigen Lehrern und Schülern viel Bewunderung, so dass man ihm schon früh eine schriftstellerische Laufbahn prophezeite. Vor allem die Mutter unterstützte und förderte seine Fähigkeiten, wo sie nur konnte.

Zu Hause sorgte er für ein reges gesellschaftliches Leben, wobei er Freunde und Bekannte großzügig bewirten ließ. Er orientierte sich an dem damals berühmtesten Dandy, Robert de Montesquiou, und imitierte dessen Lebensstil: Bis spät in die Nacht ging er aus, trug auffallende Kleidung, weshalb ihn nicht wenige geziert und eitel nannten. Den Damen und jungen Frauen machte er so auffallend den Hof, dass viele Männer eifersüchtig wurden. Doch blieb es bei diesen Flirts (*Im Schatten junger Mädchenblüte*), denn einer Partnerschaft ging er aus dem Weg. Trotz seiner Allüren war er beliebt. Der Achtzehnjährige wird als charmant, anmutig bis geziert und geistreich geschildert. Seine Liebenswürdigkeit grenzte jedoch manchmal an Schmeichelei (F. Gregh: in Maurois, S. 45).

Proust beschäftigte sich eingehend mit den Kunstinterpretationen des Naturalismus und des Symbolismus, wobei er letzterem deutlich den Vorzug gab. Die Darstellung der Wirklichkeit mittels Metaphern, Symbolen und Gleichnissen – so könnte man den Symbolismus umschreiben – war fast eine zwangsläufige Folge der Abkapselung des Dichters, der das Leben in seinen letzten Jahren nur noch im Schutz seines Zimmers fristen konnte. Die Fenster blieben ständig geschlossen, die Luft war von Räucherstäbchen-Qualm und Inhalationsmitteln durchzogen, Korkplatten bedeckten die Wände und dienten dazu, den Lärm von den empfindlichen Ohren fernzuhalten. Die Asthma-Anfälle traten immer häufiger tagsüber auf, so dass Proust genötigt war, die Nacht zum Tag zu machen und seinen umfangreichen Roman, einige tausend Seiten, in Nachtarbeit zu verfertigen. Allerdings gelang ihm dieses große Kunstwerk erst nach dem Tod seiner Eltern.

1903 starb der Vater, 1905 die Mutter. Die Beziehung zu seiner Mutter stand, wie bereits erwähnt, jahrelang im Mittelpunkt seines Lebens. Noch auf ihrem Sterbebett, als Marcel 34 Jahre alt war, bangte sie um ihn und befürchtete, er wäre ohne sie nicht lebensfähig.

Vor dem 34. Lebensjahr veröffentlichte er gelegentlich Aufsätze in Zeitschriften und kleinere Arbeiten, die meist, aber nicht immer, eine schlechte Presse erfuhren. Trotzdem hielt Proust an seinem frühen Ideal, Schriftsteller zu werden, fest. Im Zeitroman, an dem er von 1905 mit Unterbrüchen bis zu seinem Todestag 1922 schrieb, spielt die Homosexualität eine große Rolle (*Sodom und Gomorra*). Zahlreiche Autoren halten es für erwiesen, dass Proust seine Homosexualität auch auslebte. Der Roman dreht sich allgemein um die flüchtige, verrinnende und alles auslöschende Zeit, in der jedes Erlebnis stirbt und mit ihm etwas im eigenen Ich. Doch seine Suche ist erfolgreich: Im letzten Band, den der Dichter *Die wiedergefundene Zeit* nannte, überwindet er das Zerstörerische an ihr und preist sich glücklich. Auf die hier angeführten Themen werde ich später noch eingehen.

17.4.2 Zur Psychopathologie des Asthmas

In den folgenden Ausführungen lasse ich die genetisch vererbten, konstitutionellen Faktoren, die bei der *Atopie* eine Rolle spielen, außer Acht und konzentriere mich auf den allergischen Menschen in seiner seelisch-geistigen Verfassung. Nicht von ungefähr ist Prousts Asthma Thema einiger Lehrbücher (Bräutigam 1975, Uexküll 1981) geworden. In den psychoanalytischen Interpretationen stehen die Ambivalenz zwischen Hass und Zärtlichkeit, Begehren und Fürchten, sowie unterdrückte Wutanfälle oder zurückgehaltenes Weinen, im Vordergrund. Als Hauptverursacherin gilt eine dominierende und überbehütende, verführerische und zurückweisende Mutter, die sich mit Zärtlichkeiten dem Kind aufdränge und es durch Verwöhnung erdrücke (Bräutigam 1975, S. 159).

In der Tat war Jeanne Proust eine dominierende, kontrollierende und sehr selbstbeherrschte Frau. Die bei Asthmatikern oft beobachtete Verwöhnung veranlasste wohl Franz Alexander (1977) zu seinem berühmten Ausspruch, das Asthma drücke einen »Schrei *nach* der Mutter« aus. Alexander Mitscherlich (1950) ergänzte: und einen »Schrei *gegen* die Mutter«. Pierre Marty (1980) wird diese Konstellation später »allergische Objektbeziehung« nennen. Ich plädiere jedoch dafür, diese sog. »typischen« Konflikte zwischen Müttern und Kindern als universelles Symbiose-Phänomen einzustufen und kritisiere die Konzentration der Untersuchungen auf die Mutter, die auf diese Weise ungerechtfertigte Schuldzuweisungen erhält.

Alfred J. Ziegler (1989), der die »Komplexe Psychologie« C.G. Jungs vertritt, verweist auf das biologische Entgegenkommen, also die konstitutionellen Disposition beim Asthma, betont aber nachdrücklich den seelischen Überbau. Asthmatiker seien sich ihrer Kleinheit und ihres kompensatorischen Machtstrebens so wenig bewusst, dass sie in einer »inspirierten Attitüde« leben würden, immer angstvoll und abwehrend darauf bedacht, ihre Dominanz zu bewahren. Der Alltag mit seinen kleinlichen, schmutzigen und bedrängenden Aufgaben löst mannigfache Ängste und Abwehr – Allergien im übertragenen Sinn – bei ihnen aus. Deshalb fühlen sich Asthma-Patienten in reiner, hoher und vergeistiger Atmosphäre am wohlsten. Sie streben nach edlem Menschentum, nach Idealen und möchten sich mit dem banalen Leben nicht gemein machen.

Diese Überlegungen erlauben es, den Bogen zu Marcel Prousts Kunst zu schlagen. Seine »poetisierte Philosophie« schwebt manchmal in geistigen Höhen, so dass es einen beinahe schwindelt, während Träume und Phantasien geheimnisvolle, düstere bis perverse Regionen durchstreifen – was gegen die eindimensionale und Asthma-»typische« Deutung Zieglers spricht.

Der Daseinsanalytiker Medard Boss (1954) wiederum extrapoliert aus Tests mit Asthmatikern Katastrophen-Phantasien, eine brüchige Welt mit beängstigenden, zermalmenden und übermächtigen Reizen. Der Asthmatiker erlebe die Welt voller Angst. Das »Leiben« wird als »organneurotisches Erstickenmüssen« interpretiert, das als Existieren »zu angsterstarrtem Stocken gelangt« (Boss 1954, S. 121).

17.4.3 Erweiterte Interpretation

Wie bereits mehrfach erwähnt, war die Bindung Prousts an seine Mutter ausgesprochen eng. Der zarte Junge weinte manchmal eine ganze Nacht hindurch, wenn sie ihn etwas fester angefasst hatte. Sein Anklammerungsverhalten resultierte aus einer großen inneren Not, aus diversen Ängsten und schmerzlichen Erfahrungen von Einsamkeit. Aus der Angst- und Kleinheitssituation entsprang zwangsläufig ein glühender und ehrgeiziger Wunsch nach Sicherheit, Anerkennung und Größe. So ist bekannt, dass sich Marcel durch Leidensdemonstrationen und/oder Wutausbrüche zahlreiche Rücksichtnahmen und Privilegien ertrotzte. In der Seele dieses ängstlichen Kindes spielten sich Tragödien ab, die der spätere Dichter minutiös und aufrichtig in seinem zu Lebzeiten unveröffentlichten Buch *Jean Santeuil* und im Zeitroman gestaltete. Auch sein Asthma mag anfangs ein Schreien nach und gegen die Mutter ausgedrückt haben. Nach einigen Jahren somatisierte sich dieser Prozess und wäre nur noch durch Medikamente wie Kortison, Theophyllin oder Ähnliches beeinflussbar gewesen, die damals jedoch noch nicht zur Verfügung standen.

Prousts Ehrgeiz, als Schriftsteller anerkannt zu werden, existierte seit seiner Kindheit. Jahrelang übte er die Kunst des Schreibens in glühenden Briefen (1969) an seine Mutter und Freunde, die er während seiner schlaflosen Nächte verfasste. Schriftstellerisches Können erwarb er sich ebenfalls durch eine sechs Jahre dauernde Übersetzung des englischen Schriftstellers, Kunstphilosophen und Malers John Ruskin (W. Kempf 1989). In Ruskin (1819–1900) fand er einen Seelenverwandten, der seinem Roman wichtige Anstöße gab.

17.4.4 Homosexualität, das Fremde, Allergie und Asthma

Die Homosexualität ist ein weitläufiges und kontrovers diskutiertes Thema. Die traditionelle Tiefenpsychologie hielt sie für eine psychopathologische, d.h. neurotische Fehlentwicklung, die aufgrund der narzisstischen Ablehnung einer Psychotherapie überdies nicht als therapierbar galt. Alfred Adler (1977) z.B. nannte die Homosexualität eine Sexualneurose und diagnostizierte in ihr eine »Gesamterkrankung der Persönlichkeit«. Homosexuelle wären nicht bereit, sich den Gegebenheiten des Sozialen einzufügen. Am häufigsten finde man bei diesen Charakteren angst- und zwangsneurotische Symptome, wobei der Angst und dem Zwang ein sexueller Anstrich gegeben werde. U.a. attestierte Adler Homosexuellen folgende Symptome: Hingabestörung, emotionale Hemmung, Egozentrizität, Neigung zu dominieren und Überempfindlichkeit.

Einige Resultate der Individualpsychologie stimmen tatsächlich mit psychopathologischen Untersuchungen bei zahlreichen Asthma-Patienten überein. Kann daraus der Schluss gezogen werden, dass Zwangsneurose, Homosexualität und Asthma dieselben »Ursachen« haben? Wie ich mehrmals darlegte, sind solche Befunde nicht spezifisch, sondern allgemein menschlich; sie können also manchmal zutreffen, manchmal nicht. Dasselbe gilt für meine frühere Deutung, übertriebener Ehrgeiz sei charakteristisch für Homosexualität und Asthma. Ich verwies dabei auf potentielle Neid- und Eifersuchts-Affekte Marcels in Bezug auf den international renommierten Vater und den jüngeren Bruder Robert, der zu einem erfolgreichen Arzt avancierte, woraus individualpsychologisch interpretiert ehrgeiziges Machtstreben und antisoziale Einstellung erwachse. Aber Marcel war keineswegs antisozial – der generelle Vorwurf Adlers gegenüber »dem« Neurotiker –, sondern krankheitsbedingt ans Bett gefesselt, wo er nicht nur für sich, sondern auch für andere schrieb.

17.4.5 Das Fremde, Projektion, Introjektion und Identifikation aus phänomenologischer Sicht

In meinen Überlegungen zur Homosexualität und Allergie tauchte der Gedanke auf, dass sowohl allergische Reaktionen wie homosexuelle Orientierung etwas mit dem Phänomen des Fremden – fremden Stoffen in der Außenwelt und dem anderen, fremden Geschlecht – zu tun haben. Deshalb wandte ich mich den Ausführungen von Bernhard Waldenfels (2000) zu, der sich eingehend damit befasste.

Eine erste These von Waldenfels, gestützt auf Merleau-Ponty (*Keime der Vernunft* 1994), lautet: Der Leib, mit dem ich geboren werde, ist keine in sich geschlossene Einheit, sondern ein Eigen-Leib, der mit Fremdem im »Zwischenleiblichen« von Anfang an von den Beziehungspersonen, der Familie, der Religion, den Ritualen und dem Zeitgeist geprägt und geformt ist. Selbst in den Genen stimmt der Satz, dass die Anderen in meinen Leib eingeschrieben sind (Waldenfels, S. 306). Ein Kind sagt z.B. zuerst nicht »Ich«, sondern nennt den Namen, der von Anderen gegeben und geprägt ist. Wir beginnen also nicht mit Ich und Du, sondern sprechen von Anfang an »die Sprache der Anderen« (S. 308). Sogar »Projektion« und »Introjektion«, die in der Psychoanalyse zum einen eine unreife Form der Abwehr und zum anderen eine psychische Übertragung darstellen, sind phänomenologisch gesehen normale Vorgänge: Ich sehe und fühle mich zuerst im Anderen, nicht als irrtümliche Verwechslung, sondern: Ich werde ich selbst, indem ich mich mit den (wichtigsten) Anderen identifiziere (S. 309).

Auf den Säugling und das Kind Marcel übertragen, bedeutet dies, dass er in der innigen Einheit (Symbiose) mit seiner Mutter alles, was sie empfand, fühlte, dachte und tat, als sein Eigenes annahm. Naturgemäß musste dies zu Irritationen führen, als er nicht mehr mit ihr zusammen war und in die Einsamkeit des Schlafzimmers geschickt wurde, wo er, allein auf sich geworfen, die äußerst bedrohliche Trennung von seiner Mutter erlebte; in dieser Not (Krise) entstand sein Asthma.

Die Identifikation mit ihr blieb zeitlebens erhalten, wurde allerdings jeweils erschüttert, wenn er auf sich selbst stieß: in der Krankheit, im Umgang mit Anderen, in der Begegnung mit seinem eigenen und dem »fremden« Geschlecht. Sein Körper wies männliche Geschlechtsmerkmale auf, was er nicht ablehnte oder bekämpfte. Im Gegenteil: Während seiner »Dandy«-Phase imitierte er so erfolgreich den Narzissten Montesquiou, dass auch dieser Anteil zu seiner Identifikation beitrug. Andererseits fühlte und dachte er wie seine Mutter, d.h. wie eine Frau, von der man nicht vernahm, dass sie das Männliche oder Weibliche ablehnte. Folgerichtig mussten sich bisexuelle Komponenten in Marcel Proust befunden haben, die einen lebenslangen, ihm wahrscheinlich nicht bewussten Kampf gegeneinander ausfochten.

17.4.6 Exkurs in die Transsexualität

Moderne feministische Autorinnen neigen dazu, das Geschlecht als Konstrukt und patriarchalisch geprägtes, sozial-politisch inszeniertes Rollenspiel aufzufassen, das sie dann, im Gegensatz zu ihrem angeborenen Geschlecht, *gender* nennen. Diese Künstlichkeit veranlasst sie unter anderem, Geschlechtsumwandlungs-Operationen zu Transsexuellen zu befürworten und zu erleichtern (Gesa Lindemann 1993). Meine Erfahrungen in der Supervision von Transsexuellen zeigen jedoch, dass diese oft nicht in der Lage sind, das Fremde, das im *gender* enthalten ist, vom natürlichen eigenen Geschlecht (*sex*) zu differenzieren. Sie verharren also in der Cartesianisch-naturwissenschaftlichen Körper-Seele-Spaltung, die dem Irrtum aufsitzt, man könne den Leib schadlos konstruktiv-technisch bearbeiten und verwandeln. Die nicht reflektierte und nicht aufgearbeitete Entfremdung führt deshalb bei zahlreichen operierten Transsexuellen zur Verlagerung ihres Unglücks in die Umgebung (verlassene Familie, zerstörte Ehe, verwirrte Kinder) und Fortsetzung der eigenen Orientierungskrisen.

Diese Überlegungen gaben den Anstoß zur Hypothese, dass die Auseinandersetzung zwischen Eigenem und Fremdem bereits *vor* Reflexion und Verbalisierung leiblich-körperlich stattgefunden hat. Denn physiologisch und immunologisch gesehen spiegelt sich bei Proust diese Verwirrung und Uneindeutigkeit im Allergischen wider. Möglicherweise war er deshalb nicht nur *Auf der Suche nach der verlorenen Zeit*, sondern auch, den Titel paraphrasierend, »auf der Suche nach dem verlorenen Ich«.

17.5 Allergie und Asthma aus der Sicht der Mikrobiologie, Anthropologie und Phänomenologie

Die Schulmedizin betrachtet das allergische Geschehen im mikrobiologischen Bereich als seelisch-geistiges Vacuum, das erst später durch nervale und cerebrale Prozesse »kognitiv-mental« belebt wird, in der aktuellen Forschung mittels »Spiegelneuronen« im Gehirn (Kircher, Krach, Leube 2008). Jedoch beginnt bereits nach der Vereinigung von Ei und Samenzelle ein Geschehen, das nur ganzheitlich, zusammenhängend und umfassend zu verstehen ist, denn sonst könnten antilogische und antinomische (widersprüchliche) Prozesse, wie sie jede Sekunde tausendfach im Organismus stattfinden, kein lebendig funktionierendes Individuum ergeben. So ist auch das »Allergische«, begriffen als Auseinandersetzung zwischen Eigenem und Fremdem, bereits ein Bestandteil der Befruchtung und setzt sich in den fundamentalen Stoffwechselprozessen fort. Der Allergologe Ulrich Wahn (Charité Berlin) ist ebenfalls der Ansicht, dass früher oder später jeder Körper »irgendeinen harmlosen Stoff als Fremdkörper« ausmacht (in: D. Lüdemann 2008). Die Ausführungen von Dieter Wyss differenzieren in Eigenes und Fremdes (D. Wyss 1986, S. 6): Ständig werden fremde Substanzen »destruiert, vernichtet, aufgelöst, abgebaut« und zu Körpereigenem wieder aufgebaut. Lebenserhaltender Stoffwechsel ist im Zeitablauf »gleichzeitig Lebensvernichtung«.

17.5.1 Das Spiegelneuronen-Modell und das Geistige

Die wenigen Sätze des vorangehenden Abschnitts verraten, dass so etwas wie Wahrnehmen, Erkennen, d.h. Seelisch-Geistiges von Anfang an mitschwingt: Denn wie sollten materielle Strukturen, z.B. labortechnisch nachweisbare Antikörper, als etwas »Fremdes« von »Eigenem« unterschieden werden? Dazu ist, in philosophischer Tradition formuliert, ein vergleichender, differenzierender und verbindender Geist erforderlich, der alle gegeneinander und labyrinthisch wirkenden Einzelstrukturen und Funktionen als lebendige Einheit »überblickt«, alle organismischen Details (von den physikochemischen Bausteinen bis zu den »Organen«) zu einem lebendigen Individuum miteinander verbindet. Natürlich habe ich damit ein kompliziertes, philosophisches Thema nur angedeutet. Aber es verweist darauf, dass z.B. das Spiegelneuronen-Erklärungsmodell (Rizzolatti, Craighero 2004) wiederum nur eine materielle Verlagerung dieser zentralen Problematik ins Gehirn ist, ohne zu bedenken, dass eine leiblich-körperlich-seelisch-geistige Einheit das »Spiegeln« verstehen und interpretieren muss; die »Spiegelneuronen« sprechen nur zu jemandem, der in »bildgebenden Verfahren« Details auf ein sinnhaftes und bedeutungsvolles lebendiges Ganzes beziehen kann.

D. Wyss hat dieses Geschehen im Begriff der Kommunikation erläutert: Auch im Stoffwechsel wird mit der Aufnahme eines Stoffes (Antigene von Pollen, Nahrungsmitteln) dessen Mitteilung in der Verarbeitung »verstanden«, z.B. durch Bildung von Antikörpern, so dass das Immunsystem darauf antwortet, allerdings in einer Auseinandersetzung auf mikrobiologischer Ebene. Im vegetativen Pol (Darm, Niere, Leber) geschieht dies bewusstseinsfern, im animalischen Pol (Sinnesorgane, Bewegungsapparat) bewusst, während im vermittelnden mesenchymalen Pol von Atmung und Kreislauf mehr oder weniger bewusste Prozesse ablaufen: Ich erinnere hier nur an die Ängste des kleinen Marcel, die in der Enge des asthmatischen Atmens geleibt (besser hieße es eigentlich: ge- bzw. ver*körpert*) wurden.

Darf ich also das immunologische Geschehen *parallel* dazu setzen? Das wäre unzulässig vereinfacht; Stoffwechsel-Aktivitäten verlaufen normalerweise tausendfach gleichzeitig gegeneinander und labyrinthisch antilogisch durcheinander, allerdings als Ganzes dynamisch funktionierend. Erst in der Krankheit desintegriert und polarisiert sich das Geschehen und kann in labortechnisch nachweisbaren Kausalketten miteinander verknüpft werden: Bei Marcel (FD 38) also erst nach dem 9. Lebensjahr, als die Allergien den »Funktionsleib« in den kranken »Gestaltleib« des Asthmas verwandelt hatten. Aber selbst danach kannte Proust Zeiten, in denen das allergische Geschehen sein Leben nicht dominierte, d.h. Perioden, in welchen sich die immunologischen Ereignisse dem ganzheitlichen Leben wieder integrierten.

17.6 Allergie und Bauernhof

Besteht trotzdem die Möglichkeit, die moderne Ausbreitung der Allergien psychosomatisch besser zu verstehen? Ich möchte hierzu an den heute plausibelsten Hypothesen ansetzen: an der »Bauernhof«- und »Hygiene«-These (Adelheid Müller-Lissner 2007). Die erste besagt, dass früher Kontakt mit natürlichen Allergenen in Wald, Wiese und Stall immun mache, während die Großstadtkinder diesen normalen Schutz nicht aufbauen könnten, da sie, laut zweiter These, in hygienisch zu sauberem Milieu aufwachsen würden.

Mit großer Vorsicht und etlichen Vorbehalten (Konstitution, Erblichkeit, Zufall, Ernährung, Kultur, antilogischem Organismus) stelle ich folgende Hypothese in den Raum: Kinder auf einem Bauernhof kommen wahrscheinlich mit noch mehr »Fremdem« in Kontakt als Stadtkinder. Sie erkunden, entdecken und vor allem erschließen (verstehen) lebendiges Geschehen, mit dem sie sich direkter leiblich, d.h. ganzheitlich, auseinandersetzen müssen. Ihr Erleben ist in der Regel geordneter, übersichtlicher und weniger Reiz überflutet und abgelenkt; deshalb finden sich Landkinder in unvermeidlichen Orientierungs-Krisen besser zurecht, so dass auch die physiologischen Funktionen zwischen Kampf und friedlicher Regeneration (Desintegration und Integration) eher eine Balance finden. Ähnliches trifft möglicherweise auch für die »Hygiene« zu: In Familien, in denen es lebensnaher, d.h. nicht so steril und »fein« zu und her geht, entstehen robustere (integrationsfähigere) Charaktere, die nicht wie der kleine Marcel (FD 38) bei geringem Anlass in Weinen und Wehklagen ausbrechen. Das ist nicht romantisierend, naturverbundenen oder naiv gemeint, denn gerade auf dem Land herrschen oft raue Sitten inklusive aller Niedrigkeiten (»Nichtungen«) des Lebens: Neid, Eifersucht, Missbrauch und Gewalt.

17.7 Allergie und Stress

Eine zweite Hypothese könnte sich auf das Stresskonzept (siehe »Grundlagen der HPS«) berufen. Judith Newman (2006) bezieht sich u.a. auf die Psychiaterin Kimberley Kelsay, die bei atopischen Patienten (Neurodermitis, Asthma, Heuschnupfen) eine reduzierte Fähigkeit zur Produktion von Cortisol festgestellt hatte. In Stressphasen wird das Immunsystem aktiviert, um Infektionen und andere Gefahren abwehren zu können. Dabei produziert die Hypophyse zum Ausgleich vermehrt Cortisol, damit die Entzündungsreaktionen des Immunsystems nicht aus dem Ruder laufen. Daraus ließe sich folgendes ableiten: Der moderne Stadtmensch lebt oft in einem Dauer-Stimulations-Stress durch Lärm, Fernsehen und Medien überhaupt. Alarmphasen erschöpfen die Cortisol-Reserven und lassen zu selten Erholungsphasen zu. In der Erschöpfungsphase fehlt das entzündungshemmende Cortisol, so dass die allergischen Symptome das Krankheitsgeschehen bestimmen. Darüber hinaus könnte die Gewöhnung (Adaptation) an Stress ebenfalls die Cortisol-Produktion reduzieren.

Obwohl eine Berliner Tageszeitung als neuestes Untersuchungs-Ergebnis eines Kongresses in Boston kolportierte, Stress »verschlimmere allergische Reaktionen um ein Vielfaches« (D. Lüdemann 2008), möchte ich noch einmal betonen, dass alle diese Hypothesen höchstens einen approximativen Wahrheitsgehalt aufweisen, denn die Variabilität der menschlichen »Natur« – dessen Leib zwischen Natur und Kultur anzusiedeln ist (Waldenfels 2000) – und deren Komplexität verbieten eigentlich solche Verallgemeinerungen. Ausschlaggebend für das Verständnis einer »Allergie« ist die individuelle Person eingebettet in ihre Lebensgeschichte, Vererbung, Familie, sozio-ökonomischen Status, Schule, Kultur und nicht zuletzt in die Zufälle der Existenz. Deshalb kehre ich noch einmal zu Marcel Proust zurück:

17.8 Allergie und Kommunikation. Zur Psychosomatik Marcels Prousts (FD 38)

In meinem Beitrag »Konzepte für die HPS« habe ich das allergische Geschehen bereits mittels der Kommunikationsmodi zu beleuchten versucht. Konkret auf den Säugling und das Kind Marcel bezogen hieße das: Was in der Kindheit geschah, spielte sich auf einer präreflexiven, vorsprachlichen, d.h. leiblich-somatischen und emotionalen Ebene ab, und manifestiert sich im Asthma, in Angst, Anklammerung, Einsamkeit und in kompensatorischen Akten als Salonlöwe und Dandy. Erst »auf der Suche nach dem verlorenen Ich« begannen die Kommunikationsmodi erkunden, entdecken, erschließen und sich-auseinandersetzen auf seelisch-geistiger Ebene zu greifen, wobei Proust zur Leidensverringerung weder ausreichend gute Medikamente noch psychotherapeutische Hilfsmittel zur Verfügung standen. Immerhin konnte er sich von seiner Trauer und Depression nach dem Tod der Mutter (1905), als er sich wochenlang in einem Zimmer vergrub, soweit erholen, dass er sich noch bis zu seinem Tod (1922), also 17 Jahre lang, mit seinen Daseinsstrukturen auseinandersetzte und bis in die kleinsten Details erforschte – eine Leistung, die den Kommunikationsmodus »Bewältigung« wohl verdient. Maurice Merleau-Ponty (1976) umschrieb diesen Vorgang als Integrationsgeschehen, in welchem die eigene Biographie Sinn und Bedeutung erhält. Oder in Wyss'scher Begrifflichkeit ausgedrückt: er »fand« die Zeit (letzter Band des Zeitromans) und damit die ihm noch mögliche Erfüllung, indem er sein Leben in vielen Nuancen kommunizierte und »zeitigte«.

Zwei Beispiele für diese Auseinandersetzung im Literarischen: A) Die homosexuelle Hauptfigur in *Sodom und Gomorra*, der Baron de Charlus, ist ein »Mannweib«, der/das einerseits herrisch-männlich-sadistisch auftritt, sich andererseits masochistisch von besonders männlich wirkenden jungen Männern peitschen lässt. Ein Schriftsteller kann dies nur dann so wirklichkeitsnah wie Proust gestalten, wenn er zwar mit und in ihnen lebt und fühlt, sich aber mittels Worten geistig integriert von ihnen distanzieren kann, so dass sie ihn nicht (mehr) beherrschen bzw. zu Perversionen treiben oder zwingen; er unterliegt dann weder einem »Trieb« noch einem neurotischen Zwang.

B) Mit größter Wahrscheinlichkeit war Proust im Geschlechtlichen verunsichert. Deshalb verliebte er sich, wie die Biographen schreiben, oft in junge Mädchen oder ältere und verheiratete Frauen, die ihm nicht gefährlich werden konnten. Auch stadtbekannte Maitressen faszinierten ihn, die er im Zeitroman anfangs huldigend portraitierte (Odette de Crécy), später aber als eitel und verlogen demaskierte. Die Prinzessin von Nassau, eine »Gesellschaftskokotte«, erhält dann beißende Charakterisierungen, die ihr Antlitz z.B. als »wohl konserviert und von tausend bewundernswert abgestimmten Schminkpartikelchen duftend« und dadurch leicht lila getönt beschreiben. Ihr schmarotzerischer Lebenswandel erscheint auf dem Hintergrund einer wunderbar formulierten Ironie, die nachzulesen ein echtes Vergnügen darstellt (Proust 1979, S. 4089–91).

Diese Seiten allein eignen sich m.E. gut dafür, Prousts geistige Bewältigung seiner geschlechtlichen Krisen durch Humor und Ironie zu verdeutlichen.

17.9 Das Asthma und die Zeit

Abschließend möchte ich auf die organismische Struktur des Asthmas im Sinne von Dieter Wyss eingehen. Atmung, Herz und Kreislauf zählen zu den verbindenden und vermittelnden Bereichen zwischen animalischem und vegetativem Pol, d.h. zwischen den mit der Welt direkt kommunizierenden »Organen«, z.B. den Sinnen und den »inneren« Organen, die dem Bewusstsein weitgehend entzogen sind. Die Vermittlungsorgane verkörpern den zeitlichen Geschehensstrom; wenn sie funktionieren, fließt das Leben weiter, und die Zeit stockt nicht oder hält nicht an – wie im Tod, wo das Leben aufhört. Herz-, Kreislauf- und Atemstillstand bedeuten dagegen Tod, das Ende der individuellen Lebenszeit.

Marcel bekam seinen ersten Asthma-Anfall mit neun Jahren, als die allnächtlichen Trennungen von der Mutter sich dramatisch zuspitzten: Er leibte und verkörperte seine Angst primär in den allergischen Symptomen (Heuschnupfen, Asthma), aber auch in seiner Empfindlichkeit; er galt bekanntlich als reizbar und war leicht zu kränken. Die Enge der Atmung konfrontierte ihn tragisch oft mit der Ausweglosigkeit einer *tödlichen Bedrohung*, die sich nach dem Tod der Mutter in einer schweren Depression ausdrückte (der phänomenologisch orientierte Psychiater H. Tellenbach beschrieb 1976 die Depression zu Recht als »Erleben des Zeitstillstandes«, d.h. des Todes). Intuitiv rang Proust somit noch fast zwei Jahrzehnte mit dem Zeit-, d.h. dem Todesproblem – wiederum ein Hinweis dafür, wie sehr er gelitten haben muss und wie mutig er seiner »Krankheit zum Tode« (Kierkegaard) produktiv trotzte.

Camus zählte Proust zu seinen künstlerischen Vorbildern, da er im Zeitroman gegen das Absurde revoltierte, indem er sich in seiner Dichtung »mit der Schönheit der Welt« gegen den Tod und das Vergessen verbündete. Auf diese Weise wird die Revolte »schöpferisch« (Camus 1969, S. 217). Durch seine Einfühlung in das allen Menschen Gemeinsame überwand Proust seine eigene allergische Empfindlichkeit, indem er sie zur künstlerischen Sensibilität kultivierte. Damit beschenkte er uns mit einem Kunstwerk, das jederzeit über die Niederungen, Krisenhaftigkeit und Depression dieses Lebens hinweg (ver)zaubern kann.

18 Autoimmunkrankheiten und Lichen ruber planus

18.1 Lupus erythematodes und Sklerodermie

Wenn sich das Immunsystem gegen die eigenen Zellen richtet, entstehen die Autoimmunkrankheiten, zu denen in der Dermatologie der *Lupus erythematodes* (LE) – auch »Schmetterlingsflechte« genannt – und die *Sklerodermie* zählen. Diese Erkrankungen sind das Resultat entzündlicher Prozesse, die beim LE zu schmetterlingsförmig angeordneten Rötungen, Entzündungen und schließlich Vernarbungen im Gesicht führen. Bei der *Sklerodermie* unterscheidet man eine lokale von einer systemischen Form. Bei der lokalen kommt es nach anfänglich roten Flecken zu Verhärtungen (*sklero* = hart) des Bindegewebes, vor allem am Rumpf. »Systemisch« bedeutet, dass neben der Haut, z.B. im Bereich der Finger und des Mundes, auch innere Organe von den Verhärtungen befallen werden können.

Am bekanntesten sind die Autoimmunerkrankungen des rheumatischen Formenkreises. In Deutschland leiden etwa 1,3 Millionen Menschen an Entzündungen, Schwellungen und Schmerzen der Knochen, Gelenke, Muskeln und Gefäße. Die Forschung konnte noch nicht eruieren, warum das Immunsystem zum »unsinnigen Angriff auf körpereigenes Gewebe« (A. Müller-Lissner 2002) bläst. Immerhin wurden im Verlauf des Krankheitsprozesses die sog. Tumor-Nekrosefaktoren (TNF) ausgemacht, die zur Zerstörung von Knochen und Knorpeln beitragen, und gezielt bekämpft werden können: Die Kombination von TNF-blockierenden Medikamenten mit anderen antirheumatischen Mitteln entfalteten in 50% der Behandlungen eine gute Wirkung.

FD 39: Der 42-jährige Patient berichtete, dass seine LE-Erkrankung begann, als er in eine schwerwiegende berufliche Krise geriet, hohe Schulden anhäufte und in dieser Zeit auch vom Alkohol abhängig wurde. Die Tragödie verschlimmerte sich, als darüber hinaus seine Ehe zerbrach. In einer Entziehungskur gelang es ihm, vom Alkohol loszukommen und in einer dermatologischen Klinik mit der Behandlung seines LE zu beginnen. Als er zu mir in die Praxis kam, war er bereits vier Jahre »trocken« und hatte wieder einen Arbeitsplatz gefunden. Die Behandlung des LE musste in dieser Zeit nur noch lokal antientzündlich durchgeführt werden und zeigte eine Tendenz zur Besserung. Da bei ihm keine Psychotherapie anstand, konnte ich nicht mehr biographische und psychodynamische Hintergründe in Erfahrung bringen.

Die Auslösung von LE-Symptomen in Orientierungs- und Leistungskrisen wurde schon lange beobachtet und durch Untersuchungen untermauert, die den somatischen Verlauf mit »Stress« korrelierten (z.B. Adams et al. 1994). Die Komplexität der Erkrankung lässt allerdings keine Voraussage zu, ob psychotherapeutische Maßnahmen den Autoimmun-Prozess noch aufhalten können. Denn sobald sich das dynamische Integrationsgeschehen des »Funktionsleibes« (D. Wyss) in Richtung »Gestaltleib« in Form einer manifesten Krankheit verschoben hat, kann niemand wissen, ob die somatischen Veränderungen durch Medikamente rückgängig gemacht werden können und ein antagonistisches Fließgleichgewicht sich wieder einstellt. Große Hoffnungen wurden in den vergangenen Jahren mit der Stammzellen-Therapie geweckt, die allerdings erst nach massiven Eingriffen in das Immunsystem – Zerstörung der »alten« Abwehrkörper durch Cytostatica – begonnen werden konnte. Es zeigte sich, dass die Erneuerung des Immunsystems durch Stammzellen nur vorübergehender Natur war und bei 10 Prozent von Patienten mit Autoimmunkrankheiten den Tod nicht verhindern konnte (A. Müller-Lissner 2002). Deshalb muss in dieser Hinsicht noch viel geforscht werden. Gleichwohl ist psychische Unterstützung stets hilfreich, wobei die von manchen Lehrbüchern vertretene Differenzierung von Psychotherapie in Hinblick auf »primäre« oder »sekundär-reaktive« seelische Störungen m.E. ausschließlich akademischer Natur ist.

18.2 Lichen ruber planus

Die flachen Knötchen, die typischerweise an Handgelenken und Fußknöcheln auftauchen, fallen durch Rötung auf, können manchmal unangenehm jucken und in Wunden übergehen. An der Mund- und Genitalschleimhaut äußert sich diese Erkrankung mit netzartig geformten, feinen, weißen Streifen. Da keine Ursachen herausgefunden wurden und entzündliche Vorgänge mit immunologischen Befunden korrelieren, reiht man auch diese Erkrankung unter die Immunkrankheiten ein.

FD 40: Mehrere Patienten, die sich bei mir aufgrund eines *Lichen ruber planus* in Behandlung befanden, berichteten übereinstimmend vom Ausbruch ihrer Erkrankung in *Krisenzeiten,* sei es beruflicher, finanzieller oder partnerschaftlicher Art. In der psychosomatischen Literatur (z.B. Obermayer 1955) werden die Auslöser oft als Distress bezeichnet, wobei die Belastungen von persönlichen, familiären, sozialen und politischen Bedingungen abhängen. Glücklicherweise ist die Erkrankung meist vorübergehender Natur, und die zur Verfügung stehenden antientzündlichen Medikamente sind in der Regel gut wirksam.

19 Periorale Dermatitis, körperdysmorphe Störungen und Rosazea – vom Als-Ob und dem Spiegel

19.1 Periorale Dermatitis und vom Als-Ob

FD 41: Jeden Morgen steht Frau X vor dem Spiegel und betrachtet mit großer Sorge die kleinen roten Erhebungen, die sich um den Mund herum (lateinisch perioral) gruppieren. Alle nur denkbaren kosmetischen Maßnahmen hat sie bereits ergriffen: Sie wusch sich nur noch mit Syndets (Seifenersatz) oder teurer Reinigungsmilch, entfernte die letzten »Schmutzreste« mit einem pflanzlichen Gesichtswasser, machte mehrmals wöchentlich ein »dermatologisch geprüftes« Peeling, benutzte teure Tages- und Nachtcremes und ließ sich bei der Kosmetikerin Masken auflegen. Nachdem sie der Freundin ihr Leid geklagt hatte, empfahl diese ihr eine »Super-Creme«, die jeden Pickel beseitige und tatsächlich bei Frau X vorerst auch half.

Allmählich aber konstatierte sie mit Entsetzen, wie sich die roten Papeln in immer kürzeren Abständen wieder zeigten, sobald sie die »Wundercreme« wegließ. Daraufhin entschloss sie sich, meine Praxis aufzusuchen. Ich eröffnete ihr, dass sie ihre Entzündung der Poren im Mundbereich – so erläuterte ich die Diagnose – nunmehr dieser Creme zu verdanken hat, da es sich dabei nämlich um ein Kortison-Präparat handle, welches die Symptome vorübergehend unterdrückt habe.

Meine Empfehlung lautete nun, sich künftig ausschließlich mit lauwarmem Wasser zu waschen und nicht nur das Kortison wegzulassen, sondern auch das Peeling, die Masken, das Syndet, das Gesichtswasser, das Make-up und all die teuren Cremes. Stattdessen verschrieb ich ihr eine einfache Feuchtigkeitscreme, die ein mildes Desinfiziens enthielt. Als Folge des Kortisons »blühte« ihr Kinn eine Woche lang, und die Papeln vervielfachten sich. Doch danach blassten sie ab, und nach etwa drei Wochen war die Patientin geheilt.

Das ist, in Kurzfassung, der übliche Ablauf der Therapie einer Perioralen Dermatitis (PD) und die Beschreibung ihrer offensichtlichsten äußeren Ursachen, nämlich des zu häufigen und intensiven Waschens, Reinigens, Irritierens durch Rubbel-Partikel sowie der Nebenwirkung des Kortisons. Obwohl bereits 1907 der berühmte französische Dermatologe L. Brocq bei den PD-Patientinnen eine »erhöhte Reizbarkeit« festgestellt hatte, dauerte es etwa 70 Jahre, bis O.P. Hornstein (1976) mit seiner Arbeitsgruppe den psychosozialen, d.h. den »inneren« Bedingungen dieser Erkrankung psychoanalytisch und testpsychologisch nachging. Diese Ergebnisse bilden bis heute ein wissenschaftliches Fundament, das ich meinen Überlegungen voranstellen möchte.

19.1.1 Zur Psychoanalyse der perioralen Dermatitis

Bei den PD-Patientinnen – Männer sind selten betroffen – handelt es sich vorwiegend um gepflegte, attraktiv wirkende Frauen mit höheren sozialen Ansprüchen, die auch gehäuft Anzeichen einer vegetativen Labilität wie Obstipation, Kopfschmerzen und Schlafstörungen aufweisen. Die Symptome treten verstärkt in psychischen Belastungszeiten wie Berufswechsel, Heirat, Prüfung und Scheidung zutage. Die Psychoanalytikerin A. Thurn beschreibt in ihren differenzierten Falldarstellungen als Grundstörung den Charakterzug des Narzissmus, der bei den Patientinnen zu Kontaktstörungen geführt habe. Je nachdem, ob sich die Töchter mit dem Vater identifizierten und ihn idealisierten oder nicht, entwickelten sie sich entweder in Richtung Passivität oder Aktivität, die sich vor allem im beruflichen Engagement zeigte.

Die Idealisierung des Vaters wirkte sich auch in der Partnerwahl aus: Die Männer sollten schön, charmant und erfolgreich sein und möglichst viel Geld besitzen. In Konfliktsituationen stellten sich bei den Frauen starke Selbstzweifel ein. Als »narzisstische Vater-Kinder« benutzten sie auch ihr Symptom, um die Partner abzuschrecken und »die infantile Traumwelt am Leben zu halten und die Realität zu leugnen«. Die Testuntersuchungen offenbarten bei den PD-Patientinnen gehäuft psychosomatische Störungen, emotionale Unreife mit Neigung zu Affekten und eine Bereitschaft zu hysteriformen (heute: »histrionischen«) Verhaltensweisen.

Um nun die angeführten Kriterien praxisnah zu untersuchen, stelle ich im Folgenden eine Patientin vor, die während etwa drei Wochen an einer PD und im gleichen Zeitraum an einem Hämorrhoidalleiden mit **Proktitis** (Enddarmentzündung) litt.

FD 42.0: Die 43-jährige Patientin berichtete, dass die roten Papeln aus heiler Haut praktisch über Nacht entstanden waren und ihre sonst auffallend helle und »reine« Haut entstellten. Sie hatte ihr Gesicht wie üblich mit einer Reinigungsmilch gewaschen und keine neuen Cremes benutzt. Nach meinen eingangs erwähnten Empfehlungen zur Gesichtspflege erkundigte ich mich nach ihrem momentanen seelischen Befinden und erfuhr, dass sie in Scheidung lebte und mit ihrem Ex-Gatten um den Unterhalt der gemeinsamen Tochter vor Gericht stritt. Sie hatte auch eine neue Beziehung geknüpft, in der sie sich zwar wohl, aber doch gehemmt fühlte. Deshalb hätte sie es nicht gewagt, in der Wohnung dieses Mannes auf die Toilette zu gehen. Als Folge davon dickte sich der Kot ein, und sie musste beim Stuhlgang viel zu kräftig pressen. Dies war wohl die Hauptursache für die Proktitis.

Aus der **Biographie** war zu erfahren, dass die Patientin die Älteste von zwei Schwestern ist und mit ihr um die Gunst des tüchtigen und angesehenen Vaters konkurrierte. Sie siegte und galt alsbald als die Vorzeige-Tochter des Vaters, da sie hübsch war und intellektuell große Fortschritte machte. Während der Pubertät geriet sie in eine magersüchtige Phase, was sie aber in der schulischen Entwicklung nicht behinderte. In ihrem Studium und Beruf erwies sich die Patientin als ausgesprochen ehrgeizig, vermittelte aber stets den Eindruck einer zarten, eher schwachen und schutzbedürftigen Frau. Von den Männern erhielt sie deswegen auch bereitwillig Unterstützung. Nur in den Partnerschaften kam es oft zu Konkurrenz- und Eifersuchts-Affären, die sie durch ihr Verhalten schürte. Mehrmals kam es zu Seitensprüngen, allerdings auch von Seiten der Männer, so dass die Beziehungen regelmäßig durch heftige Krisen erschüttert wurden und daran zerbrachen.

Ich werde im Folgenden die eigene Interpretation mit den Ergebnissen der Hornstein'schen Forschergruppe vergleichen und einige Modifikationen anbringen.

19.1.2 Von der Als-ob-Struktur

Auch meine Patientin (FD 42) weist eine histrionische Charakterstruktur auf. Diese kommt weniger in der dramatischen Schilderung der oft geringfügigen Hauterscheinungen zur Geltung, sondern vielmehr in den komplizierten und labilen Beziehungen, in denen die Sexualität auffallend unterrepräsentiert war. Ich leite daraus in der Daseinsstruktur »Leib« Angst vor und Hemmung von Gefühlen ab. In der Begegnung mit der Patientin steht das Fassadenhafte im Vordergrund, wenn sie mit leiser und zarter Stimme spricht, stets Haltung bewahrt und sich auffallend jugendlich kleidet.

Die Forschergruppe benutzte zur Kennzeichnung dieser Klientel den Begriff der »Als-ob-Menschen«, ohne darauf hinzuweisen, dass es Alfred Adler war, der diese Haltung als Kennzeichen aller Neurotiker in seinem Hauptwerk *Über den nervösen Charakter* (1912) beschrieben hatte. Dabei stützte sich Adler auf Hans Vaihingers *Philosophie des Als ob* (1911/1923), der mit diesem Begriff die »Fiktionen«[1], d.h. die Konstruktionen beleuchtete, die dem Menschen als Leitbild und Sicherheit im komplizierten und chaotischen Leben dienen. Da sich die Menschen ohne Instinkte in der Welt zurechtfinden müssen, benutzen sie als Hilfsmittel die Fiktionen, um Schwächen, Ängste und Unsicherheiten zu kompensieren.

[1]Fiktion: Erdichtung, etwas Ausgedachtes, Erfindung (Knaurs *Fremdwörter-Lexikon*).

19.1.3 Von Fiktionen, Idealen, Ästhetik und Kosmetik

Es gibt Fiktionen, die unser Leben grundlegend prägen, und das sind die Ideale. Obwohl sie abstrakte und imaginäre Gebilde darstellen, folgen wir ihnen, selbst wenn sie uns in die Irre führen. Dann nennen wir sie in der Psychologie überhöhte, nicht erreichbare Ideale, Illusionen, Ich-Ideale usw. Im Bereich der Kunst herrscht, zumindest überwiegend, das Ideal der Schönheit vor: In ihrem Namen schaffen Künstler Werke, in welchen diese Ideale verwirklicht, d.h. realisiert und objektiviert sind. Oder anders ausgedrückt: Aus Geistigem wird Materielles, in welchem wir als Zuschauer im Theater oder im Museum, als Zuhörer im Konzertsaal diese Fiktionen wieder erleben und empfinden dürfen. Einige Ästhetik-Philosophen haben diese Gedanken als »subjektiv-objektive Wirklichkeit des Schönen« in der Kunst, »Versinnlichung des Ideellen« (F.T. Fischer 1846–1857) oder das »empirisch Objektive« gegenüber der »Idee des Schönen im Subjekt« (G.W. Hegel 1971) genannt. In Nicolai Hartmanns Philosophie (1962) erhält der materialisierte Geist die Bezeichnung »objektivierter Geist«.

Konkret stellt sich für mein Thema der Psychosomatik folgende Frage: Wie hängen die Sinne und die Sinnlichkeit, das Fühlen und Empfinden »im« Körperlichen und »Seelisch-Geistigen« (Ideale, Fiktionen) zusammen? Die somatisch argumentierenden Forscher sind der Meinung, dass Sinnesreize ins Gehirn gelangen und dort in Geist verwandelt werden und umgekehrt, dass sich Ideale ebenfalls im Gehirn wieder materialisieren. Die von mir favorisierten Leib-Konzepte gehen dagegen von den Phänomenen aus, die den Leib als Umschlagsstelle zwischen Natur und Kultur ansiedeln. Der Phänomenologe Bernhard Waldenfels (2000) z.B. betont unsere zwiespältige »Doppelheit«: Auf der einen Seite leben wir als »Jemand, d.h. eine Person«, auf der anderen Seite als »Etwas, ein Körperding«. Ich sehe und taste etwas Dinghaftes distanziert, sachlich, sogar gefühllos, während ich einen Menschen »teilnehmend« beobachte, mit ihm empfinde oder fühle.

FD 42.1: In ihrer histrionischen Phase behandelte meine Patientin ihren Leib-Körper gleichermaßen entfremdet, d.h. wie ein Objekt, mit dem sie Zwecke verfolgte, die zwar »in« ihr wirken, aber doch außen bestimmt sind. Sie hing einem Ideal von Schönheit an, das nicht normal-menschengemäß-natürlich, sondern ihrem Wesen fremd ist. Dabei denke ich in erster Linie an die Kosmetik, die vorgibt, im Dienst der Schönheit zu wirken. Diese Industrie tut so, »als ob« sie künstlerisch tätig wäre, »als ob« sie Natur in Kunst verwandeln könnte und würde. Offensichtlich ist dies in mehrfacher Hinsicht Täuschung, denn Hauptmotivation ist Profit und nicht künstlerischer Anspruch. Eine weitere Täuschung besteht darin, dass vieles schlicht überdeckt, verdeckt, d.h. kosmetisch maskiert wird. Solche Täuschungen gelingen seit Jahrzehnten erschreckend gut, wenn wir nur die Unsummen betrachten, die Menschen dafür verschwenden. Auch der helfend-therapeutische Anteil ist recht fragwürdig, wissen doch alle Fachleute und Dermatologen, dass eine gute Creme oder Salbe durch wenige und preiswerte Elemente hergestellt werden kann, die in drei bis vier Variationen für fette, trockene oder Mischhaut als Hauptpflege genügt.

Meine Patientin stellte sich »fiktional« eine ideale Frau vor und strebte dem gemäß nach weiblichen Tugenden, einer schönen Form und Gestalt. Diese Seite der Fiktionen ist ethisch wertvoll, denn sie spornt uns an, Gutes, Schönes und Wahres zu verwirklichen. Negativ selbst- und fremdschädigend werden Fiktionen erst, wenn sie absolut genommen werden und fremdbestimmt sind. Das geschieht, sobald durch geschickte Suggestion, nämlich der Werbung, der täuschende Schein aufrechterhalten wird, (als ob) die Ideale bereits realisiert wären. Als die Patientin noch den Versprechungen der Industrie glaubte, übernahm sie »leibhaftig« deren Attitüden – allerdings nur phasenweise in Krisensituationen, in denen sie teilweise histrionisch agierte: Sie tat so, »als ob« Erfolg im Beruf, Koketterie, Verführung von Männern mit kosmetisch gestylter Oberfläche ausreichen würden, um die anstehenden Konflikte meistern zu können. Jedoch befand sie sich, als sie aufgrund der PD zu mir in die Praxis kam, bereits in Psychotherapie und konnte deshalb meine Anregungen, den Kampf mit dem Ex-Gatten aufzugeben und ihr ehrgeiziges Arbeiten auf ein vernünftiges Maß zu reduzieren, annehmen. Diese Faktoren und der nicht mehr entfremdete Umgang mit ihrer Haut führten zur Ausheilung der PD innerhalb weniger Tage. Nachdem sie auf meine Empfehlung hin die Enddarmentzündung weniger dramatisch, d.h. mit seltenerem Zäpfchengebrauch, bekämpfte, erholte sie sich auch an dieser Stelle nach etwa zwei Wochen und blieb über einen langen Beobachtungszeitraum symptomfrei.

19.1.4 PD-Patientinnen und das Histrionisch-Hysterische

Meine Ausführungen könnten die Vermutung aufkommen lassen, alle PD-Patientinnen wären histrionisch-hysterisch. Eine solche Diagnose ist zu pauschal und undifferenziert. Wie immer sollte individuell herausgearbeitet werden, ob die von mir im Folgenden zusammengefassten Haltungen, Handlungen und Einstellungen zu den beständigen Charakterzügen (Neurose) gehören oder aber, wie bei meiner Patientin, eine vorübergehende histrionisch geprägte Krise vorlag. Mit Recht werden heute in der Psychologie tendentiell abwertende und diffamierende Neurosen-Klassifizierungen durch Entwicklungs- und Integrierungs-Diagnosen ersetzt.

- In magisch-naiver Art und Weise tat meine Patientin so, als ob Ideale absolut, d.h. vollkommen realisiert werden könnten. Bei Vorliegen einer histrionischen Neurose würde man dieses Symptom »infantil« nennen.

- Sie ließ sich von der Kosmetik-Industrie täuschen, die vorgibt, wie ein Künstler das Ideal einer reinen, schönen, glatten und attraktiven Haut mit ihren Produkten verwirklichen zu helfen. Psychopathologisch tauchen hier die histrionischen Elemente der Fremd- und Selbst-Täuschung, des Scheins und der Verführung auf. Diese Themen spielen in Form von Koketterie, Flirten, Seitensprünge und Streben nach schöner Fassade (Gesicht) eine wesentliche Rolle in ihrem Selbstverständnis als Frau.

- Die Übergänge zwischen Leiblichem, Emotionalem und Ethischem sind fließend. Das demonstriert die Anzeige (Juni 2008) eines dermatologischen Forschungs-Instituts beispielhaft, in der es Probanden mit »unreiner Gesichtshaut« für eine Kosmetikstudie suchte – als ob Hautflecken schmutzig und eine fleckenlose Haut Beweis für eine »reine« Seele wären. Ich erinnere hierbei nur an die Vorurteile gegenüber Sommersprossen, gegen die sogar mit Bleichmitteln vorgegangen wird.

- Die Kosmetik macht hauptsächlich Frauen abhängig, indem sie ihnen vorgaukelt, d.h. wieder vortäuscht, dass sie durch einfache Manipulationen (»Handlungen« wie reinigen und rubbeln) Schönheit herbeizaubern können – allerdings nur mit ihren Produkten. Das Kortison ist gleichermaßen ein Mittel, das abhängig macht: von sich als Medikament und vom verschreibenden Arzt. Das Thema der »Abhängigkeit« spielt ebenfalls eine wesentliche Rolle im »Histrionischen«, das hier eine Zusammengehörigkeit mit dem »Narzisstischen« aufweist: Bereits Kinder werden durch Beifall, Lob und Applaus geködert für äußerliche Dinge, die mit ihrem eigentlichen Wesen wenig gemeinsam haben. Bei Mädchen ist es in der Regel das Adrette und Püppchenhafte, das dem Prestige der Väter besonders schmeichelt. Natürlich werden in späteren Partnerschaften oder in einer Ehe solche Hoffnungen und Erwartungen enttäuscht, so dass es zu häufigerem Partnerwechsel kommen kann. Aus der Biographie meiner Patientin ging hervor, dass sie ihren Vater tatsächlich »um den Finger wickeln« konnte.

- Histrionischen Patienten wird oft ein übermäßiges Freiheitsstreben attestiert. Das ist aus dem bisher Gesagten gut nachvollziehbar: Wer die Abhängigkeit am eigenen Leib gefühlt hat, liebt die Freiheit. Das versuchte meine Patientin ebenfalls, indem sie in ihrer Ehe öfter Seitensprünge initiierte. Dabei handelte sie, als ob sie frei wäre. In Wirklichkeit zeigte sie in ihren Streitereien mit ihrem Ex-Gatten, dass sie noch intensiv an ihn gebunden war.

- Das Thema der Entfremdung gehört, wie bereits angedeutet, ebenfalls zur psychosomatischen Überlegung. Histrionisch-neurotische Patienten müssen in ihrer Kindheit eine Rolle spielen, die ihrem Wesen und ihrem individuellen So-Sein widerspricht, d.h. fremd ist. Sie werden in der Erziehung wie ein Objekt und nicht wie ein Subjekt behandelt. Wer das Rollenspiel gut beherrscht, wird Schauspieler. Psychosomatisch gesehen bedeutet dies allerdings, dass viele auch mit ihrem Leib-Körper wie mit einem Ding umgehen, das manipulativ verändert wird: mit Schminke, Reinigungsmittel, Rubbelpasten usw.

Psychoanalytiker vermuten, die Lokalisation im Mundbereich lasse mehr auf spezifisch »orale« neurotische Fixierungen und Regressionen schließen. Das trifft weder auf diese noch auf andere meiner Patientinnen zu. Meine Patientin z.B. manipulierte aus Nervosität und Anspannung häufig an ihrer Kinnhaut und löste so die Dermatitis aus. Wie ich anschließend bei der *Rosazea* herausarbeiten werde, spielen auch verstärkte Durchblutung durch zugrundeliegende Affekte eine maßgebliche Rolle. Weitaus plausibler scheint mir ein Zusammenhang mit den heute so genannten »somatoformen« Störungen zu bestehen, die ich im folgenden Abschnitt besprechen möchte.

19.2 Körperdysmorphe Störungen (Dysmorphophobie) – eine moderne Zeitkrankheit? Zur Phänomenologie des Spiegels

Patienten mit körperdysmorphen Störungen (KDS) konzentrieren sich auf bestimmte Mängel an ihrem Körper und empfinden sie als störend, hässlich, unrein oder entstellend, obwohl die Umgebung, einschließlich der Fachleute, sie entweder für minimal oder sogar als nicht vorhanden einstuft. Der ICD-Diagnose-Schlüssel zählt die Erkrankung zu den dysmorphophoben Störungen (F45.2), die bei etwa 1–4% der Bevölkerung und bei ca. 23% der Kosmetik-Sprechstunden-Klienten vorkommen (*dysmorphophob* könnte am besten mit Angst vor verformter Gestalt übersetzt werden). Weil sich die Patienten über ihren Körper beklagen, wird die KDS den somatoformen und hypochondrischen Krankheiten zugeordnet. Bei Durchsicht der neueren Literatur über Hautpsychosomatik fiel mir auf, dass diesen Erkrankungen auffallend viel Platz eingeräumt wird (z.B. bei Harth/Gieler 2006). Ich greife die KDS heraus, um an ihr Paradigmatisches in Hinblick auf den Leib und damit auf die Psychosomatik zu erörtern.

Forscher haben zahlreiche Ursachen und Begleiterscheinungen dieser Störung eruiert, u.a. Separationskonflikte in der frühen Kindheit, Angstzustände, autistische und selbstentwertende Ekelgefühle, soziale Phobien, narzisstische Persönlichkeitsstörungen, Zwangsstörungen und körperbezogene Wahnideen. Meine folgenden Ausführungen sollen zeigen, dass die KDS eine gemeinsame Quelle haben, die sowohl für das Verständnis der Erkrankung als auch für die Therapie wichtig und wesentlich ist, nämlich den Spiegel. Denn die Patienten benutzen ihn oft mehrmals täglich, um derart abschätzig über Ohren, Nase, Lippen, Kinnregion (siehe periorale Dermatitis), Muskulatur oder den Körperumfang zu urteilen, dass Fachleute sie mit neuen Diagnosen versehen und mit Wahnkrankheiten vergleichen. Natürlich sind die dem Blick besonders ausgesetzten Stellen des Körpers prädestiniert für die KDS: das Gesicht, das Decolleté, dann aber auch die zwischenmenschlich besonders wichtigen Geschlechtsorgane und schließlich die ganze Haut.

19.2.1 Psychologisch-philosophischer Exkurs über den Spiegel

Natürlich fällt einem beim Stichwort »Spiegel« der Mythos von Narziss ein, dem schönen Jüngling, der sich unheilbar in sein Spiegelbild im Wasser verliebte und daran starb. Freud hat diesen Mythos für die Diagnose des »Narzissmus« verwendet. Auf den Zusammenhang mit dem Spiegel haben u.a. D. Veale und seine Mitarbeiter (2001) hingewiesen und dabei ein Zitat aus dem Märchen »Schneewittchen« variiert, in welchem der Spiegel nach der *Hässlichsten* von allen befragt wird.

Ich beginne die phänomenologischen Ausführungen mit einem bekannten Witz und einem Beispiel: Ein Mann steht vor dem Spiegel, blickt hinein und murmelt vor sich hin: »Kenn ich nicht, wasch' ich nicht.« Ein anderer Mann stieg in einen Bus und wunderte sich: »Was für ein heruntergekommener Schulmeister steigt dort in den Bus«, um festzustellen, dass er im Fenster sein Spiegelbild erblickt hatte. Die letzte Anekdote wurde vom Philosophen Ernst Mach kolportiert. Damit hatte er ein erstes Kennzeichen des Phänomens erfasst: Er hatte sich nämlich im Spiegel zuerst nicht erkannt. Erst im zweiten Anlauf identifizierte er diese primär fremde Person mit sich selbst. Das ist bei Kindern normal. Sie müssen nach und nach lernen, dass sie es sind, die sich im Spiegel sehen. Somit verwickelt uns der Spiegel permanent in einen Widerspruch: Ich sehe darin mich selbst, aber auch einen fremden Anderen.

Maurice Merleau-Ponty (1965) subsummierte diese Phänomene unter den Begriff der »Ambiguität«, was am besten mit Zweideutigkeit übersetzt wird. Er verwies auf die Doppelempfindung (sowohl-als-auch), die in der sinnlichen Wahrnehmung bzw. Empfindung von Dingen oder Menschen stets Selbstbeziehung mit einschließt. Auf das Sehen übertragen bedeutet dies: Wenn mein Blick als leibliche Bewegung über den Spiegel zu mir zurückkehrt, habe ich nicht nur mich, sondern auch einen fremden Teil von mir gefunden – was im Begriff »emp-finden« ebenfalls enthalten ist. Der Phänomenologe Bernhard Waldenfels (2000) wiederum vereinigt diese Überlegungen im Begriff der »kinästhetischen Empfindung« (*Kinästhese* setzt sich zusammen aus *Kinesis*=Bewegung und *Aisthesis*=Empfindung/Wahrnehmung; d.h. also »Bewegungsempfindung«). Die Naturwissenschaft dagegen zerstückelt seit Descartes diese in der Antike gängige Verbindung in einen Körper, der sich bewegt und eine Psyche, die »innere« Bewegungen (= Emotionen) fühlt.

Was mich im Spiegel jedoch zusätzlich ansieht, ist nicht nur der Fremdanteil meiner selbst, sondern überhaupt der Blick der Anderen. Denn so, wie ich mich im Spiegel sehe, sehen mich auch die Anderen, wobei die Sichtweisen der Mode mit ihrem jeweiligen »Look« und der Kosmetik mit ihren Schönheits-Idealen einfließen.

19.2.2 Vom »normalen« Körperschema zum körperdysmorphen Syndrom

Mit diesen Überlegungen habe ich die Voraussetzungen für ein umfassenderes Verständnis der KDS geschaffen, die in ihrer Silbe »dys« das veränderte oder pathologische »ver« enthält, wie in »verkennen«, »versehen«, »vergessen«, »verdrängen« usw. Normalerweise nehmen wir unseren Leib-Körper im sog. »Körperschema« wahr. Der Psychiater Paul Schilder beschrieb diese Wahrnehmung des eigenen Körpers als einen Lernprozess, wie er von Kindesbeinen an getastet, gestoßen, gefühlt und erlebt wird, so dass ich schließlich ein einigermaßen korrektes Bild vor dem inneren Auge habe. M.E. müssen jedoch diese Ergebnisse durch die vorher erarbeiteten Überlegungen ergänzt werden:

- Zum einen handelt es sich *nicht* um einen Körper, den ich wie auf einer optischen Festplatte im Gehirn festhalte, sondern um einen Leib-Körper, den ich aus jahrelangen Blicken in den Spiegel individuell und persönlich gestaltet habe. Dieser Irrtum (= Ver-irrung) prägt seit Descartes auch die Methode zahlreicher Wissenschaftler: Sie spalten sich als Beobachter, d.h. als Wesen, die leiblich denken, sehen, messen und beobachten, vom Geschehen ab, und tun so, als ob das beobachtete Objekt einzig in dieser Art und Weise existieren würde.

Heisenbergs Begriff der »Unschärferelation« trägt u.a. auch dazu bei, die Subjektivität des Beobachtenden mit einzubeziehen.

- Die Leib-Körper-Gestalt bzw. -Morphe erscheint im Spiegel in mehrfacher Hinsicht »verkehrt«: Es sind nicht nur die Seiten spiegelverkehrt vertauscht – was ich i.d.R. automatisch korrigiere –, sondern es fließt in dieses »Bild« neben Eigenem auch Fremdes ein, was mir im Alltag keineswegs bewusst ist. Hierbei handelt es sich vielmehr um unbewusste Meinungen und »Gefühle«, die Ver-Irrungen oder sogar Ver-rücktheiten enthalten können.

- Ich kann mich sowohl im Spiegel als auch im übrigen Verhalten zwar als Ich erkennen, aber gleichzeitig auch, wie im KDS, *verkennen*. Diese Phänomene sind uns als Perspektiven meistens bekannter: In meine Sichtweise der Dinge gehen die anderen Perspektiven der Mode, des Zeit»geistes« und der Erwartungen meiner Umgebung ein. Sie sind dann ebenfalls unbewusste Bestandteile meiner Ideale, Hoffnungen und Befürchtungen. Wenn Menschen anstelle einer ausgewogenen Selbst-Einschätzung dem Blick der Anderen verfallen, unterwerfen sie sich dem Diktat der kosmetischen Industrie, der Moden oder den Fiktionen der »Glamour-Girls« wie Film- oder Showstars. Das kann sich bis ins Krankhafte steigern, was auf den ersten Blick bei KDS-Patienten z.B. in Talkshows gar nicht auffällt, wenn sie ihren unerschütterlichen und untherapierbaren Glauben verkünden, dass sie zu dick (Magersüchtige) oder zu dünn wären oder ihre Zähne sie völlig entstellen würden – was niemand außer ihnen bestätigen kann. Bei solch grotesken Vorstellungen wäre es wünschenswert, wenn Fachleute über solche Zusammenhänge aufklären würden.

- Wahrscheinlich haben unsere leib-körperlichen Vorgänge bei zahlreichen technischen Erfindungen Pate gestanden. Bei den KDS-Patienten fallen mir dazu das Mikroskop und das Fernrohr ein: Die Betreffenden starren auf Kleinigkeiten und *ver*größern sie ins unangemessen Große. Deshalb ist es sinnvoll, bei ihnen nach einer emotionalen Weit- bzw. Kurzsichtigkeit zu suchen und diese in der Therapie korrigieren zu helfen.

- Die »Spaltung« ist als Krankheitsmerkmal auch in der Psychiatrie bekannt, nämlich als Schizophrenie, d.h. Spaltungs-Irresein. Zwei ihrer Hauptmerkmale sind die »Derealisation« und die »Depersonalisation«. Derealisation bedeutet, dass der eigene Körper als etwas Fremdes abgespalten wird und Depersonalisation, dass die Betroffenen ihre eigene Person nicht mehr erkennen und von Anderen unterscheiden können.

19.2.3 *Der Mann, der aus dem Bett fiel* (FD 43)

Ein instruktives Beispiel einer KDS, die bis zur Derealisation geführt hat, findet sich in einer Erzählung aus Oliver Sacks bekanntem Buch *Der Mann, der seine Frau mit einem Hut verwechselte* (1985/1991).

FD 43: Bei dem *Mann, der aus dem Bett fiel* (S. 84f) handelte es sich um einen jungen Patienten, der in die Klinik aufgrund eines »trägen linken Beines« eingewiesen wurde. Da er sich merkwürdig benahm und aufführte, wurde Sacks als beratender Neurologe hinzugezogen. Sack erfuhr, dass der Patient nach kurzem Schlaf in fürchterliche Aufregung geraten war, als er – ein *abgetrenntes Bein* in seinem Bett fand. Er warf es aus dem Bett, fand sich selbst aber danach auf dem Boden liegend. Den herbeigeeilten Schwestern machte er Vorwürfe, sie hätten sich einen üblen Sylvester-Scherz mit ihm erlaubt, obwohl diese und anschließend auch Sacks versicherten, es wäre *sein* linkes Bein gewesen, welches er aus dem Bett warf, allerdings mit seinem daran hängenden Körper. Der Patient ließ sich kaum beruhigen, äußerte immer wieder Grauen, Entsetzen, Empörung und Verdächtigungen, die Sacks nur mit dem Hinweis zu zerstreuen versuchte, dass es *doch* sein linkes Bein sei, das er voller Ekel und Abscheu betrachtete.

Der Patient schwor hoch und heilig, er wisse doch, was zu ihm gehöre, aber dieses Bein, dieses »Ding« nicht, denn es fühle sich »nicht richtig« und »nicht wirklich« an. Auf die Frage, wie es denn aussehe, antwortete er: »grauenhaft«; es wäre mit nichts zu vergleichen. Er wusste nicht einmal, wohin so ein Ding gehören sollte und nannte sein linkes Bein auch »Fälschung und Faksimile« (originalgetreue Nachbildung). Deshalb fragte ihn Sacks, wo denn sein *echtes* linkes Bein sei. Der Patient wurde so blass, dass er fast in Ohnmacht fiel, denn er wusste es einfach nicht; es wäre »verschwunden«, wie in Luft aufgelöst.

19.2.4 Interpretation

Leider hat Sacks – m.E. merk- und kritikwürdig – keine Angaben über Untersuchungsresultate, Aufklärung und Therapie gemacht. Nur aus dem Kommentar eines Kollegen in der »Nachschrift« wird ersichtlich, dass dieser einen ähnlichen Fall erlebt hatte, bei dem aufgrund einer Embolie im Gehirn eine linksseitige Bein-Lähmung aufgetreten war. Auch bei Sacks Patienten könnte es sich um dasselbe Symptom nach einer Gehirnblutung gehandelt haben. Sehr unwahrscheinlich ist eine Lähmung aufgrund eines Bandscheibenvorfalls, da sich dieser vorher mit starken Schmerzen oder anderen Ausfällen bemerkbar gemacht hätte.

Aus meinen Erläuterungen zum KDS wird verständlich, dass Sacks Patient sein leibliches Bein ausschließlich körperlich erfuhr. Was er sah und tastete, hatte aufgrund der Lähmung keine Selbst-Empfindung mehr. Wie im Spiegel erblickte und ergriff er nur noch von außen her das Fremde an sich selbst, und das löste die von ihm sehr plastisch geschilderten Ekel-Affekte, grauenhafte Angst und Entsetzen aus. Das von seiner Empfindung her wirklich »abgetrennte Bein« entspricht der »Derealisation«, wie es schizophrene Patienten schildern, wobei der wesentliche Unterschied darin besteht, dass der von Sacks geschilderte Patient mit großer Wahrscheinlichkeit eine vorübergehende schizophrene Phase im Sinne einer massiven Orientierungskrise erlebte. Ob es sich beim Patienten von Sacks auch um depersonalistische Symptome gehandelt hat, wage ich nicht zu entscheiden, aber einige Anzeichen sprechen dafür: Er befand sich in einer Psychose-ähnlichen Verfassung mit Panik, Angstanfällen, Entsetzen und dem paranoiden Gedanken, das Klinikpersonal hätte ihm ein seziertes Bein ins Bett gelegt.

19.3 Rosazea zwischen rosiger Wut und schamhaftem Erröten

In einem Berliner Witz fragt Fritzchen seinen Onkel: »Woher hast du denn deine rote Nase?« Daraufhin bekommt er die Antwort: »Von den vielen schweren Schicksalsschlägen, Fritzchen.« Dieser wundert sich und hakt nach: »Und dann immer auf die Nase?«

Es ist gut möglich, dass jener »Onkel« unter einer Rosazea (Kupferfinne, Couperose), vielleicht sogar einer besonderen Form, nämlich dem **Rhinophym**, der sogenannten »Knollennase«, litt. Ob der Verfasser des Berliner Witzes allerdings um die psychosomatischen Zusammenhänge wusste, darf füglich bezweifelt werden. Bei den Schicksalsschlägen und der Rötung assoziieren die meisten Leser oder Zuhörer schon eher den übermäßigen Alkoholkonsum, der tatsächlich bei einigen Patienten die erweiterten Äderchen auf dem Gewissen hat.

Die Rosazea mit ihren Rötungen und manchmal auch Papeln und Pusteln vor allem in den zentralen Partien von Stirn, Nase, Wangen und Kinn – seltener ohne »Pickel« an Hals, Decolleté und Rücken – gilt heute als Resultat empfindlicher Blutgefäße, die sich als Reaktion auf verschiedene Reize wie Wärme, scharfe Speisen, heiße Getränke und eben Alkohol weiten. Eine spezielle Milbenart in den Talgdrüsen soll ebenfalls die Erkrankung mit verursachen; deshalb therapieren Dermatologen gerne mit lokalen oder systemisch applizierten Antibiotika. Verstärkte Talgproduktion und Bindegewebswucherungen deformieren die Nase derart, dass man sie mit dem eingangs erwähnten Beinamen »Knolle« bedachte. Einigen Schauspielern, z.B. dem Schweizer Heinrich Gretler (*Heidi*-Film) und dem Amerikaner W.C. Fields (*David Copperfield*) verlieh dieses Rhinophym einen eigenen Flair von Bodenständigkeit, Vitalität oder auch Aggressivität.

Bereits W.Th. Sack (1929) eruierte bei seinen Rosazea-Patienten gehäuft neurotische Haltungen, die zu habituellem, d.h. gewohnheitsmäßigem Erröten und damit zur Erweiterung der Gesichtskapillaren führen würden. Diesem Gesichtspunkt schlossen sich in den folgenden Jahren die meisten Forscher mit geringfügigen Abwandlungen an, indem sie hauptsächlich die Emotionen Angst, Scham und Schuldgefühle in den Vordergrund rückten. In den Begriffen der »Angioneurose« (Obermayer 1970) bzw. des »zentralen Verstimmungszustandes« (Schaltenbrand 1949) tauchen die Ergebnisse der Patientenuntersuchungen auf, die Rosazea-Ausbrüche vor allem nach Kummer und Sorgen diagnostiziert hatten.

Die wohl umfassendste psychologische Rosazea-Untersuchung stammt von E. Wittkower und B. Russell (1953), die 50 Rosazea-Fälle mit 50 Kontrollpersonen, die keine Hautkrankheit hatten, verglichen. Sie stellten fest, dass das Rosazea-Klientel überproportional häufig folgendes Persönlichkeits-Profil aufwies: Mehr als zwei Drittel galten als zurückhaltend, brav, bescheiden, einzelgängerisch und sozial ängstlich. Sie bevorzugten den Hintergrund und fürchteten sich vor öffentlichen Auftritten. Nur in Träumen spielten sie glänzende und heroische Rollen. Vor Autoritäten fürchteten sie sich, waren höflich, respektvoll und aggressionsgehemmt. Ängste, Neid, Eifersucht, Empfindlichkeit, Schuld- und Minderwertigkeitsgefühle und nicht zuletzt sexuelles Desinteresse ergänzten die psychischen Befunde. Der konstitutionelle Faktor bestehe darin, dass sich die erweiterten Blutgefäße nicht mehr genügend kontrahieren können. Aus all diesen Strukturen entwarfen sie einfühlsam das Bild einer »typischen« Rosazea-Patientin:

FD 44: Meistens handelt es sich um eine Frau von etwa 30 Jahren, die »anspruchslos« gekleidet, schüchtern und anfangs sehr zurückhaltend ist. Sie sorgt sich um viel und kritisiert häufig. Bei der ersten Frage, die sie für bedeutend hält, »röten sich ihre Wangen«. Im Laufe des Gesprächs spricht sie immer mehr und beginnt zu weinen (zit. nach S. Borelli 1967).

Ich möchte im Anschluss an diese Schilderung die Ergebnisse der Forscher durch eigene Erfahrungen komplettieren. Die vorgestellten Beispiele scheinen mir schon allein deshalb besonders aussagekräftig, da es sich um Mutter und Tochter handelt, die ihre Rosazea in unterschiedlicher Ausprägung präsentierten.

19.3.1 Frau R oder von der rosigen Wut (FD 45)

FD 45: Die über 70-jährige, gut gekleidete und gold-geschmückte Dame ließ sich bereits einige Jahre meine »Spezialmischung« gegen die Rosazea verschreiben. Diese enthält 1–2% Adrenalin-Lösung zur Verengung der Blutkapillaren, ein hautstabilisierendes Medikament und ein Desinfiziens zur Bekämpfung einer allfälligen Superinfektion bei der pustulösen Form.

Wie gewohnt, betrat sie das Sprechzimmer mit einem verkniffenen Gesichtsausdruck und wütender Vehemenz, indem sie sogleich über meinen Vertreter herzog, der ihr die übliche Mischung verschrieben hatte. Empört wies sie auf ihre Pusteln und die Rötung im Gesicht und beklagte sich über die Unwirksamkeit der Rezeptur. Aus Erfahrung wusste ich inzwischen, dass eine Diskussion über die Relativität der Verschlechterung mit dem Hinweis auf vorhergehende Besserungen nur wütenden Protest zur Folge gehabt hätte – also rezeptierte ich ihr etwas entnervt eine austrocknende Paste.

Als ich sie fragte, ob sie sich im Moment oder in der letzten Zeit geärgert habe, verneinte sie kampfbereit und stellte mit dem Brustton der Überzeugung fest, dass sie sich nie ärgere und überhaupt die ruhigste Person sei. Schließlich lebe sie ja allein. Aber die anderen wären überempfindlich und aggressiv, so dass man kaum mit ihnen auskomme. Die Wangen hatten sich inzwischen stärker gerötet.

Zwei Wochen später kam sie wieder zur Sprechstunde und berichtete, als wäre nichts geschehen, dass sie meine neue »scharfe« Salbe gar nicht benutzt, sondern die Hauterscheinungen mit der altbekannten Mischung wieder zur Ruhe gebracht hätte.

An dieser Stelle ist es angebracht, zu betonen, dass viele Rosazea-Patienten ihre Hautrötungen selbst mitverursachen, indem sie ihr Gesicht mit kaltem Wasser und Frottierungen bearbeiten. Wenn sie diese Maßnahmen einstellen, verengen sich die geweiteten Blutgefäße oft schon fast von selbst.

19.3.2 Frau D oder vom schamhaften Erröten (Rosazea und dyshidrosiformes Handekzem, FD 46)

FD 46: Als die Tochter zum erstenmal in Behandlung kam, stand sie im 52. Lebensjahr. Sie litt an einem dyshidrosiformen Handekzem, das in den folgenden Jahren immer wieder rezidivierte. Es trat auf, als sie ihren kranken Mann pflegen musste, der dann unerwartet früh starb. Unmittelbar nach diesem Schock begannen die von starkem Juckreiz begleiteten Rötungen im Gesicht und am Hals. Eine allergische Reaktion wurde durch Testungen ausgeschlossen. Der Juckreiz und das damit verbundene Reiben waren anfangs auch für die Rötung verantwortlich zu machen.

Wenige Jahre später musste sie ihre soeben vorgestellte Mutter und die Schwiegermutter betreuen. Sie tat dies ohne Klagen, gab aber auf genaueres Befragen zu, dass sie vor allem mit der Unzufriedenheit ihrer Mutter zu kämpfen hatte. Wiederum rezidivierten die Hauterscheinungen an den Händen, im Gesicht und am Hals. Etwa ein Jahr später wiederholten sich die Symptome. Im Gespräch kam heraus, dass sie sich während eines Umbaus geärgert hatte.

Zur Psychodynamik: Die Patientin ist stets überaus höflich, fast unterwürfig freundlich und achtet auf ein gepflegtes, modisches, geschmücktes und geschminktes Äußeres. Wenn man auf ein für sie heikles Thema zu sprechen kommt, überzieht eine kräftige Rötung ihr Gesicht. Sie versteht es charmant, das Personal und den Arzt milde zu stimmen, wenn sie z.B. zu spät kommt oder länger als nötig die Behandlung hinauszögert. Eigene Entscheidungen zu treffen vermeidet sie und gibt sich brav, handelt aber öfter den ärztlichen Empfehlungen zuwider. Darauf angesprochen errötet sie schamhaft und gelobt Besserung.

In der Kindheit fügte sie sich der strengen, oft aggressiven Mutter. Trotzdem erreichte sie ihre Ziele durch Gehorsam und Bravsein bei der Mutter, durch Koketterie und Anschmiegsamkeit zuerst beim Vater und später beim Ehemann. Sie musste nicht arbeiten und wurde »auf Händen getragen«. Die damit einhergehende Abhängigkeit und mangelnde Tüchtigkeit fielen ihr damals nicht auf. Als ihr Mann starb, litt sie sehr und weinte oft beim Erzählen. Doch die Tränen drückten nicht nur Trauer, sondern auch Ärger darüber aus, dass die positiven Seiten der Passivität in der Ehe nun zu Ende waren und sie selbst aktiv werden musste. In dieser Zeit begannen die Hände mit dem dyshidrosiformen Handekzem »zu sprechen« und waren ein möglicher Hinweis dafür, dass die Patientin die neuen Aufgaben nicht richtig anpacken konnte (diese Zusammenhänge habe ich im Beitrag über die »Allergien« näher beleuchtet). Die Patientin konnte ihre psychischen Krisen erst nach längerem Gespräch zugeben. Immer wieder versuchte sie, davon abzulenken und verdächtigte Kosmetika oder Nahrungsmittel als Verursacher ihrer Hauterscheinungen.

19.3.3 Interpretation

Wenn ich nun Mutter und Tochter mit dem »Persönlichkeits-Typ« Wittkowers vergleiche, stelle ich, oberflächlich betrachtet, nur eine Übereinstimmung mit der eher ängstlichen Tochter fest: Sie ist schüchtern, schamhaft, fast unterwürfig und weint schnell. Aus der strengen Erziehung heraus wird ihr Verhalten verständlich, durfte sie doch gegen die dominierende Mutter nicht aufmucken.

Jedoch überrascht letztlich die scheinbar diametral entgegengesetzte Verhaltensweise der Mutter keineswegs. Denn es gehört inzwischen zum psychologischen Allgemeinwissen, dass Härte und »Verwöhnung« (besser: Abnahme von Selbst-Verantwortung) fast dieselben Resultate ergeben. Beide Erziehungsstile erzeugen Wut, Ärger, Angst und Scham und sind deshalb Emotionen, die das vegetative Gleichgewicht nachhaltig stören. Es ist dabei nicht weiter von Belang, ob die Affekte verdrängt oder, wie bei der Mutter, ausagiert bzw. auf andere projiziert werden. Sie destabilisieren oft das Sympathikus-Parasympathikus-System, wobei möglicherweise die aggressiven Affekte Wut und Hass über den Sympathikus zu verstärktem Talgfluss (*Seborrhoe*) führen und damit die papulöse und eitrige Form der Rosazea begünstigen können.

Wie ich im Beitrag über das Stress-Konzept (»Grundlagen der HPS«) dargelegt habe, sind solche gradlinig-kausalistischen Deutungen mit großer Vorsicht zu genießen, denn auch im vegetativen Nervensystem gilt die Erkenntnis, dass der noch einigermaßen gesunde Leib unüberschaubar gegensätzlich vernetzt ist, d.h. auch im aktivierenden Sympathikus- und im der Erholung dienenden Parasympathikus-System. Wenn sich der Organismus allerdings bereits aufgrund eines chronischen Ungleichgewichts auf die Seite der Krankheit, z.B. einer *Hypertonie*, geneigt hat, kann meine Interpretation zutreffen: die Kombination von Rosazea und Hypertonie ist übrigens keineswegs selten.

Eine gewisse Bestätigung dieser Hypothese gibt auch Thomas Jansen (1998) in seinem aufschlussreichen Artikel über W.C. Fields, der trotz seiner Rosazea mit entstellender Knollennase zu einem berühmten Filmschauspieler avancierte. Fields spielte, wie Jansen berichtet, nicht nur den Bösewicht, sondern verkörperte ihn auch im Alltag als tyrannischer Vater, misogyner (menschenfeindlicher) und anti-erotischer Ehemann. Darüber hinaus war er hypochondrisch, misstrauisch und ein »hemmungsloser Aufschneider«, der oft einen Streit anzettelte.

19.3.4 Therapie

Sind also meine Rosazea-Patienten besonders neurotisch und deshalb psychosomatisch erkrankt? Auf diese Frage müsste ich heute eher mit »nein« antworten, da bei der Rosazea wie bei anderen Erkrankungen Konstitutionelles, Emotionales und Seelisches nicht-kausalistisch, sondern polar, antilogisch und antinomisch (siehe D. Wyss in 4.3) miteinander verbunden sind. Es kommt stets darauf an, ob die von mir heraus gearbeiteten Affekte und Verhaltensweisen individuell und zwischenmenschlich das leibliche Gleichgewicht übermäßig destabilisiert haben.

Meine beiden Patientinnen haben keine Psychotherapie begonnen. Dazu habe ich weder Mutter noch Tochter motiviert, da sie mich nicht darum ersucht hatten. Gewiss wären in einer Psychotherapie Aggressivität, Kritiksucht, Wutaffekte und, auf der anderen Seite, Schüchternheit, Ängstlichkeit und Schamhaftigkeit thematisiert und durchgearbeitet worden, was geholfen hätte, den Alltag und das Zusammenleben besser zu bewältigen. Jedenfalls wollten weder Mutter noch Tochter diese zusätzliche Mühe auf sich nehmen, da sie ja, jede auf ihre Weise, ihr Leben meisterten. Abgesehen davon wirkten sich einige Interventionen und Deutungen meinerseits positiv auf deren Stimmungslage und damit auf die Rosazea aus. Allein die Kontrolle meiner »Gegenübertragung«, indem ich die Aggressionen der Mutter nicht mit gleicher Münze zurückzahlte, hatte zur Folge, dass sie keine Bestätigung ihrer misstrauischen Lebenshaltung erfuhr. Auch die Tochter machte in der Beziehung zu mir »emotional korrigierende Erfahrungen« (Franz Alexander), die als zentrales Moment jeder Psychotherapie gelten. Ich habe sie aufgrund ihrer schüchternen Schamhaftigkeit und Koketterie nicht »auf Händen getragen«, sondern dazu angeregt, eigenverantwortlich mit meinen therapeutischen Vorschlägen umzugehen.

20 Alopezie und Vitiligo – wenn die Zellen streiken

Diese Diagnosen bezeichnen zwei Erkrankungen, die zum einen die Haare betreffen, zum anderen die Pigmentierung. Beim Haarausfall (Alopezie) unterscheidet man den lokalisierten, kreisrunden (*A. areata*) und den totalen Haarausfall (*A. totalis*). Bei der Vitiligo, der sog. »Weißfleckenkrankheit«, handelt es sich um über die Haut verteilte weiße Stellen, die nicht mehr bräunen. Da bei beiden Erkrankungen Zellen ihren Dienst einstellen, d.h. quasi streiken, habe ich sie in diesem Aufsatz vereint. Ich beginne mit der Besprechung des lokalisierten Haarausfalls.

20.1 Alopezie

20.1.1 »Ich hielt den Kopf weiter hin« – Eine Ursache für die Alopezie? (FD 47)

FD 47.0: Als sich der Patient bei mir in der Praxis vorstellte, war er 35 Jahre alt. Er hatte sich aufgrund seines lokalisierten Haarausfalls den Kopf glatt rasiert, so dass die vielen kahlen Stellen weniger auffielen. Die Erkrankung dauerte bereits ein dreiviertel Jahr und hatte allen bisherigen Behandlungen getrotzt. Der kleingewachsene Patient lächelte auffallend freundlich, trug eine Brille, die durch ein massives schwarzes Gestell das schmale Gesicht dominierte und mit der glatt rasierten, hellen Kopfhaut kontrastierte. Auf dem Stuhl rutschte er unruhig hin und her, gestikulierte oft und zog seine Schultern so ein, als ob er sich winde und versuche, fiktiven Schlägen zu entgehen.

Die ersten Kahlstellen tauchten nach wenigen Wochen auf, als er eine Sozialarbeitertätigkeit mit schwer erziehbaren Jugendlichen aufnahm und dabei zahlreiche Probleme bekam. Die Jugendlichen waren aggressiv, hörten nicht auf ihn und inszenierten nur lärmendes Chaos. Darüber hinaus überwarf er sich derart mit einer Psychologin, die ihn bei der Gruppenarbeit unterstützen sollte, dass er die Jugendlichen allein weiter betreuen musste. Vor jeder Begegnung begann er sich zu fürchten, schlief nur noch wenig und dachte schon daran, den Job zu kündigen.

Der Patient kommentierte diese Geschehnisse mit den Worten, dass er nicht mehr, wie schon so oft, kneifen und weglaufen wollte; deshalb »hielt er seinen Kopf weiter hin«, obwohl die Probleme ihm buchstäblich »über den Kopf wuchsen«. Somit hatte er im Grunde genommen die »Ursachen« seines Haarausfalls selbst benannt: Schicksalsschläge, von aggressiven Jugendlichen verteilt, prasselten symbolisch auf sein Haupt; da stellten die Haarfollikel ihre Arbeit ein und die Haare fielen aus. Und tatsächlich sind solch traumatische Auslöser wohlbekannt (u.a. Perini et al. 1984). Sind metaphorische Deutungen jedoch wissenschaftlich ausreichend? Und warum hat dann das Aufdecken und Bewusstmachen nicht für Heilung gesorgt? Diesen Fragen möchte ich im Folgenden nachgehen, da die Antworten dazu sowohl wissenschaftlichen Kriterien genügen als auch die Therapie unterstützen sollten.

Biographisches: Aus der Vorgeschichte des Patienten war zu erfahren, dass er zwischen zwei Brüdern aufwuchs, die ihm wenig Raum zur Entfaltung ließen; der Ältere beschäftigte sich mit anderen Dingen, und der zwei Jahre Jüngere konkurrierte heftig mit ihm. Die Beziehung seiner Eltern gestaltete sich dramatisch: Der Vater attackierte alkoholisiert – praktisch ein Dauerzustand – die nörgelnde und lautstark protestierende Mutter, so dass der Patient bereits als Kind von panischer Angst erfasst wurde und das Weite suchte. Anfangs richtete er sich »häuslich« in einer Hütte im Garten ein, wo er tatsächlich auch übernachtete; später verließ er sein Dorf und bereiste als Vertreter ganz Deutschland.

Die neue Freiheit und Ungebundenheit taten ihm jedoch nicht gut, denn er fühlte sich auf seinen motorisierten Wanderschaften immer einsamer. Deshalb entschloss er sich, einen soliden Beruf zu erlernen und absolvierte erfolgreich die Ausbildung zum Sozialarbeiter. Als er zum ersten Mal nach bestandener Prüfung zu seinem neuen Arbeitsplatz unterwegs war, fuhr er jedoch plötzlich in eine andere Richtung und versuchte sich noch einmal als selbständiger Verkäufer. Als er sich dabei noch elender fühlte, begann er das Projekt mit den schwer erziehbaren Jugendlichen.

Während der psychotherapeutischen Sitzungen erzählte er zwei Kindheitserinnerungen. In der einen ist er etwa vier Jahre alt. Seine Mutter beschimpft und bedroht ihn, nachdem er mit einem Mädchen in derselben

Straße gespielt hatte. In der zweiten Erinnerung ist er älter, denn er soll mit seinem zwei Jahre jüngeren Bruder auf der Dorfstraße zur Schule gehen. Er hat davor jedoch fürchterliche Angst, da ein kräftigeres und älteres Mädchen angedroht hatte, beide zu verprügeln.

20.1.2 Von der Verzweiflung, nicht oder doch man selbst sein zu wollen

Der Philosoph Sören Kierkegaard (1813–1855) beschrieb in seinem Buch *Die Krankheit zum Tod* (1959) Menschen, die an sich selbst verzweifeln, da es ihnen nicht gelingt, ihr Selbst – was der Philosoph als das Ewige am Menschen bezeichnet – anzunehmen bzw. zu verwirklichen. Er unterschied zwei Typen: Die einen wollen verzweifelt *nicht* sie selbst sein. Sie zählen zu den Verzweifelten aus »Schwachheit« bzw. Weiblichkeit. Die anderen *wollen* verzweifelt sie selbst sein. Diese nennt er Verzweifelte aus Trotz bzw. »Männlichkeit« (S. 56).

Diese Theorie hat ihre Wurzeln zweifellos in der Lebensgeschichte des Philosophen. Er war ein Zerrissener und litt zeitlebens an Melancholie, d.h. nach heutigen Begriffen einer schweren Depression. Kierkegaard war verzweifelt darüber, dass er nicht so fromm werden und sein konnte wie er sich einen wahren und ehrlichen Christen vorstellte. Das hohe Ideal wurde ihm von seinem Vater aufgebürdet, der sich noch im hohen Alter vorwarf, einmal als Kind Gott mit einem Fluch beschimpft zu haben. Diese schweren Schuldgefühle äußerte er seinem Sohn Sören gegenüber so oft, dass sie sich tief in sein Gemüt eingruben.

Der Philosoph verliebte sich als junger Mann in Regine Olsen und verlobte sich mit ihr. Nach schwersten inneren Kämpfen gegen seine »Versuchungen«, entschied er sich im Sinne seiner religiösen Bestimmung gegen die irdische Liebe und hielt sich von Zärtlichkeit und Sexualität fern. Trotz seiner heroisch männlichen Entscheidung starb er allein und tod-unglücklich mit 42 Jahren. Für seine Grabinschrift hatte er selbst den Satz vorgeschlagen: »Jener Einzelne«. An dieser Stelle geht es jedoch nicht um die Vertiefung seiner Biographie, sondern um den Versuch, Kierkegaards Theorie auf meinen Patienten anzuwenden.

FD 47.1: Alle Erinnerungen machen deutlich, dass der Patient in mannigfachen *Ängsten* lebte, die in Bedrohungen sowohl durch seinen Vater als auch insbesondere durch weibliche Personen (Kindheitserinnerungen) ihren Ursprung hatten. In scheinbarem Widerspruch dazu verliebte er sich bereits während der Schulzeit oft in Klassenkameradinnen, distanzierte sich dann aber einige Jahre vom anderen Geschlecht, nachdem er von einer dieser Angebeteten abgewiesen worden war. Spätere Beziehungsversuche gingen meist von Frauen aus. Als seine letzte Partnerin ihn zu einer festen Bindung bewegen wollte, nahm er Reißaus und beendete die zweijährige Partnerschaft.

20.1.3 Existentialontologische Interpretation

Mein Patient erlebte seine Jugend als Hölle. Daran hatten seine Eltern maßgeblichen Anteil. Es mangelte ihm an Anerkennung und zärtlicher Zuwendung, so dass er bald versuchte, dieser lieblosen, Angst einflößenden Enge (lat. *angustia*) zu entkommen, zuerst ins Gartenhäuschen, später in die Ferne. Allerdings begleiteten ihn dabei seine negativen Identifikationen (Introjektionen): Er konnte weder sich selbst noch andere lieben, da ihm die wesentlichsten Bezugspersonen, seine Eltern, fast nur Aggressionen, Vorwürfe und negative Affekte vorgelebt hatten. Auch das Dorfleben war nicht dazu angetan, ihn aus Ohnmacht, Angst und Scham – z.B. über den Alkoholismus seines Vaters und die keifende Mutter – zu befreien. Sein Selbst war von Verzweiflung erfüllt, auch dann noch, als er sich von seiner Familie und dem Ort lossagte und den Kontakt mit den Menschen auf das Nötigste reduzierte. Sein Streben, »verzweifelt nicht er selbst sein zu wollen«, wird verständlich, aber ebenso, »verzweifelt doch er selbst als Individuum sein zu wollen«.

20.1.4 Auf der Suche nach dem »wahren« Selbst. Neopsychoanalytische Interpretation (Karen Horney)

Doch was hat es mit dem »Selbst« auf sich? Die Neo-Psychoanalytikerin Karen Horney (1975) stützte sich in ihren tiefenpsychologischen Konzepten dezidiert auf Kierkegaard (S. 36) und entwickelte daraus die Theorie des »idealisierten«, »realen« und »wahren« Selbst. Sie war der Meinung, dass jeder Mensch einen individuellen, einzigartigen Kern besitzt, den sie »wahres« Selbst nannte. Selbstverwirklichung bedeutet demgemäß Entwicklung und Entfaltung dieser Potenz sowohl in Beziehungen als auch im Beruf. Kindliche Fehlentwicklungen verhindern jedoch normal menschliches Wachstum und führen zu einer fundamentalen Selbst-Entfremdung, die sich in neurotischen Verhaltensweisen manifestiert. Solange die Kindheitserfahrungen den Persönlichkeits-Kern nicht zerstört haben, ringt jeder Mensch nach »Ruhm und Ehre« und imaginiert auf individuelle Art und Weise ein »idealisiertes Selbst«, das sich in von Horney griffig benannten Typen realisiert. Sie unterscheidet a) die expansive Lösung, die sich als »Reiz der Meisterschaft« charakterisieren lässt, b) die selbstverleugnende Lösung, welche den »Reiz der Liebe« ausmacht und c) die Resignation, die dem »Reiz der Freiheit« huldigt.

Diese Typologie ist schlüssig auf meinen Patienten anwendbar: Aufgrund seines entfremdeten »wahren« Selbst suchte er verzweifelt nach Lösungen sowohl im Selbst verleugnenden als auch im resignativen Bereich. Er verliebte sich häufig, aber unglücklich in seine Klassenkameradinnen, wobei er sich (sein Selbst) zu wenig behaupten konnte; noch die letzte Partnerschaft scheiterte daran, dass er dem Wunsch seiner Partnerin nach fester Bindung keine eigene Haltung entgegen zu setzen vermochte. Als das Nicht-selbst-sein-Wollen (besser: nicht können) scheiterte und er resignierte, suchte er die Lösung in Unabhängigkeit und Freiheit: Er zog von Ort zu Ort, band sich nirgends und blieb auf der Suche nach seinem wahren Selbst. Schließlich rang er sich durch, nicht mehr zu »kneifen«, d.h. zu resignieren, und begann, einen festen Beruf zu ergreifen. Jedoch geriet er gleich zu Beginn aus verständlichen Gründen in eine derart massive Krise, die sich bis ins Organische hinein als Haarausfall manifestierte – die Haarbildungs-Zellen waren sozusagen schockiert und begannen zu streiken. Als er zu mir in Behandlung kam, war sein »reales«, entfremdetes Selbst der Belastung noch nicht gewachsen. Jedoch war es ihm bereits gelungen, erstens nicht mehr zu fliehen und zweitens, der Berufskollegin Widerstand entgegen zu setzen.

20.1.5 Interpretation und Therapie im Widerstreit und Zusammenspiel von fernöstlicher, meditativer und westlicher Methodik (Erweiterung der Kommunikation)

Im Verlauf der Behandlung meines Patienten erfuhr ich, dass er in Krisenzeiten immer wieder versucht hatte, durch Meditationstechniken Beruhigung und Halt zu gewinnen. Als Ziel stand ihm jeweils vor Augen, in innerer Versenkung von seinen ichhaften Wahrnehmungen, Wünschen, Ängsten und Trieben loszukommen, um sich an den, wie er es ausdrückte, »universellen Kraftstrom« anschließen zu können. Er brachte es in dieser Methode bis zum »Meister«, so dass er selbst therapeutisch tätig wurde und anderen durch *Handauflegen* Kräfte übertragen konnte. In meinen Beiträgen über Mesmer (»Grundlagen der HPS«) und »Warzen« habe ich über die suggestiven Möglichkeiten berichtet, die zweifellos auch über leiblich-körperlichen Hautkontakt gelingen können. Jedoch hatten diese Methoden meinem Patienten selbst nur eingeschränkt geholfen – deshalb war er auch einverstanden, mittels meiner mehr westlich geprägten, tiefenpsychologischen Methodik an seine psychosomatische Problematik heranzugehen.

Im Sinne der Wyss'schen Kommunikationsmodi entdeckten und erschlossen wir gemeinsam, dass die Ablösung vom Ich-Selbst (dem »Willen«, wie Schopenhauer dies nannte), seine Ängste und Depressionen in der Zeit der Meditation wohl beseitigte. Sobald er aber wieder mit den Alltagsproblemen konfrontiert wurde, mangelte es ihm noch an der Entwicklung des »realen« Selbst, das die Psychoanalytiker mit den (unreifen bis reifen) Integrationen von »Ich«-Funktionen bzw. -Fähigkeiten in Zusammenhang bringen.

Voraussetzung für die Behandlung war die Auseinandersetzung mit dem »idealisierten« Selbst, das sich bei meinem Patienten auf die Themen »wahre Liebe« und »echte Männlichkeit« konzentrierte. Wie vorhin geschildert, suchte er anfangs sein Glück – aus verständlichen Gründen, die wir erarbeiteten – in hingebungsvoller und selbstverleugnender »Liebe«, d.h. in einem Modus, den hauptsächlich Frauen in ihrer Sozialisation einüben. Durch die Meditation fand er den Weg aus der Resignation (»Reiz der Freiheit« nach Horney) zur »männlichen« Haltung, die er allerdings im heftigen Streit mit der Psychologin und Unnachgiebigkeit im Kampf mit den Jugendlichen überkompensierte. Als Ideal schwebten ihm in diesen Fällen das »trotzige Doch-er-selbst-sein-Wollen« (Kierkegaard) und der »Reiz der Meisterschaft« (Horney) vor.

Die Auseinandersetzung mit diesen Themen führte dazu, dass sich der Patient von den idealisierten Vorstellungen und Verhaltensweisen lösen konnte. Er begann, an seinem Arbeitsplatz die Unterstützung der Kolleg(inn)en zu suchen und anzunehmen. Sein heroischer Einzelkampf ging allmählich in eine gemeinsame Suche nach Kompromissen über, auch mit den Jugendlichen, die schließlich unter konsequenter Leitung Grenzen akzeptierten und ein vernünftigeres Verhalten an den Tag legten. Der Patient band sich sowohl an neue Ideen als auch Menschen, die ihm die Bewältigung der Krise ermöglichten. Bereits während dieser therapeutischen Bemühungen sistierte der Haarausfall, die Zellen gaben ihren Streik auf und begannen wieder, neue Haare zu produzieren. Der Patient fühlte, dass er sich seinem »wahren« Selbst annäherte – im Zusammenspiel von fernöstlicher und westlicher Methodik.

Auch der Philosoph Michael Schmidt-Salomon (2007, S. 210f) schlägt in seinem Aufsatz »Von der illusorischen zur realen Freiheit« vor, die idealtypisch unterschiedlichen Weisheiten des Ostens und Westens miteinander zu kombinieren. Damit kämen beide Stärken zum Zug, auf der einen Seite die »Aufhebung der Fixiertheit«, auf der anderen die Orientierung an den »individuellen Selbstbestimmungsrechten«.

20.2 Vitiligo und Canities (Ergrauen der Haare)

Der Ausdruck Weißflecken-»Seuche« – wie die Vitiligo auch genannt wird – beinhaltet bereits das Dramatische und Belastende dieser Erkrankung, die bei etwa einem Prozent der Bevölkerung, unabhängig von Land oder Hautfarbe, entsteht. Das Verschwinden der normalen Hautpigmentierung fällt sofort auf, wenn, was häufig geschieht, die Hände oder das Gesicht betroffen werden. Aber die unscharf begrenzten, weißen Flecken, die klein- oder großflächig auftreten können, lassen sich auch an der übrigen Körperhaut, der Schleimhaut und den Haaren, wo sie die Canities (Grauwerden) auslöst, beobachten.

20.2.1 Somato-psychische Korrelationen und Therapie

Trotz jahrzehntelanger Forschung sind die therapeutischen Möglichkeiten relativ gering, da die Pigment produzierenden Zellen, die Melanozyten, nur schwer zu reaktivieren sind, z.B. durch UV-A-Bestrahlung bzw. die PUVA-Therapie (mit Photosensibilisator). Deshalb bleibt therapeutisch nur übrig, die sichtbar weißen Flecken kosmetisch abzudecken, was heute relativ leicht zu bewerkstelligen ist. Die depigmentierten Stellen neigen bei direkter Sonneneinstrahlung zu Sonnenbrand; deshalb sollten sie durch Cremes mit einem hohen Lichtschutzfaktor geschützt werden.

Zahlreiche Untersuchungen und eigene Erfahrungen bestätigen den Zusammenhang von belastenden Ereignissen wie Ehekonflikten, Trennungen und beruflichen Misserfolgen und dem Auftreten einer Vitiligo (Picardi et al. 2003). Durch die Sichtbarkeit der Hauterscheinungen werden bei einem Teil der Patienten Entstellungs- und Schamgefühle sowie soziale Ängste ausgelöst, die psychotherapeutisch behandelt werden können. Es gibt auch Autoren, die den somatischen Weg von Stress erforschen und dabei die Immunlage über die Neuropeptide beeinflussen möchten, die eine »zentrale psychosomatische Schlüsselfunktion« einnehmen (Harth/Gieler 2006, S. 132). Neben den zahlreichen »stressabhängigen Botenstoffen« erwähnen sie auch die »*natural killer cell* Aktivitäten« (NKCA), die bei Belastung »hochreguliert« werden und dann pigmentbildende Zellen zerstören könnten.

In meinem Beitrag über die »Allergien« habe ich auf die Möglichkeit hingewiesen, wie das Immunsystem »falsch«, d.h. krankmachend, auf harmlose Fremdstoffe reagieren kann. Aber sogar die eigenen Zellen können den Immunzellen als »fremd« erscheinen, so dass eine sog. Autoimmunkrankheit die Folge ist. Bei all diesen Prozessen wirkt das Seelische von Natur aus mit, ohne dass wir im zyklisch-spiralförmigen Geschehen eine Hauptursache ausmachen könnten. Deshalb ist der Hinweis auf die »zentrale Schlüsselfunktion« m.E. zu einseitig auf das Somatische fokussiert. Die Bezeichnung »Killer-Zellen« enthält übrigens den Hinweis, dass wir das ganze Leben über die Selbstzerstörung (das »Nichtende«) in uns tragen, bis eines Tages der Tod als absolutes »Nichts« gewinnt. Es handelt sich beim lebendigen »Funktionsleib« (Dieter Wyss) um einen dynamischen Balance-Akt von Auf- und Abbau, der in der Krankheit desintegriert. Auch bei der Vitiligo ist deshalb nachvollziehbar, wie nichtende Erfahrungen und Erlebnisse das labile Gleichgewicht durcheinander bringen und die Melanozyten-Aktivität hemmen oder sogar zerstören können.

Es ist vielleicht eher von akademischen Interesse, sich darüber zu streiten, ob der Patient schon vorher psychisch verändert war oder ob er »erst« durch die Vitiligo seelisch erkrankte – in allen Fällen ist es jedoch sinnvoll und (für den Patienten!) hilfreich, möglichst alle belastenden, bedrückenden und krisenhaften Geschehen aus der Vergangenheit, bei Ausbruch der Erkrankung und danach psycho-somatisch und somato-psychisch zu therapieren. Die »Krankheitsbewältigung«, die oft ausschließlich als Reaktion auf die Körperkrankheit interpretiert wird, sollte stets den Leib in seiner Verflechtung mit Beziehungen (Raum), Biographie (Zeit) und Beruf (Leistung) mit einbeziehen.

21 Rezensionen

21.1 Didier Anzieu: *Das Haut-Ich* (Le Moi-Peau 1985). Frankfurt am Main 1992

Der französische Psychoanalytiker Anzieu hat durch seine These vom »Haut-Ich« einen großen Bekanntheitsgrad erreicht. Als folgsamer Freud-Schüler setzt er an der biologisch-körperlichen Grundlage des Menschen – hier der Haut – an, wenn er Seelisches untersucht. Anzieu zieht Forschungsergebnisse aus Psychoanalyse (u.a. Bowlby 1959/60, Winnicott 1979), Tier-Verhaltensforschung, Gruppentheorie, Evolution, Mythologie, Literatur, Linguistik, Kybernetik, psychologischen Tests und Psychiatrie zu Rate, um seine Hypothese zu stützen. Darüber hinaus verwendet er auch Falldarstellungen und Kommentare von Kolleginnen (z.B. Esther Bick 1968) und Kollegen, um seine eigenen Erfahrungen zu ergänzen. Als Folge davon entsteht eine Sammlung von Einzelheiten, die zwar so viele Facetten aufweist, dass die Phantasie angeregt, aber kein ganzheitliches Verständnis ermöglicht wird. In diesem Text sind Erkenntnisse mit Vereinfachtem, Verstiegenem und Widersprüchlichem derart vermischt, dass es schwer fällt, die Spreu vom Weizen zu trennen.

Als ein Beispiel für die Vereinfachungen erwähne ich **Ashley Montagu** (1971/1980), auf den sich Anzieu mehrfach beruft. Montagu beschreibt u.a. das Leben der Eskimo-Säuglinge, die lange Zeit nackt auf dem Rücken der Mutter herumgetragen werden und dadurch einen intensiven *Körperkontakt* (1980) haben. Weil es zu »teuer« wäre, Eis aufzutauen, reinigt die Mutter Gesicht und Hände des Säuglings durch »Ablecken«. Anzieu zieht daraus den Schluss, der Hautkontakt wäre der »Grund« für die gelassene Heiterkeit, die Lebensfähigkeit, das Urvertrauen, die Hilfsbereitschaft, den Orientierungssinn und die handwerklichen Fähigkeiten (S. 32). Es ist schon erstaunlich, was der Autor alles aus dem direkten Körperkontakt und dem Ablecken folgern kann...

Eine andere Quelle von Anzieus Thesen ist die Psychoanalytikerin Melanie Klein (1948/1972). Sie hatte in ihren Konzepten die »Beziehung« zwischen dem Mund des Säuglings und der Brust der Mutter ausführlich dargestellt. Bei Anzieu heißt es dann, dass die Brust die ersten *metonymischen* Substitute zulasse: Brust-Mund, Brust-Höhle, Brust-Exkremente, Brust-Urin, Brust-Penis, Brust-Rivale (Kinder) (S. 56).

Metonymie bedeutet »Vertauschung bedeutungsverwandter Begriffe, z.B. Brot für Nahrung« (Knaurs *Fremdwörterlexikon*). Die Körperteile mit ihren räumlich-bildhaften Konturen bekommen in zahlreichen analytischen Theorien die Funktion, Psychisches zu besitzen, zu transportieren oder zu erzeugen. Bekannte Beispiele dafür lieferten W.R. Bion (1962/1990) und D. Winnicott (1979), die den Körper des Säuglings und des Patienten als Behälter (*container*) sehen, der gehalten und mit seelischem Inhalt gefüllt werden kann und soll (*holding and containing*). Gegen diese Art des »Vertauschens« ist gewiss nichts einzuwenden, wenn der Wissenschaftler diese Objekte nicht miteinander verwechselt.

Der Körper kann natürlich mit Dingen verglichen werden, die unterschiedliche Formen haben: z.B. mit einem Behälter, der einen Hohlraum besitzt und durch die Wände, wie eine Haut, das Innen von dem Außen abgrenzt. Ebenso können wir uns in der Phantasie vorstellen, dass er die Form einer Tasche, eines löchrigen Siebs oder eines leitfähigen Objektes hat, auf den Reize treffen, durch den Energien eindringen, der gefüllt werden oder auslaufen und den »man« verpanzern bzw. zerschneiden kann. Solche Vergleiche stellt auch Anzieu an, ignoriert dabei aber die logisch-philosophischen Regeln, die solche Analogie-Schlüsse begrenzen – als Dichter müsste er sich keine Fesseln anlegen.

Anzieu tendiert dazu, Freud übertreffen zu wollen und die ganze Psychoanalyse auf das Haut-Ich zurückzuführen (Reduktionismus). Deshalb tauchen in diesem Phantasie- und Körpergebilde sowohl Masochismus (mit Vorliebe der bei lebendigem Leib gehäutete Marsyas), Sadismus, Narzissmus, Borderline-Fälle, Träume, die »doppelte Haut« des Säuglings mit der Mutter, das Gedächtnis, die Vorstufen des Denkens usw. auf. Die »Funktionen des Haut-Ichs« werden von vielen Autoren übernommen, da sie sich aufgrund ihres bildhaften Charakter gut verwenden lassen (u.a. von Claudia Benthien 1999): Das Haut-Ich als Tasche, Sieb, Reizschutz, Interface, Einschreib-Leinwand und noch vieles mehr. Eine Passage des Buches macht dies besonders deutlich, da sie eine Definition anstrebt (S. 60): Das Haut-Ich sei ein »Bild«, womit das Ich des Kindes in frühen Entwicklungsphasen von der Erfahrung der Körperoberfläche aus eine »Vorstellung von sich selbst als Ich« entwickeln würde, das die »psychischen Inhalte« enthalte. Und einige Zeilen später steht dann, dass das Haut-Ich auf den »verschiedenen Funktionen der Haut« beruhe. M.E. gleichen solche Erklärungen Nebelschwaden, die allzu viel Raum für Spekulationen erlauben.

Der Titel des Buches weckt eigentlich die Hoffnung, dass Dermatologisches zur Sprache kommt. Das ist aber nur in beschränktem Maße der Fall. Immerhin interpretiert Anzieu im Sinne der Psychoanalyse das generalisierte Ekzem als Regressionsphänomen und als somatische Konversion der Angst vor einem psychischen Zusammenbruch sowie eines wort- und hoffnungslosen »Appells an ein umfassend versorgendes Hilfs-Ich« (S. 52).

Das dermatologisch am häufigsten auftretende Symptom Juckreiz wird auf zahlreiche Ursachen zurückgeführt, u.a. auf »verdrängte sexuelle Wünsche«, die zur Selbstbestrafung durch Kratzen führen sollen. Juckreiz sei aber ebenfalls eine Möglichkeit, Aufmerksamkeit auf sich und »speziell« auf die Haut zu lenken, wenn in der frühen Kindheit ein zärtlicher und beruhigender Kontakt mit der Mutter und der »familiären Umwelt« gefehlt hätte. Juckreiz drücke auch »unbändiges Verlangen« aus, vom geliebten Objekt verstanden zu werden. Somit würden die körperlichen Symptome »im Dienste des Wiederholungszwanges« frühere Frustrationen wiederbeleben (S. 52).

21.1.1 Beliebigkeit, undifferenzierter Dualismus und Phantasie

Diese Beispiele verdeutlichen, wie Anzieu Plausibles mit Unbeweisbarem vermischt und damit beliebigen Interpretationen Tür und Tor öffnet. Wie sollen z.B. »verdrängte« sexuelle Wünsche nachgewiesen werden? Und warum soll jemand in einer aktuellen Situation mit anderen Menschen die Aufmerksamkeit auf sich lenken wollen, weil er in der Kindheit nicht zärtlich behandelt wurde? Und warum »speziell auf die Haut«, wenn der an Juckreiz Leidende doch vom »geliebten Objekt verstanden« werden möchte? Anzieu gibt an dieser Stelle selbst einen entscheidenden Hinweis für diese Art diagnostischer Willkür, die eine Projektion sowie des Autors ubiquitäre Psychisierung des Räumlich-Somatischen beinhaltet. Er behauptet nämlich, diese Juckreiz-Patienten besäßen einen »typischen Mangel«: Sie könnten nämlich nicht zwischen »Körper und Psyche« differenzieren. Deswegen mische sich zur Reizung der Haut »das Gefühl psychischer Gereiztheit«. In Wirklichkeit unterscheidet hier Anzieu nicht zwischen dem krankheits- und symptombedingten Dualismus und der Konzeption des cartesianischen Dualismus, dem er selbst oft verfällt (siehe »Haut, Körper, Leib und Seele« und »Konzepte für die HPS«).

Freud postulierte, dass sich Seelisches aus körperlichen Funktionen entwickle. Daraus leitete er die Phasentheorie ab, die den Werdegang des Kindes über die orale, anale, phallische zur ödipalen Stufe beschreibt. Anzieu meint, der Mensch baue noch vor bzw. während der oralen Phase das *Haut-Ich* auf. Dieses Ich bestehe aus individuellen, unbewussten und vorbewussten Phantasien; es wäre sowohl »Brücke und Schirm« zwischen Psyche und Körper als auch zwischen »Außenwelt und anderen Individuen«. Das Haut-Ich sei »phantasmatische Wirklichkeit« (S. 14).

Am bekanntesten sind Anzieus neun Funktionen des Haut-Ichs, die z.B. Claudia Benthien (1999, S. 22f) zwar auf acht reduziert, aber für ihren Text fast verständlich zusammenfasst. Um mich nicht in die ausufernden Anzieu'schen Assoziationen zu verlieren, versuche ich, seine theoretischen Voraussetzungen herauszustellen, da sie seine Gedankengänge fundieren und leiten (S. 128). A) Jede psychische Funktion entwickle sich auf einer körperlichen Funktionsweise, die auf die psychische Ebene übertragen werde. B) Der »psychische Apparat« entstehe sprunghaft und »breche« allmählich mit seiner biologischen Basis. C) So wie beim Gehirn die äußerste Schicht (der Cortex) »die Führung des Systems« übernehme, gelte das in gleicher Weise für das bewusste Ich, welches dazu neige, im psychischen Apparat die Kontaktfläche zur Außenwelt zu besetzen und das Funktionieren dieses Apparats zu »kontrollieren«. D) Da die Körperoberfläche »Haut« und das Gehirn (»Oberfläche des Nervensystems«) der gleichen embryonalen Struktur, dem Ektoderm, entstammen, steht für Anzieu fest, dass die Haut dem psychischen Apparat diejenigen Vorstellungen liefere, die zur Entstehung des Ichs und seiner Hauptfunktionen führen würden.

Ich kann nicht auf alle in diesen Grundthesen enthaltenen Behauptungen Anzieus eingehen (u.a. Biologismus, Epiphänomenalismus: Seele entstehe aus Materiellem; Technizismus). Deshalb beschränke ich mich auf einige zentrale Prämissen: Die Dualisten – besser noch: Partialisten – zerteilen (»analysieren«) den ganzen Organismus in kleinere Portionen, was heute ja bis ins Molekulare hinein möglich ist. Aus den Einzelteilen setzen sie anschließend den Organismus wieder zusammen und behaupten, die Stücke des Ganzen enthielten bereits alle Funktionen. Der Gedankengang Anzieus sieht folgendermaßen aus: A) Eine Hauptfunktion »der« Haut – bereits unnatürlich vom Individuum abgetrennt – ist z.B. das »Tasten«. Demzufolge kann sie auch psychisch »tasten«, d.h. fühlen, da sie ja, wie Freud sagt, Seelisches aus sich entwickle (Psychisierung des Somatischen). B) Das Seelisch-Emotionale als »psychischer Apparat« (Technizismus) kann sich von der »biologischen Basis« lösen: Das wäre eigentlich der »Geist« in alt-religiöser Tradition (Missachtung der philosophischen Erkenntnisse über das »Geistige«, siehe z.B. N. Hartmann 1962). C, D) Da Gehirn und Haut ontogenetisch dieselben Wurzeln haben, leitet das kausalistisch-biologistische Denken Anzieus Bewusstsein, Wille und Geist zuerst aus dem Gehirn und im Analogie-Schluss auch von der Haut ab. Das »Haut-Ich« erhält auf diese Weise den Status einer ontologischen Kategorie bzw. Schicht, die dann, wie Anzieu explizit in seinem Buch formuliert, tatsächlich Erinnerungen speichern und denken kann. Völlig verwirrend ist schließlich seine Schlussfolgerung, die Haut liefere der Psyche Vorstellungen, welche das Ich und seine Funktionen entstehen ließe, was bedeutet, dass es doch wieder seelische Gebilde wären, die das ganze Ich bilden. – Ich glaube, diese Analyse genügt, um zu verstehen, wie Anzieu das »Haut-Ich« konzipiert hat. Diese Kritik bezieht sich auf seine wissenschaftlichen Ausführungen und nicht auf seine Haltung als Arzt, die den Patienten in der Therapie mit einer schützenden, wohlklingenden »akustischen Hülle« (Haut) umgeben möchte, was gewiss Anerkennung verdient.

21.2 Claudia Benthien: *HAUT.* Literaturgeschichte – Körperbilder – Grenzdiskurse. Reinbek 1999

Die Autorin, 1965 geboren, hat Germanistik, Amerikanistik, Kunstgeschichte und Kulturwissenschaft studiert. Wie der Untertitel anzeigt, schlägt Benthien einen großen Bogen, was das Thema »Haut« betrifft. Dabei bezieht sie neben zahlreichen literarischen Beispielen auch soziologische, philosophische und kulturhistorische Gedanken mit ein und verweist u.a. auf moderne und spektakuläre Körper-*Performances*. Die große Variationsbreite übt einen großen Reiz auf die Leser aus, denn die umfangreichen Darlegungen versprechen Aufklärung über und mannigfache

Hinweise zur »Haut«.

Diese Erwartung kann die Autorin nur teilweise erfüllen, da sich ihre Thesen zum einen auf einige wenige und fragwürdige psychoanalytische Theorien beziehen – z.B. von Sigmund Freud und Didier Anzieu –, und sie zum anderen eine komplizierte, literaturwissenschaftliche und soziologisch-technizistische Begrifflichkeit benutzt, die, wie ich an einigen Beispielen zeigen werde, mehr verschleiert als erhellt. Benthien besticht durch eine große Belesenheit. Ihre literarischen Darstellungen der Schöpfungen von Kafka, Musil, Ondaatje (*Der englische Patient*), Balzac und vielen anderen sind anregend, sorgfältig ausgewählt und kommentiert, verspielen aber leider teilweise dieses Plus durch einseitige Interpretationen und »Phantasmen«, auf die bereits Anzieu, ihr theoretischer Gewährsmann, so stolz ist. Wie bei letzterem möchte ich deshalb aus der verwirrenden Fülle das herausgreifen, was für die Hautpsychosomatik wesentlich ist und Themen wie »Häutungen« (Anatomie, Hautabziehungen in Mythen, Malerei), »Die Epidermis als Leinwand« (Tätowierungen, literarische Malerei) und Rassenvorurteile (»Andershäutigkeit«, »Blackness«) sowie die reißerischen *Performances* der »Teletaktilität« (Cyber-Sado-Maso-Projekt, Cybersex, sich an Haken durch die Haut aufhängen lassen usw.) beiseite lassen. Obwohl Benthien in Kapitel 10: »Hand und Haut« (»Anthropologie und Ikonographie der Hautsinne«) die anthropologischen Theorien des »Hautsinns« vom 17. Jahrhundert über die Klassik (Friedrich Schiller) bis in die Neuzeit (dem Phänomenologen Hermann Schmitz) herausarbeitet, kann sie daraus wenig Nutzen ziehen: Sie beendet diesen Abschnitt mit der resignativen Feststellung, dass man oft nicht wisse, ob es sich beim »*Fühlen in Texten* um ein »seelisches oder leibliches Empfinden« (S. 240) handle.

21.2.1 Eine kitzelnde Berührungs-Empfindung des *Zöglings Törleß* (FD 48)

Ich konzentriere mich daher auf das Kapitel 11: »Berührungen« (»Parallelität erotischer, emotiver und ›seelischer‹ Hautempfindungen«), in dem sie neben drei Erzählungen von Robert Musil auch den von Anthony Minghella verfilmten Roman *Der englische Patient* von Michael Ondaatje (1996) kommentiert. Obwohl ich Musils *Verwirrungen des Zöglings Törleß* bereits in »Akne« thematisiert habe, gehe ich noch einmal darauf ein, um Benthiens Interpretation mit meinem Leib-Konzept zu kontrastieren. Ein Zitat schildert den Jüngling Törleß beim Erwachen (Musil 1959, S. 91):

FD 48: Eine Empfindung tritt in sein Bewusstsein, wie sein »Körper an allen Stellen« vom Laken berührt wird. »In seiner Haut« und »rings um den ganzen Körper« erwacht ein Gefühl, das zu einem »Erinnerungsbilde« wird: Als kleines Kind hatte er nämlich die Sehnsucht, ein »Mäderl« zu sein. Diese Sehnsucht saß aber nicht im Kopf oder im Herzen, sondern »sie kitzelte im ganzen Körper und jagte rings unter der Haut umher«. Heute spürt er wieder etwas »Ähnliches«, das »Körper und Seele zugleich zu sein schien«. Er vergleicht es mit einer jagenden und hastenden Empfindung, »wie« wenn »samtene Fühlfäden von Schmetterlingen« seinen Körper berührt hätten.

»An allen Stellen« bedeutet für Benthien allumfassendes »Haut«-Empfinden. Die sinnliche »Perzeption« werde zu einem Erinnerungsbilde, d.h. »erneut zu etwas eher Imaginärem« (B, S. 244).

Die Autorin denkt dualistisch, wobei sie mit Perzeption den somatischen Vorgang der Hautsinnes-Organe, mit dem »Imaginären« ihr Zwitterkonstrukt meint, das im »Haut-Ich« stecken soll: Erinnerungen, Bilder, Phantasmen, »kollektive Körperbilder« und sinnliche »Gefühle«. Das allumfassende Hautempfinden ist weder Fisch noch Fleisch, d.h. weder Haut noch Seele – sondern es entspricht dem »leiblichen Spüren«, das sie bei der Besprechung von Hermann Schmitz (S. 238f) eigentlich herausgearbeitet haben sollte und das ich in »Konzepte für die HPS« ebenfalls einbezogen habe.

Die Kindheitsgefühle, die bei Törleß auftauchen, haben mit der Sehnsucht zu tun, ein »Mäderl« zu sein. Die Sehnsucht wird von Benthien als eine erregende Lebendigkeit der gesamten Körperoberfläche empfunden, »unter« welcher das Gefühl kribbelnd und kitzelnd umherjage. »Gleichzeitig« bedeute es aber auch, dass es »von außen überall Hautsensationen« hervorrufe (S. 245).

Es ist wichtig, an diesen Stellen die außergewöhnliche Einfühlung von Musil beim *Wort* zu nehmen: Er schreibt explizit von einer Lebendigkeit »*im* ganzen Körper« und »*unter* der Haut« und nicht, wie Benthien behauptet, der *Körperoberfläche*. Und was sich »*an* seinem Körper stieß«, war etwas »wie« eine Berührung durch Fühlfäden von Schmetterlingen, also keineswegs eine reale Haut-Empfindung (*sensation* bei Benthien). Musil beschreibt hier eindeutig Leibliches, das sich weder an die somatische »Grenze« Haut noch an die Trennung von Empfindung, Gefühl, Seele und Körper hält. Benthien hängt noch der überholten Vorstellung eines seelisch-emotionalen Innenraumes und einer Außenbegrenzung durch die »körperliche« Haut an. Und letztlich nennt Musil sogar das Leibliche beim dichterischen Wort, nämlich als »Etwas, das Körper und Seele zugleich zu sein schien.«

21.2.2 Von der Imagologie der Geschlechterdifferenz und der Leib-Entfremdung

Das Erklärungsmodell von Freud, der die »polymorph-perverse Sexualität« des Kindes in der Pubertät des Mannes von der »genitalen« Sexualität abgelöst sehen möchte, liefert Benthien noch einmal Argumente, ihre Theorie von der »Imagologie einer Geschlechterdifferenz« (Kap. 7) hervorzuheben. Zu Recht kritisiert sie zwar an Freud dessen abwertende Einschätzung der weiblichen Sexualität: Das »Weib« hätte noch eine infantile Art der Sexualität, wenn sie auf der ganzen Hautoberfläche, statt, wie der Mann, allein am Genitalorgan höchste Lust fühlen würde. Aber ihr Verweis auf die Umwertung durch Luce Irigaray und Hélène Cixous, die gerade deswegen – d.h. das Freud'sche Vorurteil akzeptierend – von einer »Überlegenheit des weiblichen Geschlechts« ausgehen, genügt m.E. nicht. In ihrem siebten Kapitel »Panzerhaut und Muttermal« geht die Autorin auf die »Imagologie einer Geschlechterdifferenz« ein. Sie nennt die gepanzerte Haut typisch männlich (Beispiel Achill und Siegfried) und das »mythische Motiv« des »Muttermals« typisch weiblich: Beide Imagologien würden geschlechtliche Körperbilder »kondensieren« (S. 158).

Mit »Imago« übernimmt Benthien einen ohnehin fragwürdigen Begriff aus der Psychoanalyse, der ein »idealisiertes Bild einer in der Kindheit besonders geliebten Person« als Leitbild bezeichnet (Knaurs *Fremdwörterlexikon*). Bei der Autorin geht dieses Leitbild in die »Imagologie« bzw. in »kollektive Körperbilder« ein, die in Mythen, Sagen, Märchen und dichterischen Schöpfungen auftauchen, was sie literarisch an Kleists *Käthchen von Heilbronn* und de la Motte Fouqués *Undine* festmacht. Da sind es Frauen, die aufgrund eines Muttermals ihre wahre Herkunft nachweisen können. Aber daraus eine Individualität bzw. Geschlechterdifferenz von der Haut her abzuleiten, ist reichlich konstruiert und fremdwortmagisch vernebelt. Benthien schreibt auch recht geschraubt, wie z.B. das Muttermal bei den Dichtern auf einer Metaebene »als Projektionsfläche« eingesetzt werde, die viele Deutungen anderer Protagonisten spiegeln würde (S. 161). Dabei meint sie eigentlich schlicht die *Vorurteile, die hauptsächlich von Männern aller Zeiten auf Frauen* – und nicht nur auf ein Haut-Merkmal! – projiziert wurden.

Ich halte es jedoch für sinnvoller, auf eine andere Geschlechterdifferenz einzugehen, nämlich die unterschiedliche sexuelle Ansprechbarkeit. Die Erfahrung zeigt, dass Männer überwiegend genitalfixiert sind und ihre sexuelle Potenz vom Funktionieren ihres Penis abhängig machen. Aber das bedeutet, dass sie aus ihrer Sozialisation eher dualistisch auf Leistung und Herrschaft trainiert sind: Sie fühlen sich nur dann als Herr(scher) im Haus, wenn ihnen der Körper-Teil Penis gehorcht. »Solche« Männer – heute aber auch zahlreiche Frauen! – sind cartesianisch in Körper und Seele-Geist gespalten und ihrem (gesunden) Leib entfremdet, der zärtliche und liebevolle Gefühle an unzähligen Körper-Leib-Stellen aufkommen fühlt und lustvoll genießen kann – natürlich nicht immer, denn wir bestehen eben nicht aus einem »psychischen Apparat«, der die Herrschaft über einen Körper (das ›Es‹ mit seinen dunkel-unbewussten ›Trieben‹) wieder gewinnen soll (Freud, Anzieu).

21.3 Joachim Küchenhoff / Klaus Wiegerling: *Leib und Körper*. Göttingen 2008

J. Küchenhoff ist als Psychiater und Psychoanalytiker in Basel, K. Wiegerling als Philosoph mit den Schwerpunkten Technikphilosophie und Wissenschaftstheorie in Stuttgart tätig. Jeder der beiden Autoren hat in diesem Buch einen längeren Aufsatz verfasst. Außerdem diskutieren sie in einem Briefwechsel über ihre Thesen. Küchenhoff beruft sich hauptsächlich auf Freud, Anzieu und die Selbstpsychologie. Wiegerling konzentriert sich in seinem Leib-Konzept auf das »Mediale«, das sozio-kulturell geprägt ist. Von M. Merleau-Ponty übernehmen beide Autoren die Theorie der »Zwischenleiblichkeit«.

Das im Buchtitel anvisierte Thema wird von Wiegerling über die Etymologie und Autoren wie Husserl, Merleau-Ponty und H. Schmitz wissenschaftlich angegangen, wobei die theoretischen Grundlagen von Helmuth Plessner (exzentrische Positionalität) eine wichtige Rolle spielen. (Auch ich habe diese Autoren in mein Konzept einbezogen.) Da Wiegerling aber metaphysische Überlegungen, z.B. der Geist-Philosophie und der Ontologie (M. Scheler, N. Hartmann), aus seinem wissenschaftlichen Konzept verbannt, werden seine Thesen m.E. übermäßig technizistisch bzw. fiktional: So beschäftigt ihn u.a. die Transplantations-Möglichkeiten eines dritten Arms, der gefährliche Arbeit verrichten könnte, oder die Vorstellung von Cyberwesen. Die »Medialität« seines Konzeptes entspricht in etwa einem Leib, der wie in Apparaten (Fernsehen, Radio, Computer) audio-visuelle Informationen und Daten vermittelt. Eine derartige Leib-Konstellation sagt jedoch relativ wenig über den jeweiligen Menschen und die Kultur aus.

Deshalb habe ich in meinen Aufsätzen auch Konzepte verfolgt, die geistige und emotionale Anteile des Leibkörpers berücksichtigen. Diesen wissenschaftlichen Richtungen wird inzwischen wieder mehr Aufmerksamkeit gewidmet (siehe z.B. Edith Düsing und Hans-Dieter Klein als Herausgeber des Buches *Geist und Psyche* 2008).

Küchenhoffs Differenzierung von Leib und Körper ist minimalistisch und unklar. Er wiederholt lediglich die Formel von »Leib-Sein« und »Körper-Haben«. Da er Freuds Behauptung bejaht, unser Ich stamme aus dem Körper, bleibt er biologistisch im Somatischen verfangen. Er bevorzugt deshalb auch Didier Anzieus Thesen vom »Haut-Ich«, dessen Widersprüche ich in der ersten Rezension aufgedeckt habe. Um Küchenhoffs Standpunkt zu verdeutlichen, greife ich seine Äußerungen zum Hautkontakt auf. Er schreibt, dass man »nur« durch die Berührung ein Selbst aufbauen könne (S. 79), denn auf der Hautoberfläche als Grenze werde »der Andere« erfahren. Zum Thema Haut als Grenze nehme ich in »Haut, Körper, Leib und Seele« eingehend Stellung. Zwar geht er ebenfalls auf das »Spiegelphänomen« ein, aber einseitig fixiert auf die Interpretation von J. Lacan (1975), der glaubte, die eigene Identität käme »ausschließlich« durch die Spiegelung der Anderen zustande. Diese kausalistische Zuschreibung zeichnet ein unzutreffendes Bild von der kindlichen Seele, als ob sie wie Filmmaterial funktioniere, auf dem Informationen, Gefühle und Gedanken in Form von Bildern und Symbolen abgelichtet, »repräsentiert« und *codiert* würden.

Wie Wiegerling bemüht sich Küchenhoff, möglichst sachlich-neutrale Begriffe zu verwenden, um dem (naturwissenschaftlichen) Vorwurf der Unwissenschaftlichkeit zu entgehen. Das führt aber dazu, dass Termini dominieren, die nur im jeweils angewandten theoretischen Rahmen mehr oder weniger verstanden werden (können). Ich verweise hier auf Begriffe wie »Repräsentanzen«, »Selbstkohärenz«, »Selbstwirksamkeit«, »Regelung«, wie sie u.a. auch die aktuell favorisierte Operationalisierte Psychodynamische Diagnostik (Arbeitskreis OPD) von Gerd Rudolf (2006/2008) mit Vorliebe benutzt. Auf diese Weise erfährt das Seelische umfängliche Strukturierungen und Differenzierungen, mit denen ein Lernender recht gut »operieren« kann. Küchenhoff benutzt ebenfalls zahlreiche »Repräsentanzen«-Begriffe aus der Selbst-Psychologie, z.B. »Körperselbst als mentale Repräsentation des Körpers«, »Selbstrepräsentanz des Mundes«, »Selbstkohärenz«, »Selbstwirksamkeit« und »Selbstaffektivität«. Daraus entstehe, nach Küchenhoff, das »Einheitsbild des Körpers«. Ob er hier, wie auch an anderen Stellen, den Leib meint, ist aus seinem Text leider nicht ersichtlich.

21.3.1 Somatischer und technischer Reduktionismus

Vor allem Küchenhoff vermag dem somatischen und technischen Reduktionismus, wie ich ihn z.B. bei Anzieu kritisiert habe, nicht entrinnen, wenn er den menschlichen Leib in einzelne Repräsentanzen, Bilder, Symbole, Strukturen und Funktionen zersplittert, die schließlich auf unerklärliche Weise in einer funktionierenden Einheit aufgehen. Hier wird deutlich, dass solche modernen psychosomatischen Theorien dem Kausalitäts-Denken übermäßig verhaftet sind, das eine Maschine wohl in ihren Einzelteilen, Strukturen, Ebenen und Verzahnung erklären, nicht aber den lebendigen menschlichen Leib verstehen kann. Auch wenn Küchenhoff der *Hermeneutik* (Verstehenslehre) einen wesentlichen Platz in der analytischen Therapie einräumt, ist er nicht in der Lage, dieses Unterfangen konsequent in der Leib-Körper-Thematik umzusetzen. Wiederum dient Freud als Vorbild, welcher von einem seelischen Apparat ausging, der in unserem Inneren Denken, Fühlen, Wollen usw. aus Materie epiphänomenal produziert. Bis an sein Lebensende hoffte Freud, dass Forscher biochemische und physikalische Ursachen für seelische Störungen finden würden, um Psychotherapie letztlich durch Medikamente oder Eingriffe ersetzen zu können. Seine Vorstellungen und Wünsche haben sich in den letzten Jahren in die Gehirn- und Neuropsychologie verlagert – deren Hypothesen im Übrigen Wiegerling von verschiedenen Gesichtspunkten her zu Recht kritisch beleuchtet und in Frage stellt.

21.4 Ernst Peter Fischer: *Die andere Bildung*. Frankfurt am Main, Wien, Zürich 2002

Ernst Peter Fischer, 1947 geboren, studierte Mathematik, Physik und Biologie. An der Universität Konstanz lehrt er Wissenschaftsgeschichte. Das Buch, das den Untertitel trägt: »Was man von den Naturwissenschaften wissen sollte«, möchte mit den Vorurteilen vor allem der Geisteswissenschaftler aufräumen, die von einer humanistischen Bildungswarte herab über die naturwissenschaftlichen Erkenntnisse die Nase rümpfen. Der Hochmut ist z.B. daran erkennbar, dass manche meinen, mit dem Gemeinplatz, »alles ist relativ«, Einstein verstanden zu haben. Dabei hatte dieser schon in den 20er Jahren für Reporter eine Vereinfachung vorgenommen:

> Früher hat man geglaubt, wenn alle Dinge aus der Welt verschwinden, so bleiben noch Raum und Zeit übrig; nach der Relativitätstheorie verschwinden aber Zeit und Raum mit den Dingen (Fischer, S. 11).

Natürlich kann ich an dieser Stelle nicht auf alle Themen eingehen, die Fischer in souveräner und gut verständlicher Weise bearbeitet. Deshalb muss ich die Ausführungen zu Nikolaus Kopernikus, Francis Bacon, Johannes Kepler, Galileo Galilei, Albert Einstein, zur Kosmologie und Anderem auf die Zusammenhänge mit der Psychosomatik beschränken.

21.4.1 In der Natur gibt es keine Teile

Gleich zu Beginn macht der Autor eine überraschende Feststellung. Im Gegensatz zur landläufigen Meinung spiegeln die Naturwissenschaften nicht die Natur: Sie zeigen nämlich nicht das Sichtbare, sondern das, was unsichtbar bleibt. Sie erklären etwas, »das wir sehen (...) durch etwas, das wir nicht sehen, (...) durch die Schwerkraft der Erde oder die (...) molekulare Grundlage« (S. 17).

Auf diese Weise bestätigt Fischer, dass die biochemisch-physikalischen Nach- und Beweise des Somatischen keineswegs die Realität des Körpers sind. Das ist einer der Gründe dafür, dass ich bei meinen Konzepten die phänomenologische Methode bevorzuge, da diese zu zeigen versucht, was vom Wesen des Beobachteten zum Vorschein kommt, nämlich das Leibliche.

Fischer nennt als wichtigstes philosophisches Ereignis des 20. Jahrhunderts die Quantenmechanik, denn sie präsentiert die Wirklichkeit als ein Ganzes, »in dem es genau genommen keine Teile gibt« (S. 15). Die Naturwissenschaftler dachten bis ins 20. Jahrhundert hinein, sie würden ausschließlich von Tatsachen berichten, die man mathematisch-geometrisch (aus)messen könnte. Sie glaubten, dass die zusammengefügten Einzelteile auch das Ganze erklärten.

Als Beispiel für diesen Standpunkt greife ich ein Standardwerk der *Neuropsychologie* von Georg Goldenberg (2002) heraus, das sich mit der Gehirnforschung befasst. Da bildgebende Verfahren (CT, MRT) Gehirnaktivitäten sichtbar und messbar machen können, verlieren Aussagen über Psychisches ihre ohnehin schwache Wirkung; sie gelten überdies als unsicher und spekulationsverdächtig. Es fällt dem Autor jedoch nicht auf, dass die von ihm benutzten Begriffe wie »psychische Funktionen«, »kognitive Architektur«, »Module« und der »Konnektivismus« (Netzwerke mit Schaltungen) selbst im Sinne der modernen Physik gleichfalls unsichere Konstrukte sind!

Noch immer imponieren biochemische Nachweise, z.B. von Neuropeptiden auch in der Psychodermatologie als beweiskräftiger, da sie eine kausal-finale Konstruktion erlauben. Die Lektüre Fischers würde jedoch viele dieser überzeugten Materialisten eines Besseren belehren und den ganzheitlichen Standpunkt für wissenschaftlich erstrebenswert erachten: Es geht in der Psychosomatik schließlich um den ganzen Menschen in einzigartigen Situationen, und nicht um somatische Einzelergebnisse, die nicht viel mehr als einen statistischen Mittelwert ergeben können.

Nach Fischer hat die moderne Wissenschaft festgestellt, dass der Mensch ein »Dividuum *und* ein Individuum« ist, für dessen zwei Seelen (Lebenwelten) zwei unterschiedliche Disziplinen zuständig sind: In den Naturwissenschaften lassen sich die Objekte bis in die kleinsten Teilchen hinein analysieren, messen und vergleichen sowie für Experimente verwenden: Hier können sich die Wissenschaftler über Fakten und Daten relativ gut einigen. In der »anderen« (antilogisch gleichen!) Welt lieben und leiden wir individuell an Leib, Haut und Seele. Dafür sind die Geistes- und Kulturwissenschaften (Philosophie, Psychologie, Anthropologie usw.) zuständig, deren Interpretationen und Deutungen allerdings sehr vom urteilenden Subjekt abhängig sind.

21.4.2 Gebogene Räume, gedehnte Zeiten, vierdimensionale Raumzeit und der Leib

Die moderne Physik hat durch die Einstein'schen Erkenntnisse ihr Weltbild radikal verändert. So glaubte man seit Newton, die Welt sei geometrisch geordnet und wie ein Karton gebaut. Durch Einstein wissen wir jedoch, dass es gebogene Räume und gedehnte Zeiten, eine vierdimensionale Raumzeit und gekrümmte Geometrie gibt. Diese neuen »Bilder« können mittels mathematischer Formeln dargestellt werden, für deren Verständnis allerdings ein spezielles Studium erforderlich ist. Deshalb ist es wichtig, andere »Bilder« zu verwenden, die auch von Geisteswissenschaftlern oder Laien verstanden werden können. Fischer verwendet dafür zuerst den m.E. missverständlichen Begriff der »Einbildung«, meint damit aber nicht ein hochmütiges und vorurteilsbehaftetes

Denken, sondern ein »Wissen durch wahrnehmendes Erleben« (S. 39), d.h. ein ganzheitliches Erfassen.

Ich kann an dieser Stelle nicht detailliert auf die Relativitätstheorie eingehen. Aus der Lektüre Fischers wird jedoch deutlich, dass es neben der mathematisch und geometrisch gemessenen Zeit und des Raumes andere Raumzeitarten gibt. Diese Unterschiede tauchen in meinen *Leib*-Konzepten auf, in welchen es um den erlebten Raum und die erlebte Zeit geht, die mit den körperlichen Abmessungen der Haut und der Uhrzeit nicht übereinstimmen. Auf die Ganzheit verweise ich u.a. mit dem Begriff der Gestalt, die mehr ist als zusammengesetzte Einzelteile. Der Gestaltkreis (V. von Weizsäcker) als zirkuläres Geschehen von bewegen und wahrnehmen ist ebenfalls ein Bild, das in der Psychosomatik Räumliches und Zeitliches miteinander verbindet und damit die Abhängigkeits-Beziehung (Relation) von Person und Raumzeit verdeutlicht.

21.4.3 Die andere Wissenschaft und die Idee der Komplementarität

1883 erschien Diltheys *Einleitung in die Geisteswissenschaft* (1959), in der er die Fähigkeit zum intuitiven Verstehen (Einfühlung) hervorhob. 1894 verfasste er die *Ideen über eine beschreibende und zergliedernde Psychologie* (1957) und bestimmte »die Aufgabe einer psychologischen Grundlegung der Geisteswissenschaften«. 1894 unterschied Wilhelm Windelband systematisch die Naturwissenschaften von den Geisteswissenschaften: Naturwissenschaften wie Physik und Biologie sind »gesetzgebend«, d.h. *nomothetisch*; die *idiographischen* Geisteswissenschaften jedoch befassen sich mit Erlebnissen Einzelner (*idio-*) und ihrer beschreibenden Analyse (Philosophie, Literaturwissenschaft). Fischer bestätigt, dass die Naturwissenschaften versuchen, alle individuellen Besonderheiten auszuschließen (S. 41). Diese Methode war z.B. in der Medizin sehr erfolgreich, in welcher sie ein riesiges Einzelwissen angehäuft hat, aus dem Forscher zahlreiche diagnostische und therapeutische Hilfsmittel entwickelt haben. Fischer warnt jedoch u.a. vor einseitig ausgebildeten Ärzten, die wenig »Rücksicht auf die individuellen Eigenschaften« der vor ihnen sitzenden Patienten nehmen. Das medizinische Studium sollte deshalb durch eine Bildung ergänzt werden, welche das physiologische und biochemische Wissen mit der »individuellen Wahrnehmung« des Patienten »komplementär« zusammenbringt.

> Die Idee der *Komplementarität*, deren Bedeutung den Physikern beim Eindringen in die Welt der Atome aufgefallen ist, drückt den im Alltag wohl bekannten Tatbestand aus, dass es Zugänge zu einem Problem gibt, die sich zwar oberflächlich betrachtet widersprechen und in die Quere kommen, die aber in der Tiefe zusammengehören und in gleichberechtigter Form das Ganze (*completum*) ergeben, das angestrebt wird (S. 41).

Niels Bohr hat die Idee der Komplementarität ausgebaut und beim Licht die von Einstein theoretisch und empirisch untermauerte Doppelnatur von Wellen- und Korpuskel-Charakter als komplementäres Geschehen bezeichnet. Max Planck hatte dieser Erkenntnis vorgearbeitet, indem er Unstetigkeit und Lücken in der Natur entdeckte, die er Quantensprünge nannte, was die bis anhin kausal-final geschlossene Weltsicht erschütterte. Das »Zweideutige und Widersprüchliche« zeigte sich ebenfalls in der Atomphysik, die selbst unter den Materie-Teilchen (Elektronen, Neutronen, Photonen usw.) eine »duale« Natur eruierte. Werner Heisenberg und Erwin Schrödinger verwiesen z.B. auf zwei unabhängige und äquivalente Formen in der Mechanik, die mit dem Teilchen- bzw. Wellencharakter zusammenhängen – die es aber in der konkreten Wirklichkeit *nicht* gibt! Was der Wissenschaftler »sieht« und berechnet, sind aktuelle Zustandsfunktionen in einem abstrakten Raum; die Rede ist sogar von imaginären Zeichen. Fischer zieht daraus den Schluss:

Elektronen oder Photonen sind unbestimmt, solange sie unbeobachtet als Potential existieren, und sie nehmen ihre spür- und messbaren Formen erst an, wenn sie von einem Subjekt darauf festgelegt werden (S. 398).

21.4.4 Ertrag für die Psychosomatik

Die Quantentheorie hat im Begriff der »Unschärferelation« angegeben, dass zwei physikalische Größen eines Quantenobjekts, z.B. Impuls und Position, sich nicht gleichzeitig genau bestimmen lassen. Bestimmt man den Ort (Raum) eines Objektes mit einer gewissen Präzision, muss der wissenschaftliche Beobachter eine durch die Relation (»Beziehung«) gegebene »Unschärfe« und Ungenauigkeit bzw. Subjektivität bei der Bestimmung des Impulses (Raum-Zeitelement) in Kauf nehmen (und umgekehrt). Das erinnert sehr an die Interpretationen der Psychotherapeuten, die ihre Analysanden (»Objekte«) den eigenen Theorien gemäß diagnostisch fixieren – und sie entsprechend als Neurotiker, Macht- oder Sexbesessene stigmatisieren. Wie oft glaubt dann der Patient z.B. tatsächlich an seinen (angeblichen) »Größenwahn«, sein »fehlendes Gemeinschaftsgefühl« oder an sein »polymorph-perverses Haut-Ich«, weil der vermeintlich allwissende Therapeut ihm dies »gedeutet« hat (ich verweise hier auf die Ausführungen von Irmgard Fuchs-Lévy in *Autorität als Fessel oder Ansporn* 2009).

Mit anderen Worten sollte sowohl in der Psychotherapie als auch in der Psychosomatik das individuelle Er-Leben sorgfältig und gemeinsam mit dem Patienten erschlossen und verarbeitet werden. Die Konstruktionen der jeweiligen psychologischen Schulen dienen hierbei nur als vorübergehendes Hilfsmittel und dürfen weder als Selbstzweck noch als Dogma (Ideologie) verwendet werden. Eigentliche Therapie besteht darin, die Kommunikation des Analysanden durch Austausch und Auseinandersetzung mit dem Therapeuten/Arzt zu erweitern, bis er selbst seine eigene Problemlösung und Lebens-Orientierung gefunden hat (Dieter Wyss: *Der Kranke als Partner* 1982).

Das Antilogisch-Widersprüchliche, das die moderne Physik in der Erforschung der Materie entdeckt hat (z.B. Licht als Welle und/oder Materie) findet sich auch in meinem Konzept des Leiblichen wieder. Leibliches Geschehen kann einmal auf der somatischen Seite, einmal auf der seelisch-geistigen Seite untersucht und »diagnostiziert« werden. Wir sind »dual« anfällig konzipiert: sowohl somatisch-körperlich als auch psychisch-emotional (ich füge den geistigen Bereich hinzu). Letztlich geht es in der Psychosomatik um eine schöpferische Synthese, die Fischer mit Kunst in Verbindung bringt. An die Stelle empfindungsloser Begriffe (»theoretische Funktion«, üblicherweise in der Naturwissenschaft, heute aber fast überall!) soll die »ästhetische Funktion« (Adolf Portmann 1963, S. 248) treten, die Fischer mit den Sinneswahrnehmungen in Verbindung bringt (S. 420).

Hier sehe ich allerdings ein Problem. Wie soll »Ästhetik« gelernt und gelehrt werden? Ich habe in meinem Aufsatz über »Das Säuglingsekzem« versucht, diese Möglichkeit in den »geistigen Gefühlen« und in der Erziehung anzuvisieren. Anstelle von »Kunst« plädiere ich darin für den Zugang über eine liebend-sympathetische »Berührung«; sie ist möglicherweise eine geeignete Vorstufe zu Ästhetik und Kunst. Fischer demonstriert seine Idee am »malenden Gehirn« eines Malers, dessen Gehirn »eine wahrgenommene Situation bildend« rekonstruiere (S. 433) – was ich allerdings mehrfach als somatische Projektion kritisiert habe. Denn beim Malen handelt es sich, dem Leib-Konzept gemäß, ebenfalls um ein ganzheitliches, kreis- oder spiralhaftes Geschehen, in dem Soma und Psyche-Geist komplementär zusammen»arbeiten« (siehe auch Werner Heisenbergs Autobiographie *Der Teil und das Ganze,* 1969). Der Grundgedanke Fischers taucht auch in Hermann Brochs Roman *Die Unbekannte Größe* auf. Darin geht es um einen jungen, ehrgeizigen

Mathematiker, der sein Leben der »reinen Erkenntnis« (der Mathematik) widmen wollte. Broch kommentierte sein eigenes Buch und einen geplanten Film darüber folgendermaßen:

> Der Roman zeigt, dass es neben dieser (reinen Erkenntnis) auch eine »Erkenntnis des Gefühls« gibt, unerfassbar für den Verstand, dennoch gleichberechtigt, und dass erst in der Verbindung beider das wahre Wissen um das Leben erreicht wird (Broch 1977, S. 247).

22 Literatur

Adams SG/ Dammeers PM/ Saia TL/ Brantley PJ/ Gydos GR: Stress, depression and anxiety predict average symptom severity and daily symptom fluctuation in systemic lupus erythematosus. J Behav Med 17(5): 459–477

Ader R, Cohen N, Felten D (1995): Psychoneuroimmunology: Interactions between the nervous system and the immune system. Lancet 345:99–103

Adler, Alfred: Das Problem der Homosexualität und sexueller Perversionen (1930). Frankfurt am Main 1977

Alexander, Franz: Psychosomatische Medizin (1950). Berlin, New York 1977

Anzieu, Didier: Das Haut-Ich (Le Moi-Peau 1985). Frankfurt/Main 1992

Arbeitskreis OPD (Mitherausgeber G. Rudolf): Operationalisierte Psychodynamische Diagnostik – OPD-2. Das Manual für Diagnostik und Therapieplanung. Bern 2006

Augustin M (Hrsg.): Naturheilverfahren bei Hauterkrankungen. Stuttgart 2002

Avalon, Arthur: Die Schlangenkraft. Weinheim 1961

Barber T.X.: Physiological effects of ›hypnosis‹ Psychol. Bull. 58, S. 390–419, 1961

Bauer, Joachim: Warum ich fühle, was du fühlst (2005). München 2008

Benedetti, Gaetano: Der psychisch Leidende und seine Welt. München 1974

Benn, Gottfried: Altern als Problem für Künstler. Ein Vortrag (1954). Berlin 2006

Benn, Gottfried: Leben ist Brückenschlagen. Lyrik und Prosa, Briefe und Dokumente. Hrsg.: Max Niedermayer. München/Zürich 1968

Benn, Gottfried: Das Hörwerk (1928–56). Frankfurt am Main 2005

Benthien, Claudia: HAUT. Literaturgeschichte – Körperbilder – Grenzdiskurse. Reinbek bei Hamburg 1999

Bergler R: Interview in: *Jatros* Dermatologie 4 (1990) 9

Bick, Esther: The Experience of the Skin in early Object Relations. In: International J of Psycho-Analysis 49, 1968, S. 484–486

Bion WR: Lernen durch Erfahrung (1962). Frankfurt am Main 1990

Bloch, Bruno: Über die Heilung der Warzen durch Suggestion. Klin. Wochenschrift, 6, 2271 u. 2320, 1927

Boas, Franz: The Religion of the Kwakiutl Indians. New York 1930. In: Ellenberger 1973

Borelli, Siegfried: Untersuchungen zur Psychosomatik des Neurodermitikers. Der Hautarzt, I. Jg. Heft 6, 1950, S. 250–256

Borelli, Siegfried: Psyche und Haut. Handbuch f. Haut und Geschlechtskrankheiten (Hrsg. J. Jadassohn). Ergänzungsband VIII, Berlin 1967, S. 264–568

Bornemann, Ernest: Psychoanalyse des Geldes. Frankfurt am Main 1977

Boss, Medard: Einführung in die psychosomatische Medizin. Bern und Stuttgart 1954

Boss, Medard: Grundriss der Medizin. Bern, Stuttgart, Wien 1971

Bossong, Franz: Zu Leben und Werk von Erwin Walter Maximilian Straus (1891–1975). Würzburg 1991

Bourke, John Gregory: Das Buch des Unrats (1891). Frankfurt am Main 1992

Bowlby J.: Über das Wesen der Mutter-Kind-Bindung. Psyche 13 (1959/60), S. 415 ff

Bräutigam, Walter und Christian, Paul: Psychosomatische Medizin. Stuttgart 1975

Brenke, Angelika und Brenke, Rainer: Naturheilverfahren bei der Psoriasis. HAUT 1/2007, Band XVIII/ 10–15

Broch, Hermann: Die Unbekannte Größe (1933). Frankfurt am Main 1977

Brown, Norman O: Zukunft im Zeichen des Eros. Pfullingen 1962

Bulgakow, Michail: Aufzeichnungen eines jungen Arztes. Berlin 1981

Bunnemann O: Über psychogene Dermatosen. Zbl. ges. Neurol Psych. 78, 115, 1922

Buytendijk FJJ: Über den Schmerz (1943). Übersetzt von H. Plessner, Bern 1948

Buytendijk FJJ: Arch. Néerlandaises de Zoologie, t.X, 1953
Camus, Albert: Der Mensch in der Revolte. Reinbek b. Hamburg 1969
Cannon WB: Bodily Changes in Pain, Hunger, Fear and Rage. New York 1920
Damasio, Antonio R: Descartes' Irrtum (1994). München 1997
Damasio, Antonio R: Der Spinoza-Effekt. Wie Gefühle unser Leben bestimmen (2003). Berlin 2007
Dangela G; Gaisbauer M; Kief H; Pfeifer J: Neurodermitis – Erkennen, Behandeln. Freiburg im Breisgau 1992
Dark Angel: Anders Leben. Selbstverletzendes Verhalten. Augsburg 2004
Dekker E und Groen J: Reproduzierbare psychogene Asthmaanfälle. Journal of psychosomatic research 1, (1956), S. 58–67
Detig, Christina: Hautkrank: Unberührbarkeit aus Abwehr? Göttingen 1989
Die deutsche Rechtschreibung. Bertelsmann, München 2000
Dilthey, Wilhelm: Einleitung in die Geisteswissenschaften (1883). In: Ges. Schriften, Band I. Stuttgart, Göttingen 1959
Dilthey, Wilhelm: Ideen über eine beschreibende und zergliedernde Psychologie (1894). In: Die geistige Welt. Einleitung in die Philosophie des Lebens. Ges. Schriften, Band V. Stuttgart, Göttingen 1957
Dölle, Sabine und Worm, Margitta: Diagnostik und Therapie der atopischen Dermatitis. Haut 6/2006; Band XVII/208–221
Düsing, Edith / Klein, Hans-Dieter (Hrsg.): Geist und Psyche. Würzburg 2008
Dührssen, Annemarie: Psychogene Erkrankungen bei Kindern und Jugendlichen (1954). Göttingen 1969
Dunbar, Flanders: Deine Seele, dein Körper. Berlin 1955
Eckhardt-Henn A: Artifizielle Störungen und Münchhausen-Syndrom. In: Kernberg, Dulz, Sachsse: Handbuch der Borderline-Störungen. Stuttgart 2001
Ehrenfels, Christian von: Über »Gestaltqualitäten«. Vierteljahrsschrift für wissenschaftliche Philosophie 14, 242–292 (1890), in: Weinhandl, F. (Hg): Gestalthaftes Denken, 11–43. Darmstadt 1960
Elias PM, Wood LC, Feingold KR: Epidermal pathogenesis of inflammatory dermatoses. Am J Contact Dermat 1999; 10: 119–126
Ellenberger, Henry F: Die Entdeckung des Unbewussten. Bern 1973
Erikson, Erik H: Jugend und Krise (1968). Stuttgart 1970
Feldmeier, Hermann: Schmerzes Bruder. Viele Menschen leiden unter Juckreiz. Tagesspiegel 8.03.2006
Fiedler EM, Zuberbier T, Worm M: Atopische Dermatitis und Histaminintoleranz. HAUT 2/2006, Band XVI, 62–64
Fischer, Ernst Peter: Die andere Bildung. Frankfurt am Main, Wien, Zürich 2002
Fitzek, Herbert; Salber, Wilhelm: Gestaltpsychologie. Geschichte und Praxis. Darmstadt 1996
Frank, Jerome D: Die Heiler (engl. 1961). Stuttgart 1981
Freud, Anna: Probleme der Pubertät. *Psyche*, Band 14, Heft 1, Stuttgart 1960
Freud, Sigmund und Breuer, Joseph: Studien über Hysterie (1895). Frankfurt/Main, 1970
Freud, Sigmund: Der Familienroman der Neurotiker. Studienausgabe IV, Frankfurt am Main 1970, S. 223
Freud, Sigmund: Charakter und Analerotik (1908). Studienausgabe Bd. VII, Frankfurt am Main 1973, S. 23
Fried, RG und Shalita, AR: Akne und Psyche: Wie wirken sie aufeinander? *Focus & Psyche*. November 1992
Fuchs-Lévy, Irmgard: Autorität als Fessel oder Ansporn. Berlin 2009
Gebsattel, VE von: Prolegomena einer medizinischen Anthropologie. Berlin, Göttingen, Heidelberg 1954
Gebsattel, Viktor Emil von: Die Störungen des Werdens und des Zeiterlebens im Rahmen psychiatrischer Erkrankungen. In: Prolegomena...1954
Gebsattel, VE von: Süchtiges Verhalten im Gebiet sexueller Verirrungen. In: Prolegomena..., S. 172
Gieler, Uwe: Die Haut als psychosomatisches Organ. Sonderdruck aus Medicinale XIX, Iserlohn 1989
Gieler U, Bosse, KA: Seelische Faktoren bei Hautkrankheiten. Bern 1996
Gieler U: Psyche und Allergie. Psychosomatische Konzepte. Symposium Medical 10/1999, 20–22
Gieler U, Niemeier V, Brosig B: Artefakte, Para-Artefakte, Dermatozoenwahn. HAUT 8/2001, Bd. XII/297–299

Goethe, JW: Götz von Berlichingen. In: Sämtliche Werke in 18 Bdn., Bd. 4, München 1977
Goldenberg, Georg: Neuropsychologie. München, Jena 2002
Graham DT und Wolf S: Pathogenesis of urticaria. Experimental study life situations, emotions and cutaneous vascular reactions. JAMA 143:1396, 1950
Green, Hannah: Ich hab dir nie einen Rosengarten versprochen (1964). Reinbek/Hamburg 1978
Grimm, Jakob und Wilhelm: Deutsches Wörterbuch. München 1984
Groddeck, Georg: Das Buch vom Es (1923). Frankfurt/Main 1979
Grothgar, Barbara: Quasi-experimentelle Überprüfung der Veränderung psych. und physiol. Reaktionen von Acne vulgaris-Patienten im Verlauf von dermatol. induzierten Hautbildverbesserungen. Frankfurt a. M. 1991
Häfner H, Freyberger H: Psycho-somatische Zusammenhänge bei Hautallergosen. Zschr. psychosom. Med. 2, 79, 1955/56
Haley, Jay: Die Jesus-Strategie (engl. 1986). Weinheim und Basel 1990
Haltmeier, Hans: Fremde Elemente. Über »Gen-Schrott«. *Berliner Zeitung* vom 6.6.2001
Hansen K: Zur Frage der Psycho- oder Organogenese beim allergischen Bronchialasthma und den verwandten Krankheiten. Der Nervenarzt 3, 513, 1930
Hansen OE: Es juckt mir in den Fingern, aber mir sind die Hände gebunden. Zschr. psychosom. Med. 27, 275–290 (1981)
Harth, Wolfgang/ Gieler, Uwe: Psychosomatische Dermatologie. Heidelberg 2006
Hartmann, Heinz/ Schilder, Paul: Körperinneres und Körperschema. In: Zschr f d ges Neurologie und Psychiatrie, Band 109, 1927
Hartmann, Nicolai: Das Problem des geistigen Seins (1933). Berlin 1962
Hartmann, Nicolai: Ethik (1925). Berlin und Leipzig 1935
Häsing/Stubenrauch/Ziehe (Hrsg.): Narziss – Ein neuer Sozialisationstyp? Bensheim 1979
Hegel, Georg Wilhelm: Vorlesungen über die Ästhetik (Hrsg. H.G. Hotho 1842). 3 Bände. Stuttgart 1971
Hehlmann, Wilhelm: Wörterbuch der Psychologie. Stuttgart 1974
Heidegger, Martin: Sein und Zeit (1927). Tübingen 1979
Heilig R und Hoff H: Über psychogene Entstehung des Herpes labialis. Med. Klin. 24:1472, 1928
Heisenberg, Werner: Der Teil und das Ganze. München 1969
Hess WR: Psychologie in biologischer Sicht. Stuttgart 1968
Hoon EF et al.: A psycho-behavioral model of genital herpes recurrence. J Psychosom Res 35, 25–36, 1991
Horney, Karen: Neurose und menschliches Wachstum (1950). München 1975
Hornstein, Otto P.: Die Entwicklung des psychosomatischen Konzepts von der Perioralen Dermatitis. In: Bosse K und Hünecke P: Psychodynamik und Soziodynamik bei Hautkranken. Göttingen 1976
Huckenbeck-Gödecker, Bernd: Psychologische Aspekte der Psoriasis. Deutscher Psoriasis Bund, Wiss. Beiheft 8 (1992)
Impfstoff Zostavax: Erster Impfstoff gegen Gürtelrose. Dtsch Ärztebl 104 (14) 6.4.2007, A 972
Internationale Klassifikation psychischer Störungen. ICD-10 Kapitel V(F). Göttingen 2006
Jansen, Thomas: W.C. Fields: Ein prominentes Opfer der Rosazea. Hautnah dermatologie 2/1998, S.127
Kaschel, Rainer: Neurodermitis in den Griff bekommen. Heidelberg 1990
Kempf, Wolfgang: John Ruskin. Frankfurt/M 1987
Kernberg, Otto F/Dulz, Birger/ Sachsse, Ulrich: Handbuch der Borderline-Störungen. Stuttgart 2001
Kierkegaard, Sören: Die Krankheit zum Tode. Frankfurt am Main 1959
Kircher T; Krach S; Leube D: Empathie, Spiegelneuronensystem und Schizophrenie. Nervenheilkunde 5/ 2008, 394–402
Klein, Melanie: Das Seelenleben des Kleinkindes und andere Beiträge zur Psychoanalyse (1948). Reinbek bei Hamburg 1972
Kluge, Friedrich: Etymologisches Wörterbuch. Berlin, New York 1975

Knaurs Fremdwörter-Lexikon. München 1980
Kohut, Heinz: Die Heilung des Selbst (1977). Frankfurt am Main 1981
Kreibich C, Sobotka P: Experimenteller Beitrag zur psychischen Urticaria. Arch. f. Dermat. u. Syph. 97: 187, 1909
Küchenhoff, Joachim und Wiegerling, Klaus: Leib und Körper. Göttingen 2008
Küppers E: Selbstschilderungen im narkotischen Rausch. In: Zentralblatt für die gesamte Neurologie und Psychiatrie, Band 50, 1928, S. 309
Lacan, J.: Das Spiegelstadium als Bildner der Ichfunktion. In: Lacan: Schriften I: Frankfurt am Main 1975
Lévy, Alfred: Haut-Psychosomatik und Psychotherapie. Hautnah derm 3/1992, S. 316–320
Lévy, Alfred: Pruritus – oder die Aufgabe der Transzendenz. In: Danzer, G.: Eros und Gesundheit. Berlin 1994
Lévy, Alfred: Erich Fromm – Humanist zwischen Tradition und Utopie. Würzburg 2002
Lewin, Kurt: Feldtheorie. Werkausgabe Bd. 4. Bern und Stuttgart 1982
Lindemann, Gesa: Das paradoxe Geschlecht. Transsexualität im Spannungsfeld von Körper, Leib und Gefühl. Frankfurt am Main 1993
Lohmann, Reinhard; Herrmann, Michael: Suggestive und übende Verfahren. In: Uexküll, Th.v. (Hrsg.): Psychosomatische Medizin (1979). München, Wien, Baltimore 1998
Long, William J: Friedliche Wildnis (1923, 1950). Berlin 1959
Lüdemann, Dagny: Ferien für Allergiker. *Der Tagesspiegel*, Berlin 17.8.2008
Luger T: Neuropeptide – eine neue therapeutische Strategie in der Dermatologie. Zus.fassung in: Allergie J 2001; 10, S. 165
Magerl W: Neurophysiologie des Juckens. Allergologie 14: 395–405 (1991)
Maguire, Anne: Hauterkrankungen als Botschaften der Seele. Olten 1991
Mann, Heinrich: Professor Unrat oder Das Ende eines Tyrannen (1905). Frankfurt am Main 1991
Mann, Klaus: Gottfried Benn. Oder: Die Entwürdigung des Geistes. In: Die Sammlung, 1934, I. Jahrgang. München 1993, S. 49
Marty, Pierre: Die allergische Objektbeziehung. In: Brede, Karola: Einführung in die psychosomatische Medizin. Frankfurt am Main 1980
Maurois, André: Auf den Spuren von Marcel Proust. Frankfurt am Main 1964, S. 21
Mayer, Horst: Das Stressmodell als Erklärungsprinzip. In: Kindlers »Psychologie des 20. Jahrhunderts«, Psychosomatik, Band 1, Weinheim und Basel 1983
McNeely, Deldon Anne: Berührung. Die Geschichte des Körpers in der Psychotherapie (1987). München 1992
Merleau-Ponty, Maurice: Struktur des Verhaltens (1942). Berlin 1976
Merleau-Ponty, Maurice: Phänomenologie der Wahrnehmung (1945). Berlin 1966
Merleau-Ponty, Maurice: Keime der Vernunft (1988). München 1994
Mertens, Pierre: Der Geblendete (1987). Berlin 1989
Miller ML: A psychological study of a case of eczema and a case of neurodermatitis. Psychosomatic Medicine 4,82 (1942)
Minkowski, Eugène: Die gelebte Zeit. Über den zeitlichen Aspekt des Lebens (1933). 2 Bände. Salzburg 1971
Mitscherlich, Alexander: Bemerkungen zum klinisch-ärztlichen Allergieproblem. Hippokrates *21*, 15,1950
Molière: Der Geizhals. Stuttgart 1954
Montagu, Ashley: Körperkontakt (Touching: The Human Significance of the Skin, 1971). Stuttgart 1980
Müller-Lissner, Adelheid: Für einen Moment vollkommen wehrlos. Eine neue Therapie (Stammzellen) bei Immunerkrankungen. *Tagesspiegel* vom 23.9.2003
Müller-Lissner, Adelheid: Wie Stallluft schützen kann. *Tagesspiegel*, Berlin 8.1.2007
Munthe, Axel: Das Buch von San Michele. München 1986
Musil, Robert: Die Verwirrungen des Zöglings Törleß. Reinbek bei Hamburg 1959
Nasemann, Theodor; Wassilew, Sawko W: Banale Viruserkrankungen der Haut. Der informierte Arzt, Separatum, 8, 1, 1980

Neumann, Hans-Joachim: Luthers Leiden. Berlin 1995, S. 79 und 103
Neumayr, Anton: Diktatoren im Spiegel der Medizin. Napoleon, Hitler, Stalin. Wien 1995
Newman, Judith: Allergien: die moderne Epidemie. National Geographic, Mai 2006, 106–125
Niemeier V: Psoriasis – Psychosoziale Aspekte. HAUT 1/2004, Band XV/6–16
Obermayer, Maximilian E.: Psychocutaneous Medicine. Springfield (Illinois) 1955
Obermayer, M.E.: Psychodermatologie, in: Gottron-Schönfeld, Dermatol. und Venerol., Erg. Bd, 1970
Ortiz-Urda S, Rappersberger K: New immunosuppressive agents for treating psoriasis. Hautarzt 2003; 54: 230–236
Panizzon, R und Bloch PH: Histopathology of Pityriasis rosea Gibert. Dermatologica 165, 551–558 (1982)
Perini G; Veller-Fornasa C; Cipriani R; Betinn A; Zecchino F; Peserico A: Life events and alopecia areata. Psychother Psychosom 41: 48–52 (1984)
Pesso A: Vortrag auf dem 1. Kongress der Niederländischen Vereinigung für Pesso-Therapie. Amsterdam 2000
Pfaar, Oliver: Allergische und nichtallergische Rhinitis. HAUT 2/2006, Band XVI, 51–61
Picardi A/ Pasquini P/ Cattaruzza MS/ Gaetano P/ Melchi CF/ Baliva G/ Camajoni D/Tago A/ Abeni D/ Biondi M: Stressful liefe events, social support, attachment security and alexithymia in vitiligo. Psychother Psychosom 72(3): 150–158, 2003
Plassmann, Reinhard: Selbstschädigendes Verhalten: Münchhausen-Syndrome und artifizielle Erkrankungen. In: Uexküll, Th. v.: Psychosomatische Medizin. München-Wien-Baltimore 1998, S. 567–580
Platon: Timaios. In: Sämtliche Werke, Bd. 5. Hamburg 1983
Plessner, Helmuth: Die Stufen des Organischen und der Mensch (1928). Berlin 1975
Plügge, Herbert: Über die Verschränkung von menschlicher Leiblichkeit und Körperlichkeit. Der Internist, Jg.5, Heft 4, 1964, 159–163
Plügge, Herbert: Der Mensch und sein Leib. Tübingen 1967
PNAS: Proceedings of the National Academies of Sciences, Bd. 89, S. 4634; Nature Genetics, Bd. 27, S. 361
Prochazka P: Psychologische Therapiekonzepte bei chronischen Hauterkrankungen. Der Deutsche Dermatologe 3/1992
Protokolle der Wiener Psychoanalytischen Vereinigung. Hrsg: Herman Nunberg und Ernst Federn. Band I-IV. Frankfurt/Main 1976–1981
Proust, Marcel: Auf der Suche nach der verlorenen Zeit. Frankfurt am Main 1979 (10 Bände)
Proust, Marcel: Briefe zum Leben. Frankfurt am Main 1969
Rechenberger, Ilse: Tiefenpsychologisch ausgerichtete Diagnostik und Behandlung von Hautkrankheiten. Göttingen 1976
Rechenberger, Ilse: Die Psychodynamik des Psoriasis-Kranken. In: Die psychosomat. Situation des Psoriatikers. Akt. Dermatol. 8, 157, 1982
Ring, Johannes: Angewandte Allergologie. München 1988
Rizzolatti G; Craighero L: The mirror-neuron system. Annual review of neuroscience. 2004; 27:169–192
Rudolf, Gerd: Strukturbezogene Psychotherapie (2006). Stuttgart 2008
Sack Waldemar Th: Über die psychogene Komponente des Pruritus und der pruriginösen Dermatosen, Münchener med. Wschr.148 (1922)
Sack WTh: Zur Kasuistik und Problematik psychogener Dermatosen. Der Nervenarzt, 2, 86 (1929), S. 95
Sack WTh: Psyche und Haut, in: Jadassohn, J.: Handbuch d. Haut- u. Geschlechtskrankheiten, 4. Bd, 2.Teil, Berlin 1933
Sacks, Oliver: Der Mann, der aus dem Bett fiel. In: Der Mann, der seine Frau mit einem Hut verwechselt (1985). Reinbek bei Hamburg 1991
Salgo, Rebekka/ Thaçi, Diamant: Behandlung der Psoriasis mit Biologics. HAUT 1/2007, Band XVIII/6–9
Sarasvati, Svami Sivananda: Kundalini-Yoga. München-Planegg 1953, S. 96. In Schmitz 1982, S. 192
Sartre, Jean-Paul: Das Sein und das Nichts (1943). Hamburg 1976
Sartre, Jean-Paul: Ist der Existentialismus ein Humanismus ? In : Drei Essays. Berlin 1960

Sartre, Jean-Paul: Entwurf einer Theorie der Emotionen. In: Die Transzendenz des Ego. Reinbek bei Hamburg 1964

Sartre, Jean-Paul: Der Ekel (1938). Reinbek bei Hamburg 1967

Saueressig, Heinz: Gottfried Benn. In: Ärzte und Ärztliches. Biberach/Riss 1989

Schaltenbrand B: The connection between the skin and nervous diseases. Arch. f. Dermat. u. Syph., 187:506, 1949

Schattenkinder. Drehbuch: Bernd Lange, Claudia Prietzel, Peter Henning. Regie: C. Prietzel, P. Henning

Scheewe, Sibylle: Neurodermitispatientenschulung bei Kindern und Jugendlichen. HAUT 1/2006, Band XVII, 10–13

Schipperges H: Die Warzen aus medizinhistorischer Sicht. Ärztl. Kosmetologie 9, 274, 1979

Schmelz M et al: Specific C-receptors for itch in human skin. J Neurosci 17: 8003–8008 (1997)

Schmidt-Salomon, Michael: Von der illusorischen zur realen Freiheit. In: Die Freiheit des Denkens (Hrsg. K.P. Liessmann), Philosophicum Lech. Wien 2007

Schmitz Hermann: System der Philosophie, Die Gegenwart, 1. Band, Bonn 1964

Schmitz H: Der Leib. In: System der Philosophie, 2. Band, 1. Teil. (1965). Bonn 1982

Schmitz H: Der Leib, der Raum und die Gefühle. Bielefeld und Locarno 2007

Schön MP et al.: Psoriasis. N Engl J Med 2005; 352:1899–1912

Schrenker, Leonhard u. Fischer-Bartelmann, Barbara: Pesso Boyden System Psychomotor (PBSP). Psychotherapie 8. Jg. 2003, Bd. 8, Heft 2

Schröpl F: Praktische Lebenshilfe für den Psoriatiker – Patientenführung in der dermatolog. Praxis, in: Die psychosomatische Situation des Psoriatikers. Akt. Dermatol. 8, 170, 1982

Schröpl F: Die Bedeutung psychischer Faktoren bei der Neurodermitis. Wiesbaden 1984

Schultz-Hencke, Harald: Der gehemmte Mensch. Stuttgart 1978

Schweihoff Monika: Allergisches Kontaktekzem. Wirtschaftsmagazin für den Hautarzt 3/2007, 27–8

Schwidder W: Zur Symptomatik und Ätiologie der Enuresis und Enkopresis. Kongressbericht, Berlin 1951

Selye H: The General Adaptation Syndrome and the Diseases of Adaptation. J. Clin. Endocrinol. 6:117, 1946

Siebeck R, zitiert in: Buytendijk, FJJ: Prolegomena einer anthropologischen Physiologie. Salzburg 1967

Smikalla-Weier, Bärbel: Psychotherapie als künstlerische Herausforderung. Berlin 2004

Stephanos S: Zur Problematik des omnipotenten Objekts – eine psychoanalytische Studie über Psoriasis. Jahrbuch der Psychoanalyse 15: 145–168 (1983)

Stern, Erich: Psychosomatische Medizin und Hauterkrankungen. Zschr. psychosom. Med. 2, 161, 1955/56

Sticherling M: Pathogenese der Psoriasis. HAUT 1/2006, Band XVII, 14–17

Sticherling M: Psoriasis und Stoffwechselerkrankungen. HAUT 1/2007, Band XVIII/ 16–19

Straus, Erwin W: Geschehnis und Erlebnis: Zugleich eine historiologische Deutung des psychischen Traumas und der Rentenneurose. Berlin 1930

Straus, Erwin W: Vom Sinn der Sinne (1936). Berlin-Göttingen-Heidelberg 1956

Straus, Erwin W: Ein Beitrag zur Pathologie der Zwangserscheinungen. Mschr. Psychiatr. Neurol., Bd. 98, Basel-Leipzig 1938. In: Psychologie der menschlichen Welt. Berlin, Göttingen, Heidelberg 1960, S. 187f

Strotzka, Hans: Neurose, Charakter, soziale Umwelt. München 1973

Stüttgen Th: Interaktionelle Psychosomatik. Die Affekte und die Entwicklung des Selbst. Berlin, Heidelberg, New York, Tokio 1985

Süß A, Seikowski K, Simon Jan C: Ambulante Neurodermitisschulung bei Erwachsenen. HAUT 6/2006, Band XVII, 217–221

Sullivan, Harry Stack: Die interpersonale Theorie der Psychiatrie. Frankfurt am Main 1980

Sulloway, Frank J: Freud. Biologe der Seele (1979). Köln-Lövenich 1982, S. 43

Szasz, Thomas: Geisteskrankheit – ein moderner Mythos? München 1975

Tellenbach, Hubert: Melancholie. Berlin, Heidelberg, New York 1976

Thaçi, Diamant; Salgo, Rebekka: Aktuelle Sicherheitsaspekte der Therapie mit topischen Calcineurin-

Inhibitoren. HAUT 1/2007, Band XVII/27, 36–40
Torberg, Friedrich: Der Schüler Gerber. München 1973
Tucker, River: Unter die Haut. Der Tagesspiegel, 9.3.2007, S. 18
Uexküll, Th von: Lehrbuch der psychosomatischen Medizin. München-Wien-Baltimore 1981
Uexküll, Thure von: Psychosomatische Medizin. München; Wien; Baltimore 1998
Updike, John: Der Zentaur (engl. 1962). Frankfurt am Main 1966
Updike, John: Ehepaare (Couples 1968). Reinbek b. Hamburg 1969
Updike, John: Selbst-Bewußtsein. Reinbek 1995
Vaihinger, Hans: Die Philosophie des Als Ob (1911). Leipzig 1923
Veale, D; Riley S: Mirror, mirror on the wall, who is the ugliest of them all? The psychopathology of mirror gazing in body dysmorphic disorder. Behav Res Ther 39:1381–1393, 2001
Vischer, Friedrich Theodor: Das Schöne in Natur und Geschichte (1846–1857). Leipzig o.J.
Vogel, PG: Psychosomatische Aspekte der Psoriasis vulgaris. Z. psychosom. Med. u. Psychoanalyse 22, 177, 1976
Volgyesi FA: ›School for patients‹ hypnosis-therapy and psychoprophylaxis. Brit. J. Med. Hypno, 5, S. 8–17, 1954
Waldenfels, Bernhard: Das leibliche Selbst. Vorlesungen zur Phänomenologie des Leibes. Frankfurt am Main 2000
Wahrig-Schmidt, Bettina: Wilhelm Griesinger. In: v. Engelhardt/Hartmann (Hrsg.) Klassiker der Medizin II. München 1991
Weber, Max: Asketischer Protestantismus und kapitalistischer Geist. In: Soziologie, Universalgeschichtliche Analysen, Politik. Stuttgart 1973
Weizsäcker, Viktor von: Körpergeschehen und Neurose (1932). Stuttgart 1947
Weizsäcker, Viktor von: Der Gestaltkreis (1940). Frankfurt am Main 1973
Weizsäcker, Viktor von: Studien zur Pathogenese: Angina tonsillaris (1946). In: Psychosomatische Medizin, Hrsg. Peter Hahn. Darmstadt 1985, S. 123
Weizsäcker, Viktor von: Klinische Vorstellungen (1941). Stuttgart 1947
Weizsäcker, Viktor von: Arzt und Kranker I. Band. Stuttgart 1949
Weizsäcker, Viktor von: Fälle und Probleme (1947). Stuttgart 1951
Weizsäcker, Viktor von: Diesseits und Jenseits der Medizin. Stuttgart 1950
Weizsäcker, Viktor von: Pathosophie (1956). Göttingen 1967
Wertheimer, Max: Experimentelle Studien über das Sehen von Bewegung. Zeitschrift für Psychologie 61, 161–265, 1912
Werther J: Die neurotischen und hysterischen Dermatosen. Dermatol. Wochenschrift, Bd. 96, Nr. 14, 1933
Whitlock FA: Psychophysiologische Aspekte bei Hautkrankheiten (1976). Erlangen 1980
Wilsmann-Theis Dagmar: Aktuelle Aspekte in der systemischen Therapie der Psoriasis vulgaris. HAUT 6/2006, Band XVII/222–226
Winnicott D: Vom Spiel zur Kreativität. Stuttgart 1979
Wittkower, Eric: Psychological aspects of psoriasis. The Lancet 1, 566, 1946
Wittkower E: Psyche and Allergy. Journal of Allergy 23, 76, 1952
Wittkower, Eric und Russell, Brian: Emotional Factors in Skin disease. London, Toronto, Melbourne, Sydney, Wellington 1953
Wöllner, Kristina/ Novak, Natalija: Neues zur Pathogenese der atopischen Dermatitis. HAUT 1/2007, Band XVII/27, 27–30
Wyss, Dieter: Die tiefenpsychologischen Schulen von den Anfängen bis zur Gegenwart (1961). Göttingen 1977
Wyss, Dieter: Lieben als Lernprozess (1975). Göttingen 1981
Wyss, Dieter: Der Kranke als Partner. Lehrbuch der anthropologisch-integrativen Psychotherapie. Göttingen 1982

Wyss, Dieter: Vom zerstörten zum wiederentdeckten Leben. Göttingen 1986
Wyss, Dieter: Der psychosomatische Kranke. Zwischen Krisen und Scheitern. Göttingen 1987
Ziegler, Alfred J: Krankheits-Bilder. Frankfurt am Main 1989
Ziegler, Christine: Ist das wiederholte Aufflackern von Herpes genitalis kontrollierbar? Jatros Dermatologie 8 (1994) 11
Ziehe, Thomas: Pubertät und Narzissmus. Frankfurt am Main, Köln 1975
Zola, Émile: Lourdes (1894). Leipzig 1991
Zündorf, Ruth: Mit Neurodermitis leben (1981). Heidelberg 1989
Zweig, Stefan: Die Heilung durch den Geist. Mesmer – Mary Baker-Eddy – Freud. Leipzig 1931
Zwingmann, Charles: Zur Psychologie der Lebenskrisen. Frankfurt am Main 1962

Über den Autor

Lévy, Alfred, Dr. med. et phil., geb. 1945 in Herisau (Schweiz). Studium der Medizin und medizinische Promotion in Basel 1972/3. Facharztausbildung in Haut- und Geschlechtskrankheiten und Psychotherapeutischer Medizin in Berlin. Kassenarztpraxis 1978–1998. Ausbildung zum tiefenpsychologisch orientierten Einzel- und Gruppentherapeuten. Weiterbildungsermächtigung für Psychotherapie 1997. Promotion zum Dr. phil. 2000 an der Humboldt-Universität Berlin. Lehranalytiker, Supervisor und Dozent am »Institut für Psychotherapie« Potsdam. Balintgruppen-Leiter seit 1995. Zahlreiche Veröffentlichungen zu Themen der Tiefenpsychologie, Literaturpsychologie, Kulturanalyse und Psychosomatik, u.a. *Haut und Seele* (Würzburg 1999), *Erich Fromm – Humanist zwischen Tradition und Utopie* (Würzburg 2002). Adresse: Forbacher Str. 25, 14169 Berlin.

Fall-, Autoren- und Sachregister

Fallregister

Autorenregister

Sachregister